Der Apfel
Ein bewährtes Hausmittel
neu entdeckt

Dr. Helga Buchter-Weisbrodt
Ulrike Schöber

Der Apfel ein bewährtes Hausmittel neu entdeckt

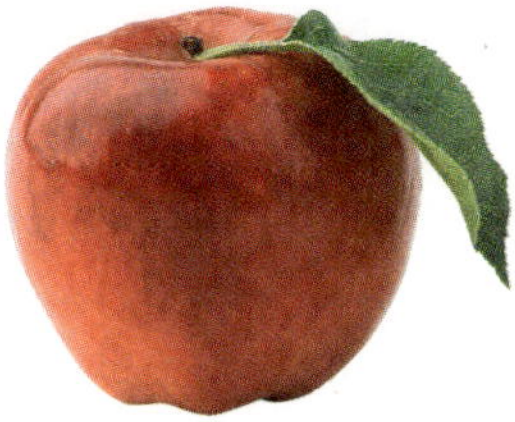

In Zusammenarbeit mit der
Fachgruppe Obstbau im
Bundesausschuss Obst und Gemüse

TRIAS

Die Deutsche Bibliothek – CIP-Einheitsaufnahme
Buchter-Weisbrodt, Helga:
Der Apfel: ein bewährtes Hausmittel neu entdeckt / Helga Buchter-Weisbrodt ; Ulrike Schöber. – Stuttgart : TRIAS, 1998
(TRIAS natürlich gesund)

Redaktion und Gestaltung: Werner Waldmann
Korrektur: Karl Beer, Andrew Leslie
DTP-Supervisor: Bernd Hirschmeier
Umschlaggestaltung: Cyclus · D+P Loenicker, Stuttgart
Fotos: Cover vorne PhotoDisc (1); Christl Eberle (10), Ketchum (9), Stiftung Preußischer Kulturbesitz (1), Silvestris (1), Dr. Weisbrod-Buchter (5), WZ Media (14)
Konzeption und Produktion: WZ Media, Stuttgart
Reproduktion: Konzept-Verlag
Druck: Westermann Druck, Zwickau

ISBN 3–89373–431–7

Leserservice

Wenn Sie Fragen oder Anregungen
zu diesem Buch haben, schreiben Sie uns!

TRIAS Verlag
Postfach 30 11 20, D-70451 Stuttgart

Inhalt

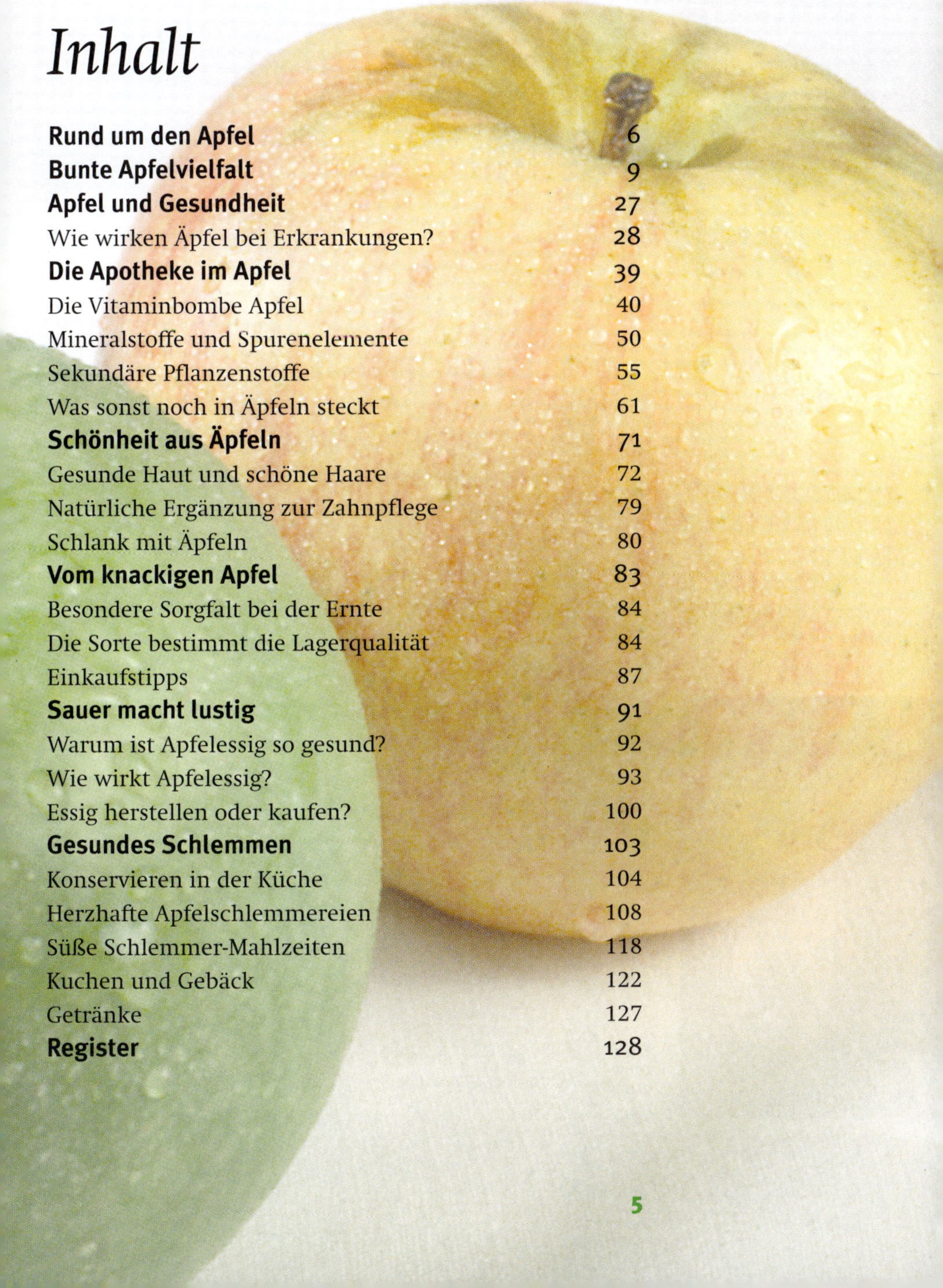

Rund um den Apfel

Jeder Deutsche verzehrt pro Jahr 31,5 kg Äpfel im Durchschnitt.

Mit dem Apfel fing alles an: Bereits beim Sündenfall spielte er eine überragende und alles bestimmende Rolle.

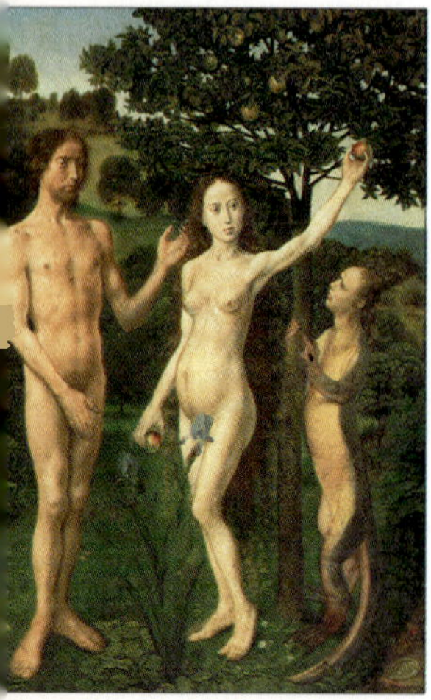

Kulturgeschichtlich verbindet den Menschen eine sehr lange Zeitspanne mit dem Apfel. Versteinerte Apfelkerne haben bewiesen, dass bereits vor 8500 Jahren Apfelbäume in Anatolien wuchsen, die alten Ägypter haben Hieroglyphen mit Äpfeln in ihren Pyramiden und Gräbern hinterlassen. Als Reichsapfel dokumentiert er bis heute politische und weltliche Macht. Und wohl kaum eine Frucht spielt in den christlichen Überlieferungen, antiken Sagen, heidnischen Mythen und dem überlieferten Volksglauben so eine bedeutende Rolle wie der Apfel: Er gilt als Sinnbild von Liebe und Fruchtbarkeit ebenso wie von Schönheit, Versuchung und Sünde. Evas Sündenfall ist nicht nur das bekannteste der symbolischen Highlights in dieser Reihe, sondern auch ein sehr vielsagendes.

Nicht nur im übertragenen Sinne stehen Äpfel für alles Lebensnotwendige, sie bieten es uns auch in der Realität. Die Inhaltstoffe des Apfels sind so vielfältig und so wertvoll, dass ihr täglicher Genuss dem Körper fast alle wichtigen Nährstoffe zuführt. Wer sein Leben eingesperrt in einer Zelle bei Wasser und Brot verbringen muss, wird schnell erste Mangelerscheinungen bekommen, die sich über kurz oder lang in Krankheiten manifestieren. Wem hingegen ausschließlich Brot und Äpfel geboten werden, dem fehlen kaum vitale Substanzen. Er wird sich weiterhin guter Gesundheit erfreuen. Denn Äpfel enthalten Wasser, Vitamine, Mineralstoffe, Spurenelemente und bioaktive Substanzen, die als Bestandteil einer gesunden Ernährung unentbehrlich sind und dem Organismus regelmäßig zugeführt werden müssen. Sie sorgen nicht nur für schöne Haut und ein gesundes Aussehen, sondern beugen auch zahlreichen Krankheiten vor, darunter Herzinfarkt, Schlaganfall und Krebs.

Die Verbindung zwischen Apfel und Gesundheit haben unsere Vorfahren schon frühzeitig erkannt und so spielt der Apfel in der

Volksmedizin fast aller Kulturen eine bedeutende Rolle. Es gibt zahlreiche erprobte alte und neue Rezepte, wie man den Apfel innerlich und äußerlich bei Alltagsbeschwerden oder -erkrankungen und zur Schönheitspflege einsetzt.

In diesem Buch wird erklärt, welche Vitalstoffe Äpfel enthalten, wie sie wirken und wie sie am effektivsten angewendet werden. Die biologischen Zusammenhänge zwischen dem menschlichen Organismus und den Wirkstoffen des Apfels werden ebenso erläutert wie praktische Rezepturen für Gesundheit und Kosmetik. Da es unzählige Apfelsorten gibt, die sich in ihren Eigenschaften deutlich unterscheiden, werden die wichtigsten im Handel erhältlichen Sorten in einer Kurzcharakteristik vorgestellt. Hier finden Sie auch konkrete Empfehlungen, welche Sorten sich für welche Zwecke am besten eignen. Um die bestmögliche Obstqualität zu erhalten, wird außerdem dargestellt, was beim Pflücken, bei der Lagerung und beim Einkauf zu berücksichtigen ist. Abgerundet wird das Buch durch einige ausgewählte Koch- und Backrezepte, die beispielhaft zeigen, wie abwechslungsreich und raffiniert das gesunde Schlemmen mit Äpfeln sein kann – einfach paradiesisch köstlich.

Weltweit sind Äpfel die am häufigsten angebaute Obstart nach Zitrusfrüchten und Bananen.

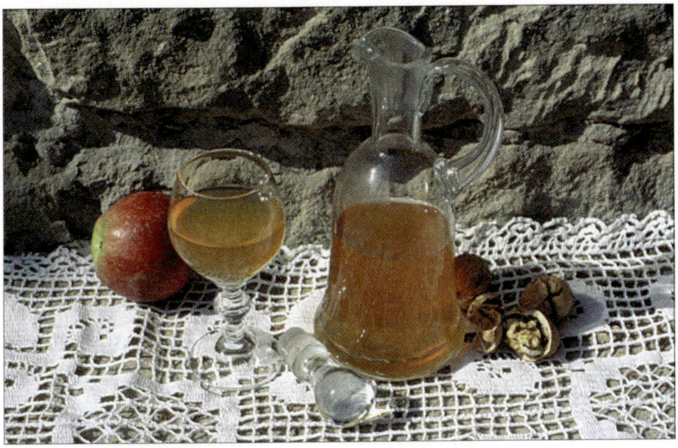

Apfelsaft ist zweifellos das bekannteste und gesündeste Getränk aus Äpfeln.

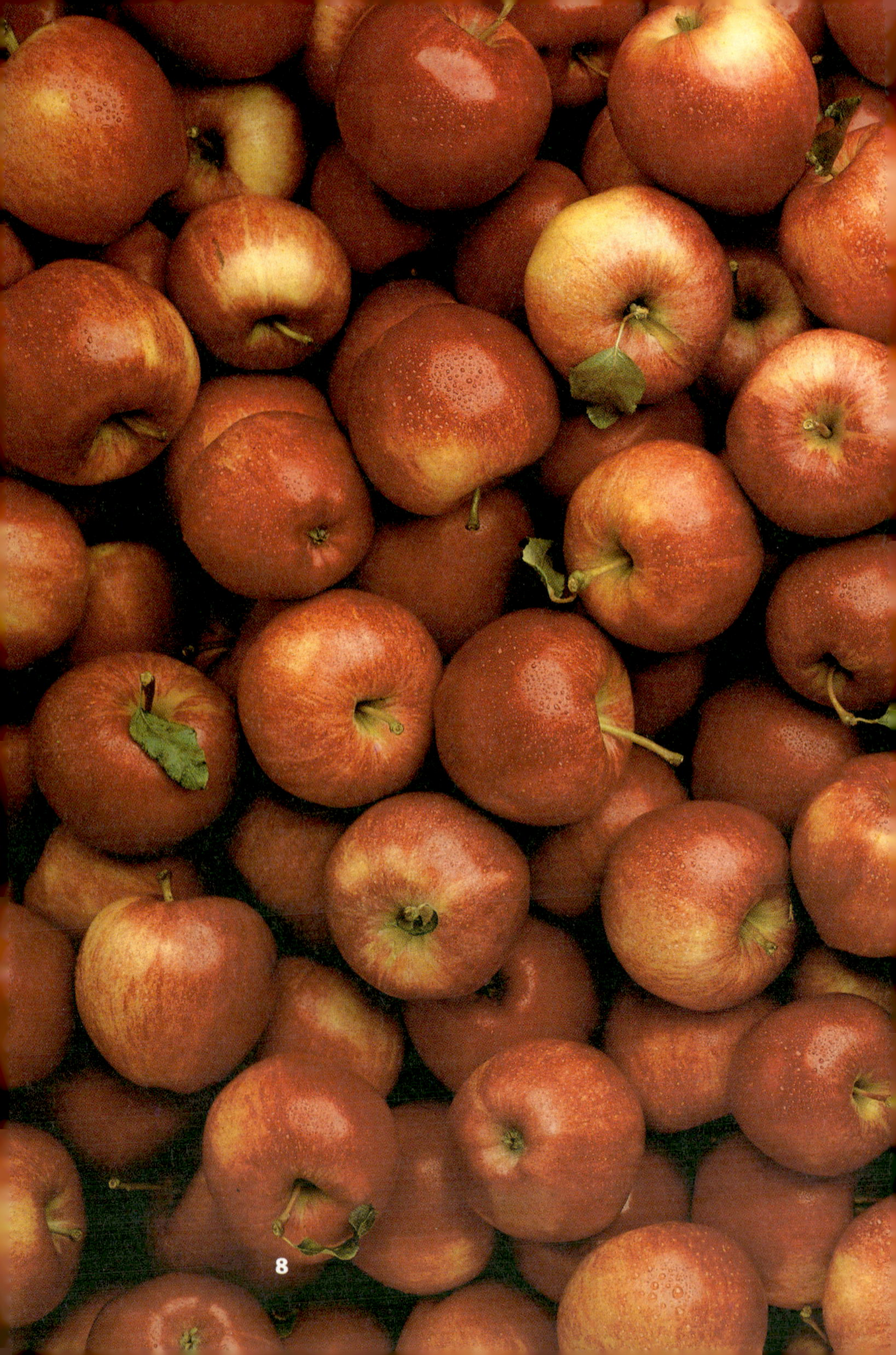

Bunte Apfelvielfalt

Wer sich als Kind vom Anblick der frisch geschälten Früchte für den Apfelkuchen zum Naschen verlocken ließ, war sicher enttäuscht: Vermutlich schmeckten sie mehr oder weniger sauer und ihre mürbe Konsistenz konnte die Erwartungen eines knackigen Genusses nicht erfüllen. Denn Apfel ist nicht gleich Apfel. Verschiedene Größen, Farben, Gerüche und Aromen kennzeichnen die einzelnen Sorten und sind entscheidend für ihre Verwendung.

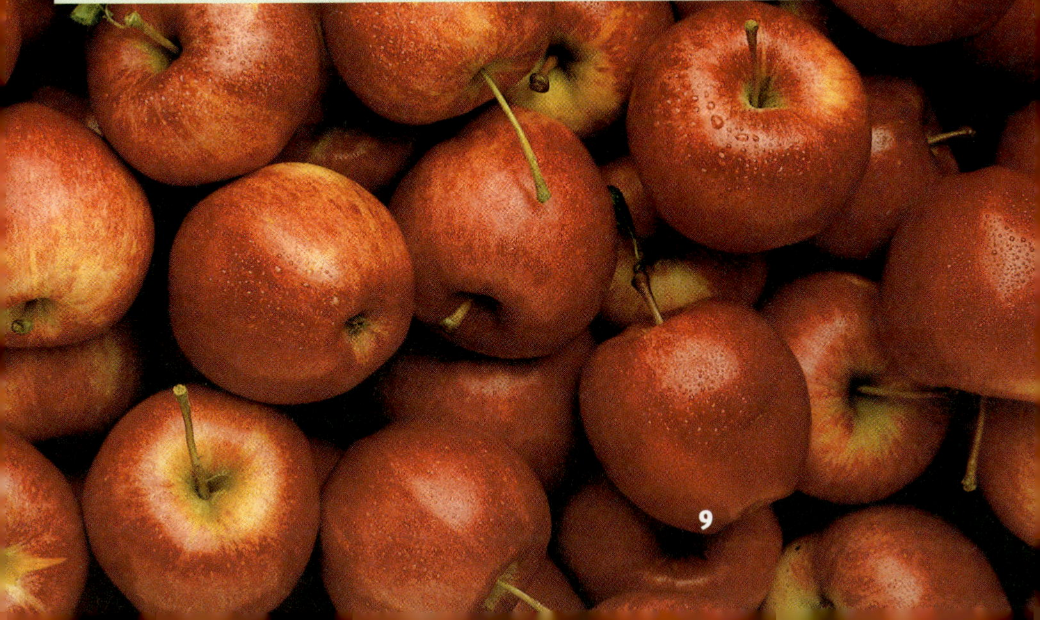

In Europa gibt es fast 20 000 Apfelsorten, von denen aber nur 70 eine wirtschaftliche Bedeutung haben. Alle Äpfel sind zwar vielseitig verwertbar, doch die jeweils besten Ergebnisse erreicht man, indem man die Individualität der Sorten gezielt einsetzt. Deshalb hier die wichtigsten Apfelsorten in alphabetischer Reihenfolge.

Alkmene

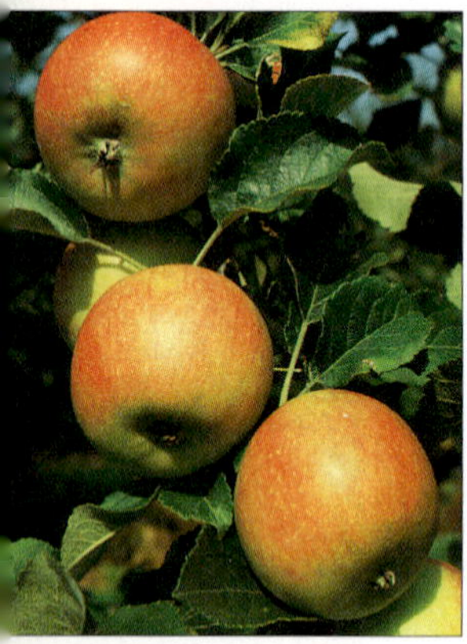

Alkmene

Anfang der 30er Jahre wurde diese Frühsorte aus 'Cox Orange' und 'Geheimrat Dr. Oldenburg' gekreuzt.

Aussehen: Die eher kleine bis mittelgroße, flachrunde Frucht erreicht ein Gewicht von 120 g. Die glatte, dünne Schale ist grün bis goldgelb mit rötlichen Streifen oder Sprenkeln und feinem Strichrost am Kelch.

Fruchtfleisch: Das hellgelbe bis weißliche Innere ist relativ fest und schmeckt leicht süß mit einem angenehmen Hauch von Fruchtsäure. Das Aroma lässt die Verwandtschaft zu 'Cox' Orange' erkennen.

Verwendung: 'Alkmene' wird als frühreifer Tafelapfel vorwiegend frisch verzehrt. Aufgrund des relativ geringen Zuckergehalts eignet sich 'Alkmene' als Diabetiker- bzw. Diätapfel. Der Säuregehalt des Apfelsliegt im mittleren Bereich.

Ernte und Haltbarkeit: Die Herbstsorte reift im September und bleibt je nach Erntezeitpunkt bei normaler Lagerung bis Ende Oktober voller Aroma.

Berlepsch

Bereits seit dem Jahr 1880 existiert diese Sorte, die eigentlich den Namen 'Goldrenette Freiherr von Berlepsch' trägt, heute aber nur unter dem Kurznamen 'Berlepsch' gehandelt wird.

Aussehen: Diesen mittelgroßen, 110 g schweren, flachkugeligen Apfel charakterisieren fünf ausgeprägte, gleichmäßige Rippen rund um den Kelch. Viele rostartige Punkte geben der rötlich gelben Schale eine leicht raue Struktur. Beim 'Roten Berlepsch' ist die Schale dunkelrot gefärbt.

Fruchtfleisch: Das feste, gelbliche Fruchtfleisch ist saftig, schmeckt fein säuerlich und hat einen überdurchschnittlichen Vitamin-C-Gehalt.

Verwendung: Wegen seines edlen Aromas wird diese Wintersorte meist frisch verzehrt. 'Berlepsch' eignet sich aber auch zum Kochen oder Backen und ergibt einen schön aussehenden Kuchenbelag. Der hohe Vitamin-C-Gehalt wirkt sich beim Dörren von Apfelringen aus: Das Vitamin C bremst die Oxidation, die angeschnittenen Früchte verbräunen daher nicht so rasch.

Ernte und Haltbarkeit: Im Oktober gepflückt ist diese Apfelsorte je nach Lagerungsverfahren bis in den März hinein zu genießen.

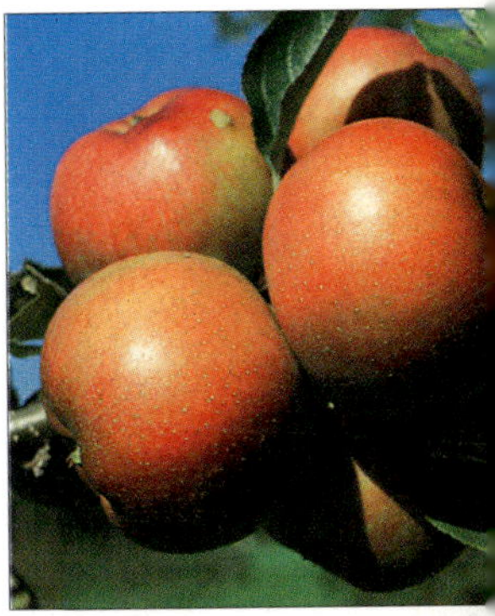

Berlepsch

Boskoop

Als Zufallssämling wurde diese Sorte 1856 im niederländischen Ort Boskoop entdeckt. Heute sind vorwiegend verschiedene Typen des 'Roten Boskoop' im Anbau.

Aussehen: Der große Apfel präsentiert sich in unterschiedlichen Formen von hoch rund bis flach kugelig, meist mit abgeflachten breiten Kanten. Die 200 g schweren Früchte fühlen sich trocken und rau an, denn typisch für 'Boskoop' ist eine netzartig über die Schale verteilte Berostung. Die grünlich gelbe Grundfarbe wird von einer

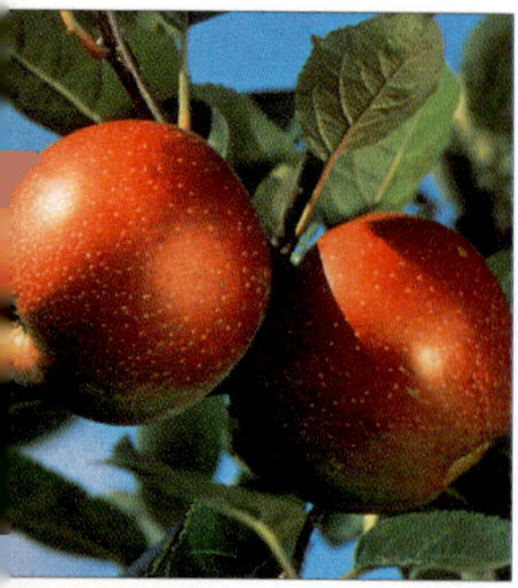

Boskoop

roten Marmorierung überzogen, während die Deckfarbe beim 'Roten Boskoop' flächig von einem dunkel- oder braunroten Ton überzogen ist.

Fruchtfleisch: Das hellgelbe Fleisch ist mürbe, saftig und schmeckt säuerlich-würzig.

Verwendung: 'Boskoop' ist als typischer Kochapfel bekannt, wird aber auch frisch gegessen. Industriell wird er vor allem zu Saft und Schaumwein verarbeitet. Grund ist der enorm hohe Zuckergehalt von 15 % – nur die Sorten 'Fuji' und 'Rubinette' enthalten noch etwas mehr Zucker. Dass 'Boskoop' dennoch so sauer schmeckt, liegt am gleizeitig sehr hohen Säuregehalt von 11 % – keine Marktsorte hat höhere Säurewerte. Diese Sorte eignet sich aufgrund des hohen Zuckergehalts nicht als Diabetikerapfel und nur bedingt als „biologische Zahnbürste". Zum Kochen und Backen sollte man 'Boskoop' nur verwenden, wenn man wünscht, dass die Frucht zerfällt. Auf Kuchen wirken Sorten wie 'Berlepsch', 'Braeburn', 'Idared' oder 'Golden Delicious' weitaus attraktiver.

Ernte und Haltbarkeit: Als Winter-Dauersorte wird dieser Apfel im Oktober gepflückt und am besten von Dezember bis März verzehrt.

Braeburn

Diese „Vitamin-C-Bombe" wurde um 1950 als Zufallssämling in Neuseeland entdeckt. Elternsorten sind vermutlich 'Lady Hamilton' und 'Cox Orange'. Auf dem deutschen Markt fanden die ersten Importe aus Neuseeland reißenden Absatz. Inzwischen gibt es auch Früchte aus heimischem Anbau.

Aussehen: Die mittelgroßen bis großen, 150 g schweren Früchte sind hoch gebaut und haben eine grünlich gelbe Fruchtschale mit ziegelroter, teils bräunlicher Deckfarbe.

Fruchtfleisch: Das hellgelbe, sehr feste und knackige Fruchtfleisch schmeckt leich süßlich und erfrischend.

Verwendung: ‘Braeburn’ ist ein hochwertiger Tafelapfel mit dem höchsten Vitamin-C-Gehalt (über 35 mg) aller Sorten. Dadurch eignet sich die Sorte auch ausgezeichnet zum Verarbeiten in der Küche, denn sie verbräunt nach dem Anschneiden nur sehr langsam. Bei Backtests kam ‘Braeburn’ auf den ersten Platz.

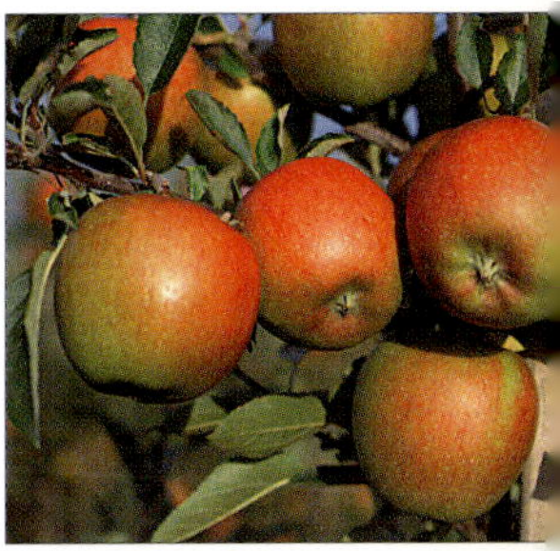

Braeburn

Ernte und Haltbarkeit: Dieser „Neuseeländer“ reift in Deutschland nur im Weinbauklima gut aus und wird meist Mitte Oktober geerntet. Die Früchte halten sich im Kühllager bis April, unter bestimmten Bedingungen auch bis Ende Mai.

Cox Orange

Seine vielseitige Verwendbarkeit und das ausgeprägte Aroma ließen ‘Cox Orange’ zu einem der bekanntesten Tafeläpfel werden. Entdeckt wurde er 1925 von Richard Cox in England.

Aussehen: Diese Sorte hat mittelgroße, flach kugelige Früchte, die regelmäßig geformt sind und 120 g wiegen. In vielen Fällen ist die gelbgrüne Grundfarbe der Schale kaum noch zu sehen, weil die von orangefarben bis rot schimmernde Marmorierung sie fast vollständig bedeckt.

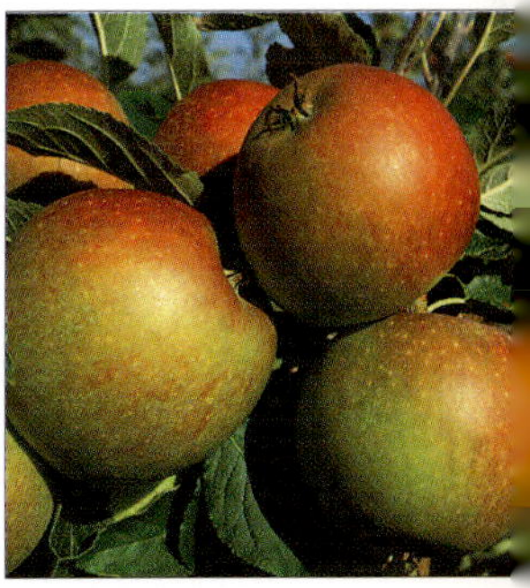

Cox Orange

Fruchtfleisch: ‘Cox Orange’ besitzt goldgelbes, mittelfestes, saftiges Fruchtfleisch, das durch eine harmonische Mischung von Süße und feiner Säure würzig und aromatisch schmeckt.

Verwendung: ‘Cox’ Orange’ schmeckt herrlich frisch als Tafelapfel, die Frucht eignet sich aber auch bestens zum Kochen und Dünsten und ergibt einen ausgezeichneten Apfelsalat.

Ernte und Haltbarkeit: Als Wintersorte wird er zwischen Ende September und Anfang Oktober gepflückt und kann bis Februar verzehrt werden.

Delbarestivale

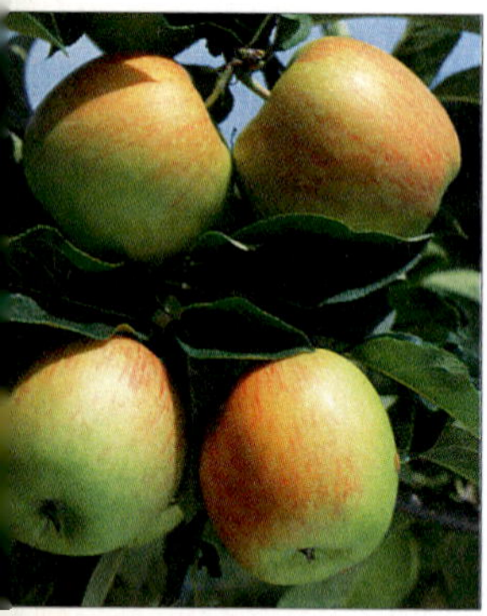

Delbarestivale

Kaum war diese Neuzüchtung der französischen Baumschule Delbard aus 'Stark Jongrimes' und 'Golden Delicious' 1976 auf dem Markt, sank die Nachfrage nach im selben Zeitraum reifenden Frühsorten wie 'Jamba', 'James Grieve', 'Summerred' und 'Sommerregent'.

Aussehen: Die großen, 160 g schweren, hoch gebauten Früchte haben eine dünne, gelbgrüne Schale, die sonnenseits leicht rötliche Streifen zeigt.

Fruchtfleisch: Das für einen Frühapfel ungewöhnlich mildsäuerliche Fruchtfleisch ist weißlich, knackig und saftig. Es schmeckt aromatisch frisch.

Verwendung: 'Delbarestivale' zählt zu den schmackhaftesten frühreifen Tafeläpfeln. Im Gegensatz zu den sonstigen, meist säuerlichen Frühsorten ist diese Neuheit auch bei Kindern beliebt. Der äußerst geringe Säuregehalt prädestiniert die Frucht für Stillende und Menschen, die empfindlich auf säuerliche Äpfel reagieren.

Ernte und Haltbarkeit: Die Sorte reift Mitte bis Ende August und hält sich im Lager bis Oktober, also deutlich länger als andere Frühsorten.

Elstar

Diese Kreuzung aus 'Golden Delicious' und 'Ingrid Marie' wurde 1955 in den Niederlanden gezüchtet.

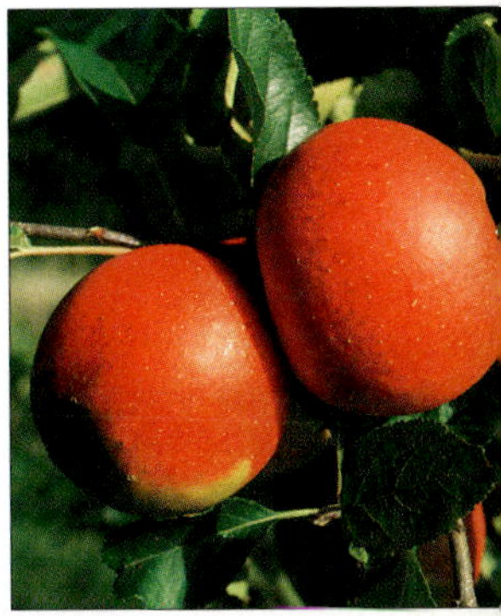

Elstar

Aussehen: Die mittelgroßen Früchte werden im Durchschnitt 130 g schwer. Sie sind flach kugelig und sehr gleichmäßig geformt. Die weiche, leicht wachsige Schale ist goldgelb bis orangerot gefärbt.

Fruchtfleisch: Das cremegelbe Fleisch ist bissfest und saftig, wird in einem warmen Raum aber rasch weich. Es schmeckt würzig und angenehm süßsauer.

Verwendung: Wegen des ausgeprägten Aromas wird dieser Tafelapfel meist frisch gegessen, er eignet sich aber auch zum Kochen und Backen.

Ernte und Haltbarkeit: 'Elstar' wird Ende September geerntet und schmeckt bereits baumfrisch. Der Herbst- und Winterapfel hält sich im Kühllager bis März.

Gala

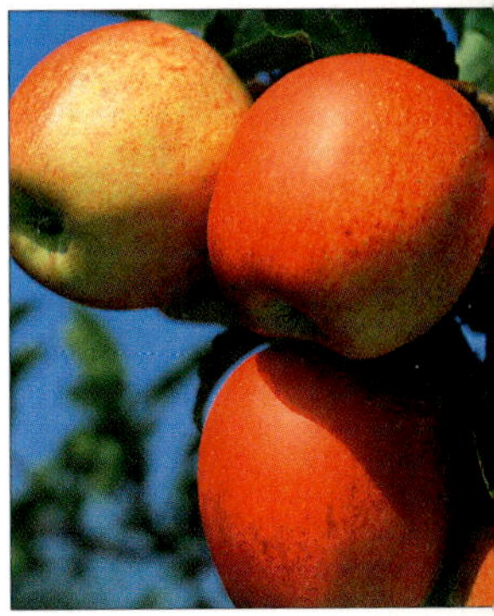

Gala

Diese bekannte Züchtung entstand im Jahre 1934 aus zwei anderen Sorten, nämlich aus 'Kidds Orange' und 'Golden Delicious'. Inzwischen ist vorwiegend die rote Form 'Royal Gala' im Handel.

Aussehen: Mittelgroß und 130 g schwer präsentiert sich 'Gala', ein runder bis hoch runder Apfel mit typischen kantigen Seiten. Die feste, goldgelbe bis rosarot marmorierte Schale fühlt sich ein wenig wachsig an.

Fruchtfleisch: Das cremefarbene Innere ist knackig und schmeckt saftig süß.

Verwendung: 'Gala' enthält im Vergleich zu anderen Sorten viel Zucker, aber von allen Marktsorten am wenigsten Säure. Der ausgesprochen süße, handliche Apfel ist bei Kindern beliebt. Er eignet sich aufgrund der geringen Säurewerte ideal für Stillende und bei Säureunverträglichkeit, aber keinesfalls als „biologische Zahnbürste".

Ernte und Haltbarkeit: Die Herbst- und Wintersorte ist bereits mit der Ernte Mitte September genussreif. Je nach Lagerungsverfahren hält sich 'Gala' bis März.

Gloster

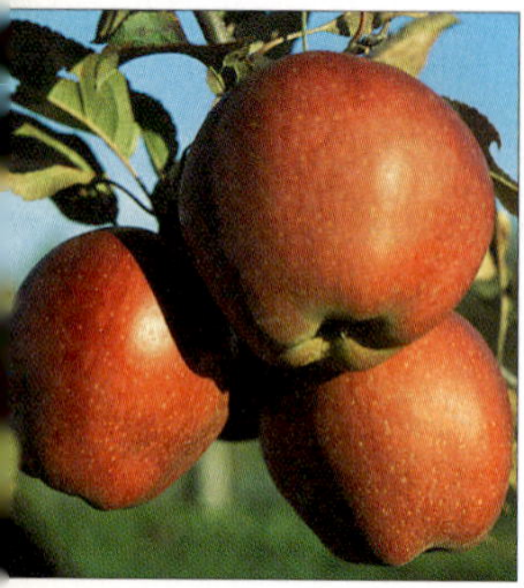

Gloster

Diese 1951 im Alten Land bei Hamburg entstandene Züchtung aus 'Glockenapfel' und 'Richared Delicious' ist seit 1969 im Handel.

Aussehen: Die große Frucht wiegt im Durchschnitt 190 g, manche Exemplare erreichen sogar 300 g. Er wirkt hoch gebaut und kantig, mit Höckern um den Kelch. Dort ist die grüngelbe Grundfarbe der festen Schale zu erkennen, die meist vollständig von einem dunklen, leicht bläulichen Rotton überzogen wird.

Fruchtfleisch: Das grünlich weiße Fleisch ist zur Erntezeit knackig, später weich und saftig. Es schmeckt harmonisch-mild und leicht süß säuerlich.

Verwendung: 'Gloster' ist ein typischer Massenapfel mit geringen Werten an Zucker, Säure und Vitamin C. Er eignet sich als Diätapfel, bei Säureunverträglichkeit und bedingt auch für Stillende.

Ernte und Haltbarkeit: Im Oktober geerntet schmeckt diese Wintersorte bis Ende April. Danach wird das Fruchtfleisch fad und mehlig. Häufig zeigt sich im Kernhaus weißlicher Schimmel, der aber nicht auf das Fruchtfleisch übergreift.

Golden Delicious

Aus einem 1890 entdeckten Zufallssämling entstand in den USA diese beliebte, weltweit verbreitete und in Europa am meisten angebaute Apfelsorte.

Aussehen: Die länglichen bis kegelförmigen Früchte wiegen 150 g und wirken durch ihre Rippen am Kelch etwas kantig. Die goldgelbe bis gelbgrüne Schale ist mit verhältnismäßig großen Schalenpunkten (Lentizellen) übersät.

Fruchtfleisch: Das saftige, gelbliche Fleisch ist von mittelfester Konsistenz. Den ausgereiften Apfel kennzeichnet ein süßlicher, edler Geschmack, während kleine und zu früh gepflückte Früchte fad und wässrig schmecken.

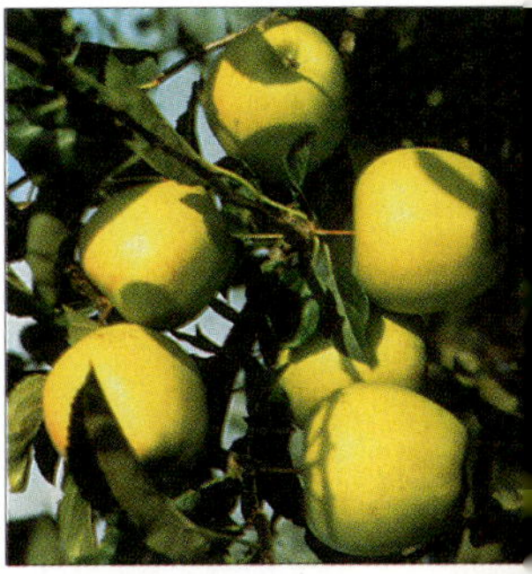

Golden Delicious

Verwendung: 'Golden Delicious' schmeckt frisch vom Baum unübertroffen. Hersteller von Babynahrung bevorzugen diese Sorte aufgrund der geringen Säurewerte und des milden Geschmacks. Auch in der Küche lässt sich der Apfel für alle Zwecke verwenden.

Ernte und Haltbarkeit: Als Wintersorte wird der Apfel im Oktober gepflückt und hält sich bei normaler Lagerung bis Februar, bei industrieller Lagerung in kontrollierter Atmosphäre bis Juni.

Goldparmäne

'Wintergoldparmäne' lautet der vollständige Name dieser Sorte, die schon vor 1700 in Frankreich bekannt war und über England nach Deutschland kam. Als Entstehungsjahr wird 1510 vermutet.

Aussehen: Diese mittelgroße, stumpf kegelige Sorte wiegt 120 g und besitzt eine duftende, glatte Schale. Sie ist gelb rötlich gefärbt, mit roten Streifen und Sprenkeln.

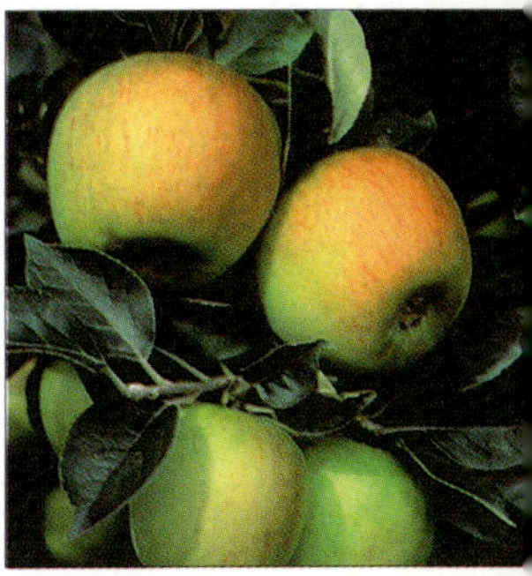

Goldparmäne

Fruchtfleisch: Das feste, gelbliche Fleisch ist nicht besonders saftig, aber würzig süß mit einem säuerlichen Nachgeschmack. Schlecht gefärbte Früchte sind fad.

Verwendung: Die Sorte eignet sich für den frischen Verzehr, aber auch zum Kochen und Backen. Die Saftausbeute ist nicht übermäßig hoch, der Saft schmeckt dafür aber ausgezeichnet.

Ernte und Haltbarkeit: Mitte September ist 'Goldparmäne' reif. Als Herbst- und Wintersorte kann sie von Oktober bis Februar ohne Geschmacksverlust gegessen werden.

Granny Smith

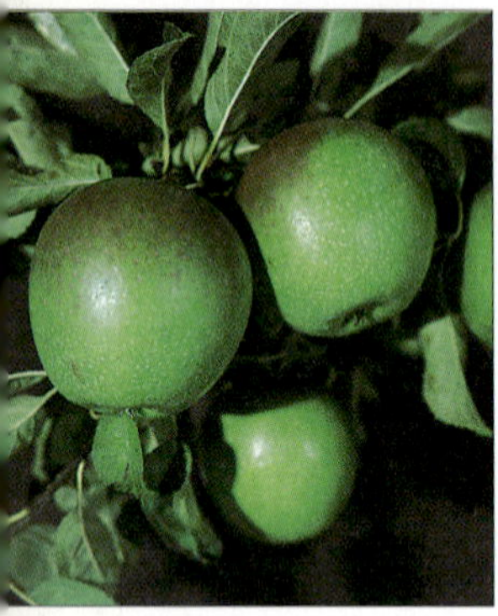

Granny Smith

1868 in Australien als Zufallssämling entdeckt, ist dieser Apfel eine Welthandelssorte geworden, die Anbauflächen gingen in den letzten Jahren aber stark zurück zugunsten von 'Braeburn', 'Fuji', und 'Pink Lady'.

Aussehen: Die große, gleichmäßig runde Sorte wiegt 140 g. Die wachsige Schale ist knackgrün bis gelbgrün.

Fruchtfleisch: Das helle, grünlich weiße Innere ist fest, saftig und schmeckt neutral fein säuerlich.

Verwendung: Granny Smith ist ein Vitamin-C-armer Tafelapfel, der in der Küche kaum verarbeitet wird. Vielfach dient er als Schaufrucht in der Obstschale.

Ernte und Haltbarkeit: Diese Sorte wird im deutschsprachigen Raum kaum angebaut, da sie nur in warmen Jahren gut ausreift. Sie wird meist aus Südeuropa oder Übersee importiert und ist so ganzjährig erhältlich.

Gravensteiner

Diese alte Sorte ist als Zufallssämling seit 1669 in Dänemark bekannt. Ihr Name stammt von Schloß Gravenstein in Nordschleswig.

Aussehen: Der mittelgroße Apfel wirkt wulstig oder kantig und ist zum Kelch hin gerippt. Er wiegt 160 g und besitzt eine harte, glatte, fettige Schale. Sie ist hellgrün mit roten Flammen auf der Sonnenseite und duftet intensiv.

Fruchtfleisch: Das gelbliche, saftige, relativ feste Fleisch besitzt ein charakteristisches Aroma: süß säuerlich und erfrischend.

Verwendung: 'Gravensteiner' ist ein hochwertiger Frühapfel. Er schmeckt frisch, lässt sich aber auch in der Küche vielseitig einsetzen.

Ernte und Haltbarkeit: Als Sommersorte reift er von Ende August bis Anfang September und kann bis Anfang Oktober ohne Beeinträchtigung des Geschmacks kühl gelagert und genossen werden. Im warmen Zimmer wird er rasch weich und mehlig.

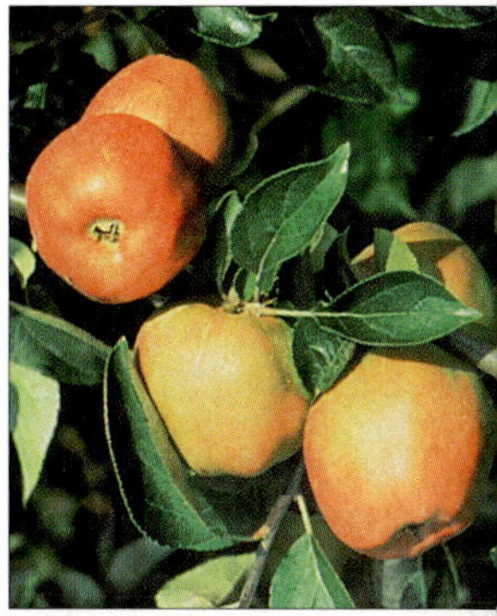

Gravensteiner

Idared

Diese Kreuzung aus 'Jonathan' und 'Wagnerapfel' entstand 1935 in den USA und hat die Muttersorte 'Jonathan' weitgehend vom Markt verdrängt.

Aussehen: Mit einem Gewicht von 160 g gehört diese flach kugelige Sorte zu den größeren Äpfeln. Sie ist gleichmäßig geformt und besitzt eine glatte, zähe Schale, deren grüne oder gelbe Grundfarbe manchmal fast vollständig von einem leuchtenden Rot überzogen ist.

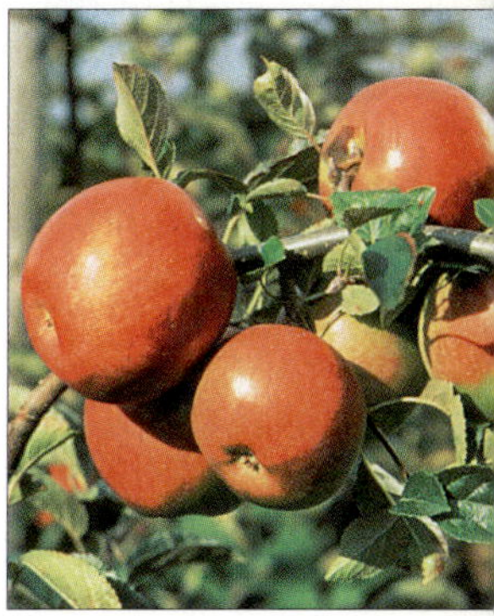

Idared

Fruchtfleisch: Das weiße, knackige Fruchtfleisch ist mäßig saftig und schmeckt angenehm süß säuerlich ohne ausgeprägtes Aroma.

Verwendung: Für 'Idared' gilt „mehr Schein als Sein". An der attraktiven Frucht stört schon beim Hineinbeißen die zähe Schale, ein ausgeprägtes Aroma fehlt. Dieser Massenapfel ist aber neben 'Delbarestivale' die beste Sorte für Diabetiker und alle, die auf einen möglichst geringen Zuckergehalt achten. Der Vitamin-C-Gehalt liegt hoch. Wegen der relativ geringen Säurewerte eignet sich 'Idared' auch für Stillende und bei Säureunverträglichkeit. In der Küche kann diese Apfelsorte allen Zwecken dienen.

Ernte und Haltbarkeit: Diese Winter-Dauersorte erreicht Ende Oktober die Pflückreife, während die Genussreife erst zwischen Dezember und Mai liegt.

James Grieve

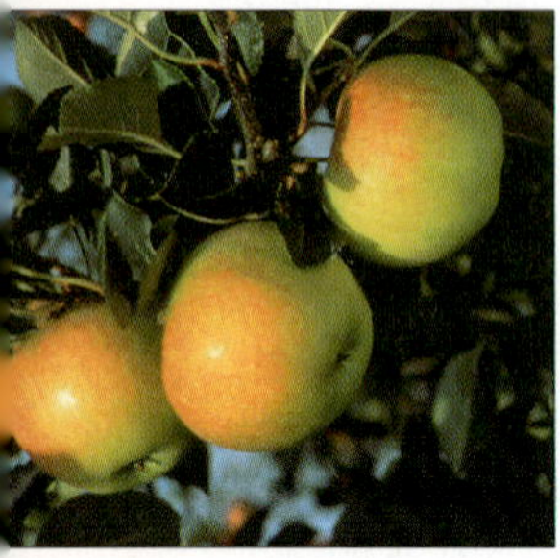

James Grieve

Ende des 19. Jahrhunderts züchtete James Grieve diese Sorte in Schottland aus einem Samen von 'Potts Sämling'.

Aussehen: Der ebenmäßig geformte, rundliche bis hohe Apfel wird relativ groß und wiegt 140 g. Die glatte Schale ist ein leicht fettig und von gelbgrüner bis leicht rötlicher Grundfarbe, die auf der Sonnenseite von orangeroten Streifen bedeckt ist.

Fruchtfleisch: Das weißgelbe Fleisch ist weich und sehr saftig. Es besitzt ein angenehm würziges, säuerliches Aroma.

Verwendung: Die Sorte eignet sich sowohl für den frischen Genuss als auch für alle Verarbeitungen in der Küche. Industriell wird aus 'James Grieve' Saft gewonnen. Aufgrund der geringen Zuckerwerte empfiehlt er sich als Diätapfel.

Ernte und Haltbarkeit: Diese Frühsorte wird Ende August bis Anfang September geerntet und sollte bis Oktober verbraucht werden.

Sportler schätzen den Apfel schon immer als einen Super-Energiespender. ▶

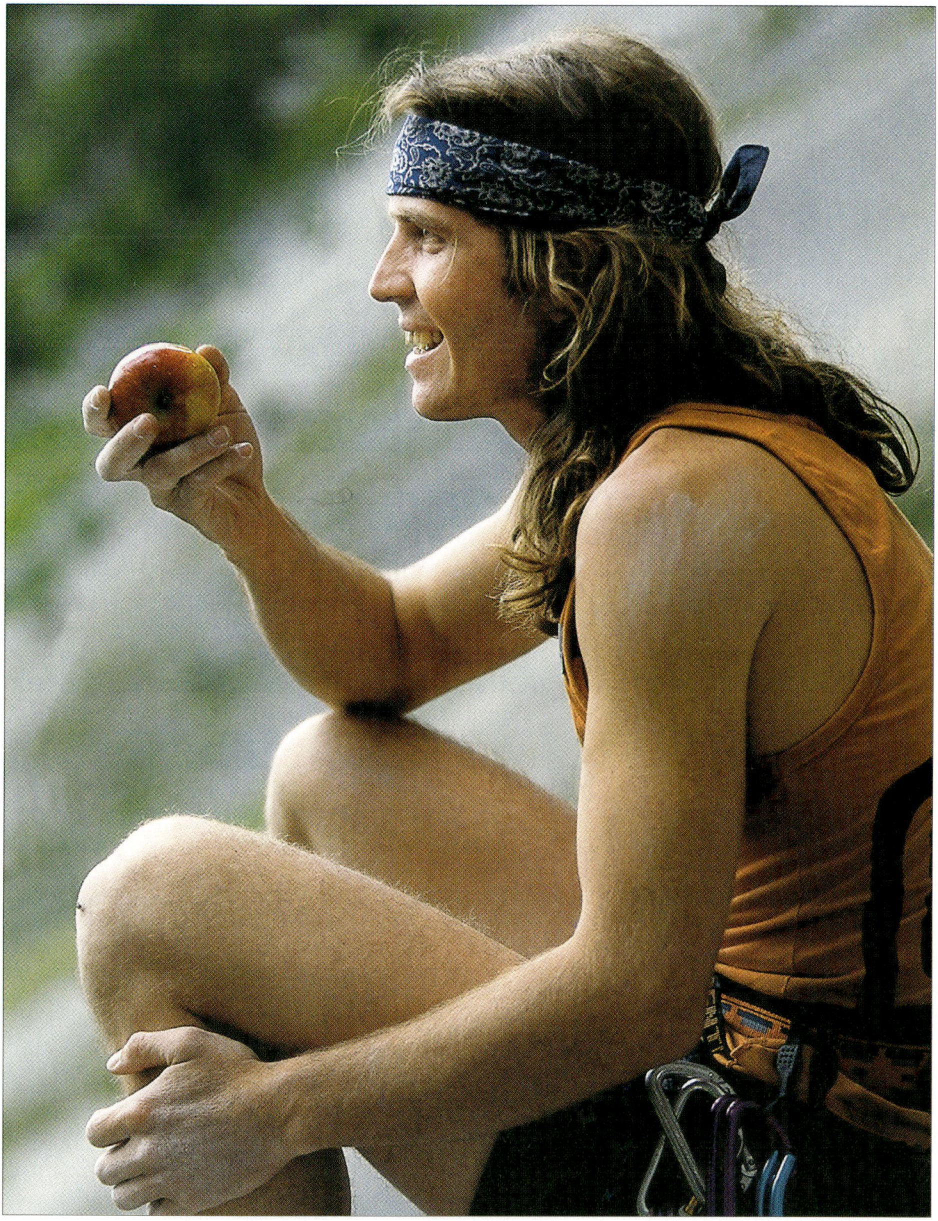

Jonagold

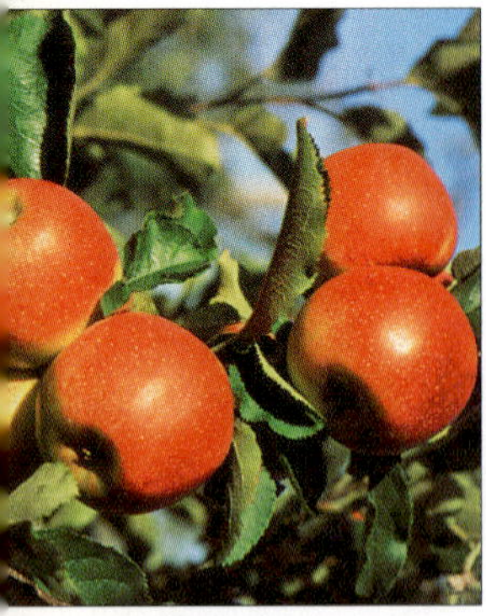

Jonagold

Aus 'Golden Delicious' und 'Jonathan' entstand 1935 in den USA diese Züchtung, die seit den 70er Jahren den europäischen Markt erobert hat.

Aussehen: 200 g wiegt dieser große, kugelförmige Apfel, der sich zum Kelch etwas verjüngt. Die glatte, harte Schale fühlt sich wachsig an und ist bei älteren, im Warmen gelagerten Früchten auch fettig. Ihre gelb-orange-rote Farbe ist von hellen und dunklen Punkten bedeckt.

Fruchtfleisch: Das lockere, gelbliche Innere schmeckt saftig süß gleichzeitig mit einem harmonischen Anflug von Säure.

Verwendung: Schönes Aussehen und gutes Aroma prädestinieren diese Apfelsorte zum frischen Verbrauch. Die Frucht lässt sich auch gut kochen und backen, verbräunt allerdings im Anschnitt rasch. 'Jonagold' ist wegen seiner Süße bei Kindern sehr beliebt.

Ernte und Haltbarkeit: Anfang Oktober gepflückt kann diese Wintersorte bis Mai kühl gelagert werden. Danach verliert sie deutlich an Festigkeit.

Rubinette

Als ganz besonderer Edelstein hat sich die 1966 in der Schweiz entstandene Kreuzung aus 'Golden Delicious' und 'Cox Orange, Cherry' entwickelt. Bei Geschmackstests belegt 'Rubinette' fast durchweg den ersten Platz.

Aussehen: Die mittelgroßen, stumpf kegeligen Früchte wiegen 140 g. Die grünlich gelbe Grundfarbe zeigt auf der Sonnenseite orangerote Streifen und ringsum sternförmige Schalenpunkte (Lentizellen).

Fruchtfleisch: Das saftige, kräftig gelbe Fruchtfleisch schmeckt außergewöhnlich fruchtig-aromatisch. Frisch vom Baum dominiert die Säure, bei zunehmender Lagerung schmeckt 'Rubinette' süßlich.

Verwendung: Intensiv fruchtiges Aroma, Fruchtgröße, Zucker- und Säurewerte prädestinieren die Sorte zum Frischverzehr. Sie lässt sich gut in der Küche verarbeiten und schmeckt ausgezeichnet in Kombination mit Endiviensalat und Chinakohl.

Ernte und Haltbarkeit: Geerntet wird ab Ende September. Ohne nennenswerten Festigkeitsverlust erstreckt sich die Lagerdauer bis höchstens März.

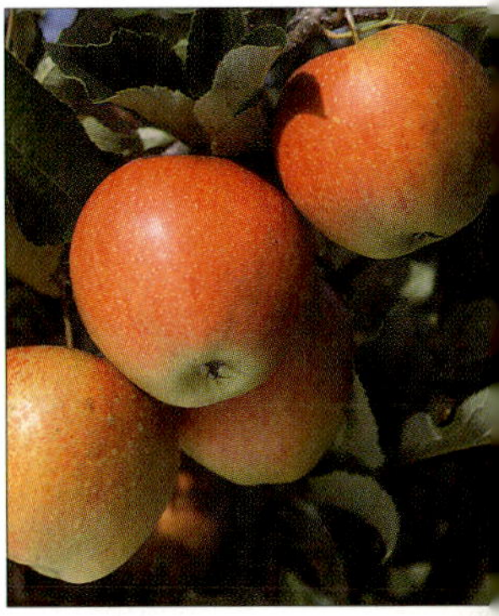

Rubinette

Starking

Diese Sorte ist eine Mutante von 'Red Delicious', die um 1920 in der Baumschule Stark Brothers in den USA gefunden wurde.

Aussehen: Die großen Früchte wiegen 160 g. Sie sind langachsig und hoch gebaut mit kantigen Rippen, die am Kelch in Höckern enden. Die glatte, dicke Schale umgibt ein Hauch von Reif. Ihre grüngelbe Grundfarbe ist fast immer komplett von der dunkelroten, leicht bräunlichen Deckfarbe überzogen und von hellen Punkten bedeckt.

Fruchtfleisch: Das mäßig saftige Innere ist gelb, im Schalenbereich rosa und schmeckt süß, teilweise parfümiert, vielfach auch fad. Im warmen Raum wird das Fruchtfleisch rasch mehlig; es enthält kaum Vitamin C.

Verwendung: 'Starking' wird vor allem frisch verzehrt. Oft dienen polierte Äpfel nur als Schaufrüchte und Farbkontraste zu 'Granny Smith' in der Obstschale.

Ernte und Haltbarkeit: Diese Winter-Dauersorte reift im Oktober und schmeckt bis März oder April.

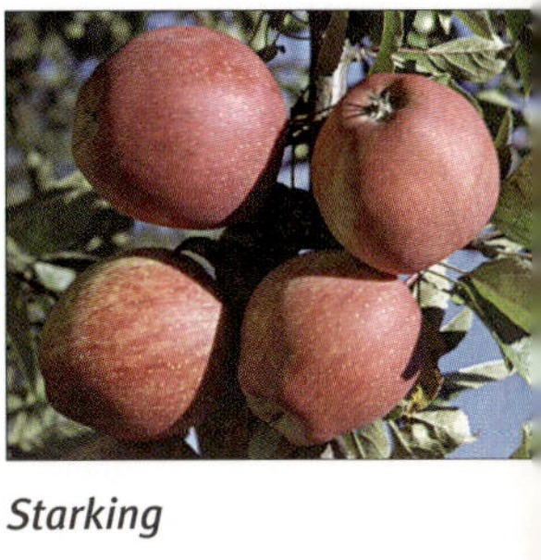

Starking

Alles über den Apfel

SORTE	Herkunft Jahr	Land	Vitamin C mg/100 g	Zucker %	Säure %	Fruchtgewicht in g
Alkmene	um 1930	D	10–15	12	7	120
Berlepsch	um 1880	D	20–25	13	9	110
Boskoop	1856	NL	15–20	15	11	200
Braeburn	um 1950	NZ	30–35	13	7	150
Cox Orange	1825	GB	10–20	14	8	120
Delbarestivale	um 1965	F	5–10	11	4	160
Elstar	1955	NL	10–15	14	9	130
Gala	1934	NZ	5–10	14	4	130
Gloster	1951	D	5–10	12	5	190
Golden Delicious	1890	USA	10–15	14	6	150
Goldparmäne	vor 1700	F	15–20	14	7	120
Gravensteiner	vor 1670	DK	10–15	12	8	160
Idared	1935	USA	15–20	11	6	160
James Grieve	vor 1880	GB	5–15	12	7	140
Jonagold	1943	USA	10–15	13	6	200
Rubinette	1966	CH	10–15	16	9	140
Starking	1920	USA	0-5	12	6	160

*Auswahlkriterier

Besonders geeignet *					
als Diätapfel	als Biologische Zahnbürste	als Kinderapfel	bei Säureunverträglichkeit	für Stillende	für Alkoholische Gärung
✗					
	✗				✗
	(✗)				✗✗
✗✗		✗	✗✗	✗	✗
	✗				✗
		✗✗	✗✗	✗✗	✗
✗			✗	(✗)	
		✗✗	(✗)		✗
					✗
✗	✗				
✗✗		(✗)	(✗)		✗
✗					
		✗	(✗)		
	(✗)				✗✗
			(✗)		
wenig Zucker	viel Säure, wenig Zucker	wenig Säure, kleine Frucht	wenig Säure	wenig Säure viel Zucker	viel Zucker

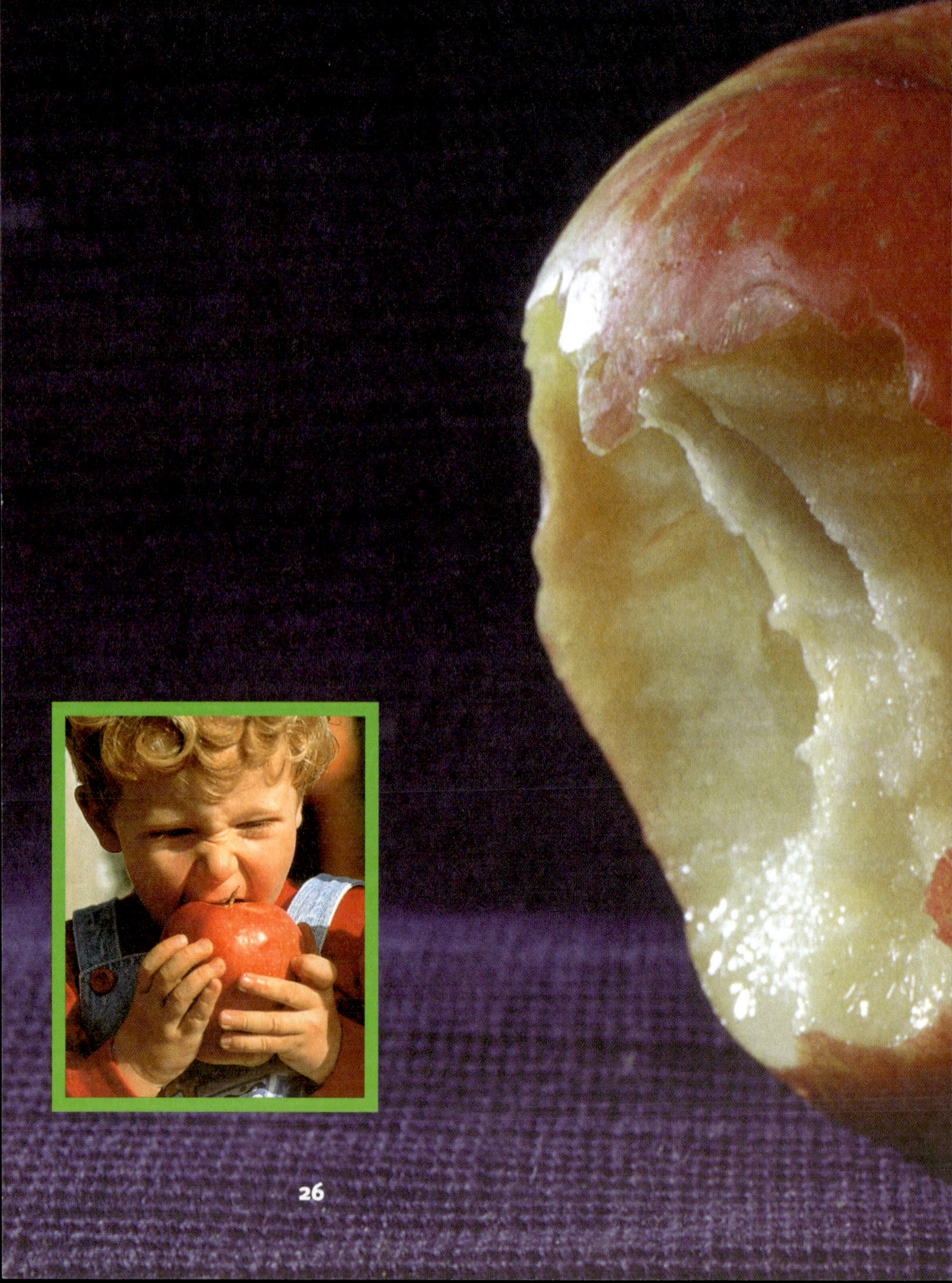

Äpfel und Gesundheit

Äpfel sind rundum gesund. Die Beschreibung ihrer vielfältigen und lebenswichtigen Substanzen legt den Vergleich mit einer Miniatur-Apotheke nahe. Wer nämlich regelmäßig Äpfel isst, fördert sein eigenes Wohlbefinden und beugt darüber hinaus zahlreichen Unpässlichkeiten vor, die durch den Mangel an Vitalstoffen auftreten können.

Wie wirken Äpfel bei Erkrankungen?

Äpfel sind rundum gesund. Die Beschreibung ihrer vielfältigen lebenswichtigen Substanzen hat den Vergleich mit einer Mini-Apotheke anschaulich gemacht. Wer regelmäßig Äpfel isst, fördert ohne Zweifel sein eigenes Wohlbefinden und beugt zahlreichen Unpässlichkeiten vor, die durch den Mangel an Vitalstoffen auftreten können.

Die Mini-Apotheke, die uns der Apfel schenkt, lässt sich – innerlich als Tee oder als Bestandteil einer Diät und äußerlich als Wickel oder Maske – ganz gezielt bei verschiedenen Störungen der Befindlichkeit oder bei Krankheiten einsetzen.

Allerdings sollte man bei ernsthaften gesundheitlichen Beschwerden immer einen Arzt aufsuchen. Denn eine Selbstbehandlung mit Äpfeln – wie auch mit anderen Naturheilmitteln oder Medikamenten – ist verfehlt, wenn sie zur Verschleppung und dadurch vielleicht zur Verschlimmerung einer Krankheit führt.

Äpfel senken den Cholesterinspiegel

Immer wieder werden Äpfel als Mittel gegen Herzinfarkt genannt. Vor allem aufgrund der hohen Gehalte an sekundären Pflanzenstoffen wie Phenolsäuren und Flavonoiden und als sinnvoller Bestandteil einer cholesterinarmen Ernährung kann diese Obstart Herzerkrankungen vorbeugen. Denn ein zu hoher Cholesterinspiegel ist ein erheblicher Risikofaktor bei allen Erkrankungen des Herz-Kreislauf-Systems.

Dabei ist das Cholesterin – und die übrigen Blutfette, die meist mit unter diesen Begriff gefasst werden – an sich zunächst nicht schädlich, im Gegenteil: Es ist als fettähnliche Substanz des Zellgewebes und Vorstufe für Gallensäuren und einige Hormone ein unverzichtbarer Bestandteil für den Organismus. Es wird einerseits vom Körper selbst gebildet und andererseits durch die Nahrung – vor allem über tierische Lebensmittel – aufgenommen. Es ist zusammen mit anderen Fettstoffen als Cholesterinspiegel im Blut messbar.

Ein erhöhter Cholesterinspiegel macht sich nicht direkt in körperlichen Beschwerden bemerkbar, sondern begünstigt die Entstehung von Arteriosklerose – Einlagerung von Fetten an den Innenwänden der Blutgefäße – und trägt dadurch zu Krankheiten wie Herzinfarkt oder Herzschwäche bei.

Um einem erhöhten Cholesterinspiegel vorzubeugen, ist eine ausgewogene Ernährung das Wichtigste. Sie sollte nicht zu fettreich sein und nicht von übermäßigem Alkoholkonsum begleitet werden.

Naturreiner Apfelsaft enthält im Gegensatz zu naturtrübem wenig Pektin und hat deswegen kaum Auswirkungen auf den Cholesterinspiegel.

Äpfel sind in diesem Zusammenhang geradezu ein beispielhaftes Lebensmittel, denn das vor allem in der Schale enthaltene Pektin bindet im Magen Fette und Cholesterin, die dann leichter ausgeschieden werden können.

Der Cholesterinspiegel sinkt und belastet den Organismus weniger. Im Vergleich zu anderen Obstarten ist der Pektingehalt des Apfels mit etwa 1 % sehr hoch.

Tendenziell war die cholesterinsenkende Wirkung bei Frauen ausgeprägter als bei Männern.

Mit Blick auf die Herzinfarktprophylaxe ist ein weiterer Inhaltsstoff des Apfels interessant: In jüngster Zeit wird immer stärker die Einnahme von Vitamin E gegen Herzinfarkt propagiert. Äpfel enthalten 0,4–0,7 mg pro 100 g Fruchtsubstanz, das ist verhältnismäßig viel.

Apfel-Fruchtzucker bei Diabetes erlaubt

Bereits die Bezeichnung Zuckerkrankheit weist darauf hin, dass Zucker bei Diabetes mellitus eine wichtige Rolle spielt: Der Zuckerspiegel des Blutes ist erhöht, weil der Körper nicht genügend Insulin produziert, das den Zuckergehalt im Blut regelt. Deshalb muss von außen eingegriffen werden. Neben Insulinspritzen, medikamentöser Behandlung und viel Bewegung bedeutet das für die betroffenen Patienten auch eine Diät, die vor allem wenig fett- und zuckerhaltige Lebensmittel zulässt. Im Rahmen der Diät wird zwischen verbotenen und bis zu einem gewissen Maß erlaubten Zuckern unterschieden. Während Haushalts-, Trauben- und Malzzucker sowie Honig für Diabetiker tabu sind, dürfen Obst und Obstsäfte in Grenzen konsumiert werden.

Äpfel liegen bei den Früchten ganz vorn, denn sie haben ein günstiges Verhältnis von Fructose zu Glucose und Saccharose, wovon die beide letzten möglichst gemieden werden sollten. Das durchschnittliche Verhältnis dieser drei Zuckerarten zueinander ist bei frischen Äpfeln 60:15:15. Es verschiebt sich aber während der Lagerzeit zu Ungunsten der Saccharose: Diese Zuckerart nimmt während der Lagerung von Äpfeln ab. Deshalb gilt der sonst übliche Tipp, Äpfel möglichst frisch zu essen, für Diabetiker nicht. Sie sollten gelagerte Äpfel bevorzugen.

Für Diabetiker-Diäten werden alle Kohlenhydrate in Broteinheiten (BE) umgerechnet: 12 g Kohlenhydrate entsprechen 1 BE. Von Äpfeln dürfen Diabetiker relativ viel essen, denn erst 100 g Äpfel oder 100 g Apfelsaft enthalten 1 BE (zum Vergleich: 15 g Knäckebrot = 1 BE).

Der Gehalt an Fruchtzuckern und ihr Verhältnis zueinander variiert ebenfalls von Sorte zu Sorte, allerdings ist der Fructoseanteil selten geringer als 50 %. Folgende Apfelsorten besitzen einen hohen Fructoseanteil: 'Blenheim', 'Bramley's Seedling', 'Roter Delicious', 'Idared', 'Jonathan', 'Jakob Lebel', 'Landsberger Reinette', 'McIntosh', 'Ontario Reinette' und 'Wealthy'.

Mit Äpfeln Gichtanfällen vorbeugen

Als typische Wohlstandskrankheit ist Gicht meist auf eine zu üppige Ernährung und den regelmäßigen Genuss von Alkohol zurückzuführen. Die Veranlagung für diese Stoffwechselerkrankung ist allerdings erblich. Akute Gichtanfälle werden mit Medikamenten und kühlenden Umschlägen behandelt.

Zur Vorbeugung gegen weitere Anfälle und zur Dauerbehandlung ist eine fleisch- und fettarme Ernährung unverzichtbar. Äpfel sind hierbei doppelt wertvoll, denn sie haben keinen nennenswerten Fettanteil und verringern die Harnsäure im Körper.

Wenn Eltern oder Großeltern bereits unter Gicht leiden, sollten die Nachkommen durch Harn treibende Getränke wie Apfeltee und eine gesunde Ernährung dieser Erkrankung vorbeugen, weil sie die Anlage dazu geerbt haben könnten.

Bei Gicht, die zu den rheumatischen Erkrankungen zählt, sammelt sich überdurchschnittlich viel Harnsäure im Blut an, weil sie nicht in ausreichender Menge von den Nieren ausgeschieden wird. Wenn 100 ml Blut mehr als 9 mg Harnsäure enthalten, bildet die Harnsäure Kristalle. Geschieht das in einem Gelenk, schwillt es an und schmerzt fürchterlich. Ein solcher Gichtanfall wird häufig von Fieber begleitet und kann einige Tage, aber auch mehrere Wochen dauern.

Äpfel wirken auf zwei unterschiedliche Weisen auf die Harnsäure: Einerseits regen sie die Nieren zu verstärkter Tätigkeit an, sodass vermehrt Urin und damit auch Harnsäure ausgeschieden wird. Vor allem Tee aus getrockneten Apfelschalen fördert die Nierenfunktion und regt so die Ausscheidung von Harnsäure an. Andererseits greift die Apfelsäure die Harnsäurekristalle an und löst sie auf.

Bei anderen rheumatischen Erkrankungen kann man heiße Apfelwickel probieren. Dazu werden geriebene Äpfel erwärmt und mit Hilfe eines Küchen- oder Lein-

Bei entzündlich-rheumatischen Erkrankungen kommt der entzündungshemmende Effekt des Apfels zum Tragen und geriebene Äpfel sind Bestandteile der rohkostorientierten Rheumadiäten.

tuchs auf die schmerzenden Stellen gelegt. Lindernd wirken dann nicht nur die Wärme, sondern auch die entzündungshemmenden Substanzen im Apfel. Da es jedoch viele unterschiedliche rheumatische Beschwerden gibt mit individuellen Ausprägungen, müssen die Betroffenen ausprobieren, ob diese Therapie bei ihnen hilft. Keinesfalls sollte sie angewandt werden, wenn der Arzt kühlende Umschläge oder Salben verordnet hat.

Äpfel bei Verdauungsproblemen

Frische Äpfel – mit Schale gegessen – wirken verdauungsanregend und leicht abführend. Die verschiedenen Inhaltsstoffe von Äpfeln beeinflussen den Magen-Darm-Trakt sehr spezifisch und helfen deshalb nicht nur bei Verstopfung, sondern auch bei Durchfall. Wer regelmäßig Äpfel isst, trägt damit viel zur Regulierung der Verdauung bei.

Schon beim Kauen wirken Äpfel auf die Verdauungsabläufe, weil die in der Apfelsubstanz enthaltenen Enzyme die Bildung von Speichel anregen.

Der Speichel macht die Nahrung gleitfähig und löst bereits einige für den Organismus wichtige Bestandteile heraus. Heruntergeschluckt und im Darm angekommen, ist es vor allem die Zellulose – nach Wasser und Kohlenhydraten der dritthäufigste Bestandteil des Apfels –, die anregend auf die Darmtätigkeit wirkt.

Diese Fasern stärken und trainieren die Darmmuskulatur und regen die Produktion von Verdauungssekreten an. Das Pektin quillt im Darm und bindet dabei giftige Zersetzungsprodukte und Bakterien. Es wirkt damit beruhigend auf die Magenschleimhaut. Auch die Fruchtsäuren und der Zuckeralkohol Sorbit wirken verdauungsanregend und begünstigen die Darmflora durch ihre antibakteriellen Effekte.

Wer unter Verstopfung leidet, sollte möglichst viele Äpfel mitsamt Schale, Kerngehäuse und Kernen essen. Zusätzlich muss unbedingt viel getrunken werden, da sich die abführende Wirkung nur in Verbindung mit Flüssigkeit richtig entfalten kann.

Bei Durchfällen werden die in erster Linie abführend wirkenden Inhaltsstoffe des Apfels, also der Zelluloseanteil, nicht gegessen: Die Äpfel werden geschält und entkernt. Das Fruchtfleisch wird fein gerieben – so muss man es nicht kauen und die verdauungsfördernde Speichelbildung unterbleibt. Empfehlenswert ist es, fünfmal am Tag je 200 g frisch geriebenes Fruchtfleisch zu essen und auf andere Nahrung zu verzichten. Da der Körper bei Durchfall viel Flüssigkeit verliert, ist es wichtig, viel zu trinken, am besten Wasser oder Kamillentee.

Bei Säuglingen sollte man bei Durchfall auf eine Apfelbehandlung verzichten und sofort den Arzt konsultieren. Auch Apfelsaft kann bei manchen Kindern schon in geringen Mengen den Durchfall verstärken.

Folgende Faktoren beeinflussen die Häufigkeit und die Konsistenz des Stuhlgangs:

- *Ernährung*
- *Tagesablauf*
- *Alter*
- *Klima*
- *Stress*
- *seelische Befindlichkeit*

Erfrischende Äpfel gegen Erschöpfung

Jeder kennt das Gefühl körperlicher und geistiger Erschöpfung, das sich in Unkonzentriertheit, Müdigkeit und Schlappheit äußert. Als Folge von körperlicher, geistiger oder seelischer Überlastung, meist mit dem Wort Stress umschrieben, ist es in unserer Leistungsgesellschaft nicht selten. Der Genuss von Äpfeln wirkt in solchen Phasen äußerst belebend, weil der Fruchtzucker schnell ins Blut geht und so dem Körper umgehend Energie zuführt und weil die tonische Wirksamkeit des hohen Wassergehalts (je nach Saftigkeit 75 bis 90 %), den gesamten Organismus belebt.

Aus physiologischer Sicht sind Müdigkeit und Erschöpfung auf einen unausgewogenen Mineralhaushalt im Körper zurückzuführen. So sinken nach anstrengenden sportlichen Übungen der Gehalt an Kalium, Natrium, Calcium in den Muskeln ab. Apathisches Verhalten nach geistigen Anstrengungen ist oft durch Calciummangel bedingt. Das Apfelessen führt dem Körper neben der Energie aus Zucker die wichtigen Mineralstoffe in schnell verwertbarer Form zu. Äpfel sind deshalb der ideale Pausensnack für Schüler, Studenten und Berufstätige, weil sie sättigen, ohne die Verdauung zu belasten, und durch ihre zahlreichen Vitamine, darunter besonders Vitamin C, den Stoffwechsel anregen.

Kurzfristige Muskelstörungen

Eingeschlafene Gliedmaßen oder Kribbeln in Händen und Füßen sind oft auf eine kurzfristige Unterversorgung mit den Mineralstoffen Calcium, Magnesium und Phosphor zurückzuführen. Äpfel liefern diese Stoffe in einer Form, die der Körper ohne Umwege direkt verwerten kann. Um bei solchen Störungen eine Besserung zu erzielen, muss man drei mittelgroße Äpfel essen. Auch kurzfristiges Muskelzucken der Augenlider, Lippen oder an Hals, Magen und Nieren sind so günstig zu beeinflussen.

Besser schlafen mit Äpfeln

Ein Drittel aller Deutschen klagt über Schlafprobleme, Frauen doppelt so oft wie Männer. Dabei handelt es sich um Einschlaf- und Durchschlafstörungen sowie Erwachen lange vor dem Weckzeitpunkt ohne nochmaliges Einschlafen. Abgesehen davon, dass man versuchen sollte, die Ursache zu beseitigen, kann ein Apfel vor dem Schlafengehen helfen.

Ein häufiger Grund für nächtliches oder zu frühes Aufwachen ist die Absenkung des Blutzuckerspiegels. Durch den Fruchtzucker des Apfels bleibt der Zuckergehalt des Blutes länger konstant. Die Vitamine des B-Komplexes, Magnesium und verschiedene sekundäre Inhaltsstoffe wirken beruhigend auf die Nerven und helfen so beim Einschlafen. Auch Apfeltee und Apfelsaft sind alte Hausmittel zur Beruhigung, die man vor dem Einschlafen trinken kann.

Ursachen für Schlafstörungen:
- *Lärm*
- *Alkohol*
- *schweres Essen*
- *Schichtarbeit*
- *zu weiches Bett*
- *zu warmes Schlafzimmer*
- *Umweltgifte im Schlafraum*
- *berufliche und private Probleme*

Besser aufwachen mit Äpfeln

Wer nach dem Aufwachen nur schwer munter wird und meint, nur durch Koffein auf Touren zu kommen, sollte es einmal mit einem Apfel zu Tagesbeginn versuchen. Die sofort verwertbaren Inhaltsstoffe, allen voran die Kohlenhydrate, wirken frühmorgens bei abgesenktem Blutzuckerspiegel als Muntermacher. Vitamin C unterstützt diesen Effekt.

Schwangere, denen es in den ersten drei Monaten morgens übel wird, können schon vor dem Zubettgehen einen Apfel in Bettnähe legen und ihn sofort nach dem Aufwachen essen. Der Blutzuckerspiegel steigt rasch an und bei manchen Schwangeren bleibt dann die Übelkeit aus.

Äpfel beruhigen

Apfelschalentee, gerne mit etwas Honig gesüßt, wird als nervenberuhigendes Getränk gerühmt. Auch der frische Verzehr von Äpfeln wirkt entspannend auf das gesamte Nervensystem.

Neben den B-Vitaminen, Magnesium, Phosphor und etlichen Sekundärstoffen, die entspannend auf den Organismus wirken, kommen beim frischen Apfel noch zwei andere Komponenten hinzu: Die Süße des Apfels wirkt entspannend auf die Psyche, und das gründliche Kauen des Fruchtfleischs lockert die Gesichtsmuskulatur und trägt so dazu bei, Verkrampfungen zu lösen.

Abwehrkräfte stärken

Vitamin C gilt allgemein als praktische Soforthilfe im Falle einer Erkältung. Statt durch die Werbung angepriesenen Vitamin C-Tabletten sollte man lieber regelmäßig Äpfel essen!

Als gute Vitamin-C-Lieferanten eignen sich Äpfel bestens, einer Erkältung vorzubeugen, denn Vitamin C steigert die körpereigenen Abwehrkräfte.

Wissenschaftliche Untersuchungen haben ergeben, dass Menschen, die oft Äpfel essen, tatsächlich seltener unter Infektionen der oberen Atemwege leiden.

Wer trotz Vorbeugung aber dennoch erkrankt, kann mit Äpfeln die Symptome einer typischen Erkältungskrankheit mildern. Man mag es kaum glauben, aber Gurgeln mit Apfelsaft kann Halsschmerzen lindern, weil die Apfelsäuren antibakteriell wirken. Auch hier kommt die belebende und den Stoffwechsel anregende Wirkung von Äpfeln zum Zuge. Und selbst bei Appetitlosigkeit gehört ein geriebener Apfel zu den stärkenden Lebensmitteln, die trotzdem relativ gern gegessen werden.

Geriebene Äpfel – möglicherweise ist den entzündungshemmenden Inhaltsstoffe diese Wirkung zuzuschreiben – sollen auch gegen Fieber helfen, allerdings ist diese Wirkung nicht nachgewiesen. Da es wichtig ist, bei Fieber viel Flüssigkeit zu trinken, sollte auch Apfelschalentee zum Einsatz kommen.

Der Apfel, ein heilendes Multitalent

Äpfel werden auch in Zusammenhang mit anderen Beschwerden oder Krankheiten als Prophylaxe oder Therapie erwähnt, vor allem in Verbindung mit Krebserkrankungen und Schlaganfällen. Die Wirkmechanismen der Apfelinhaltsstoffe im einzelnen:

- Die Chlorogensäure soll der Bildung von Steinen in Organen wie Nieren und Galle entgegenwirken.

- Koffein- und Chlorogensäure, die vor allem in frischen Äpfeln enthalten sind, haben im Tierversuch die Bildung von Krebs gehemmt.

- Bei Leber- und Gallenbeschwerden wird eine Apfeldiät empfohlen, weil das Obst viele Vitamine und leichtverwertbare Kohlenhydrate enthält, sodass die Verdauung und damit natürlich Leber und Galle entlastet werden.

- Gegen zu hohen Blutdruck (Hypertonie) helfen die Apfelsubstanzen Kalium, Magnesium und Zellulose.

- Bei Nieren- und Blasenleiden fördern Äpfel und Apfeltee die Ausscheidung von Harn.

- Bei entzündlichen Erkrankungen im Körper sind Äpfel oder Apfelsaft – bereits ein Glas Apfelsaft täglich getrunken, hat einen positiven Nutzeffekt – immer ein sinnvoller Bestandteil der Ernährung, denn die Gerbsäure tötet Viren und Bakterien und wirkt so entzündungshemmend.

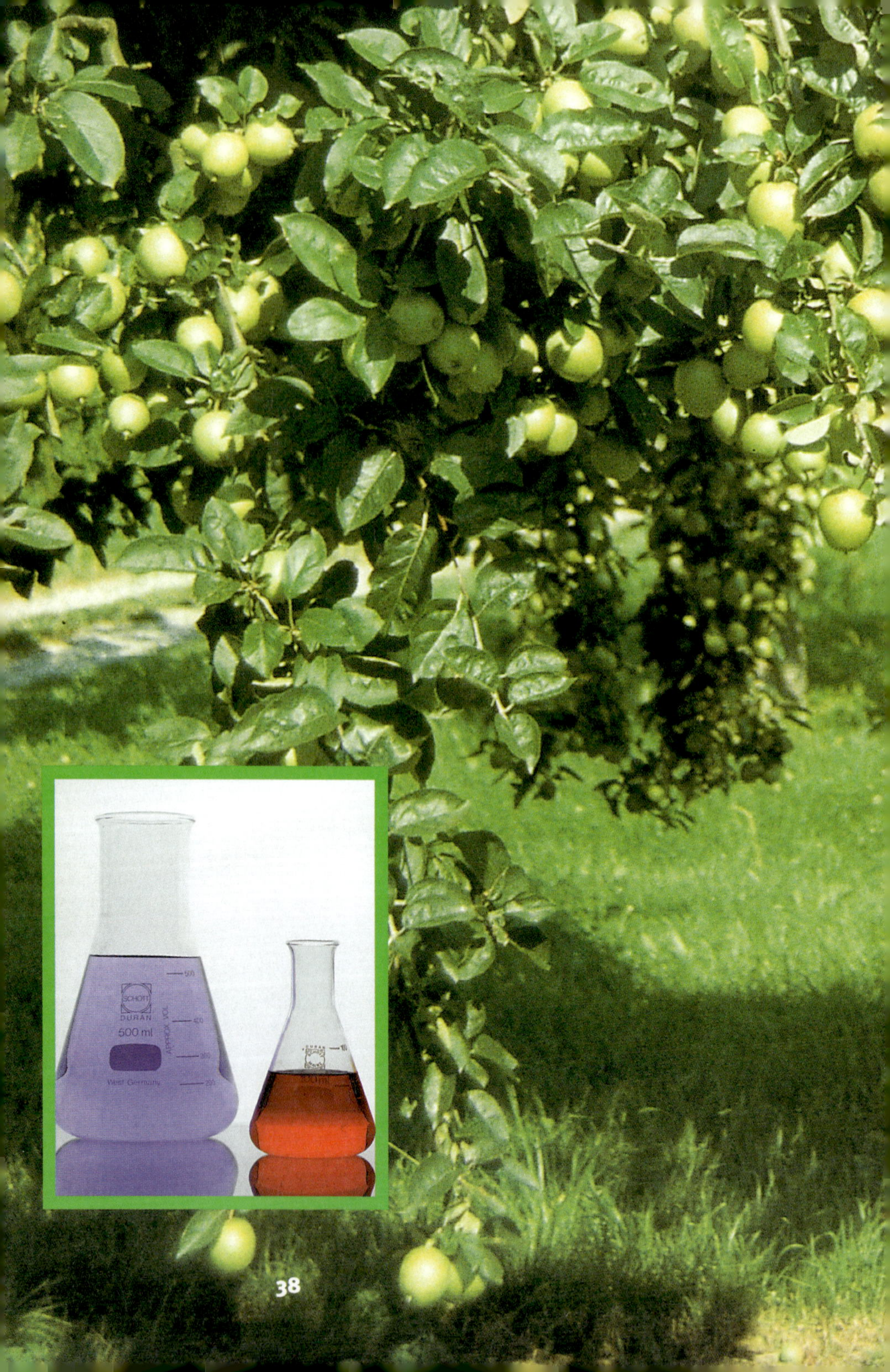
SCHOTT
DURAN
500 ml
West Germany

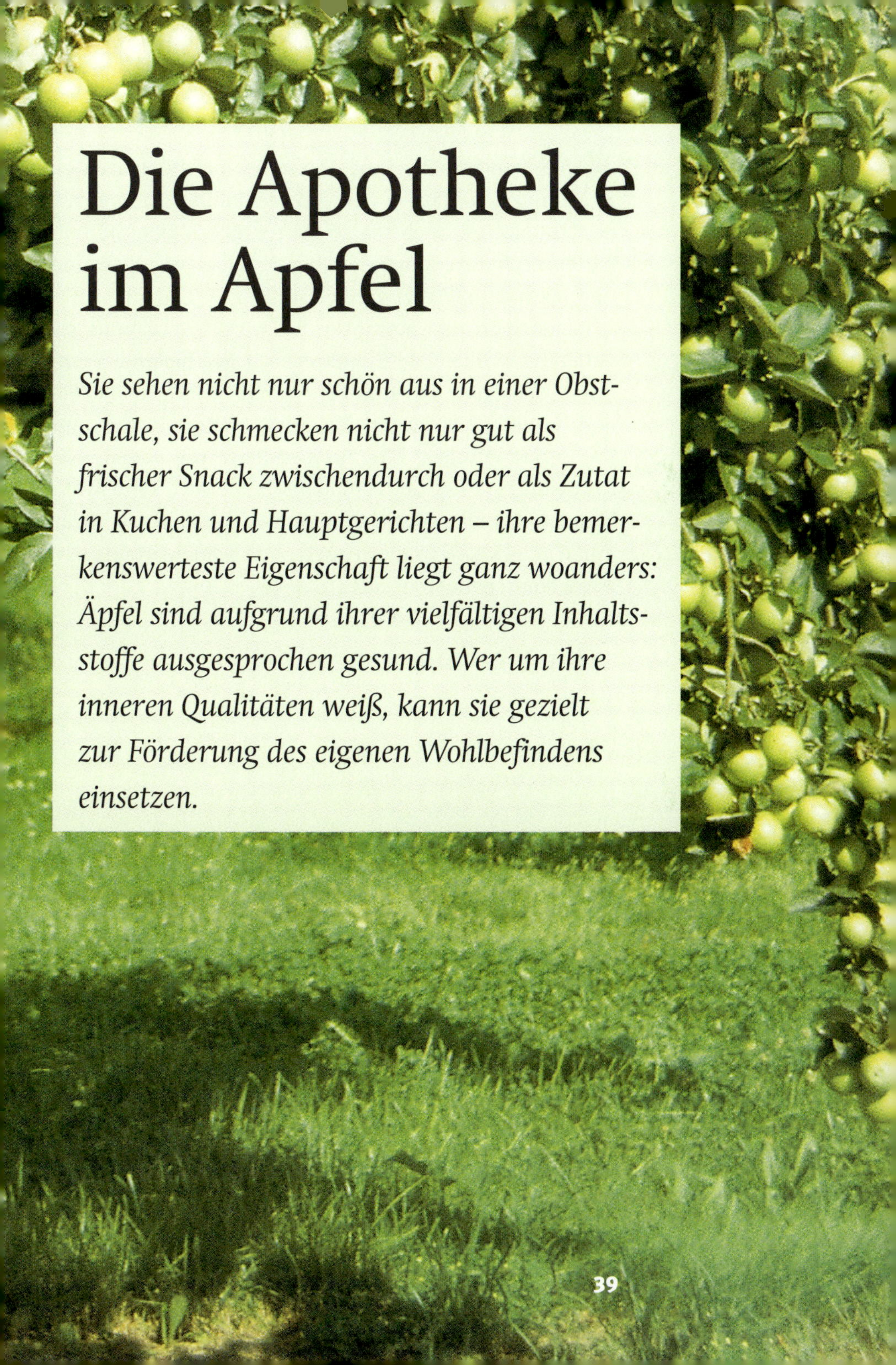

Die Apotheke im Apfel

Sie sehen nicht nur schön aus in einer Obstschale, sie schmecken nicht nur gut als frischer Snack zwischendurch oder als Zutat in Kuchen und Hauptgerichten – ihre bemerkenswerteste Eigenschaft liegt ganz woanders: Äpfel sind aufgrund ihrer vielfältigen Inhaltsstoffe ausgesprochen gesund. Wer um ihre inneren Qualitäten weiß, kann sie gezielt zur Förderung des eigenen Wohlbefindens einsetzen.

Äpfel haben nicht ohne Grund seit Jahrhunderten einen festen Platz in der Volksheilkunde: Sie gehören zu den vitalstoffreichsten Obstarten überhaupt. Sie enthalten zahlreiche Mineralien, Spurenelemente, Vitamine und sekundäre Pflanzeninhaltsstoffe.

Sie steigern die Abwehrkräfte, wirken verdauungsregulierend, senken den Cholesterinspiegel, helfen bei Einschlafstörungen, stärken die Nerven, kräftigen die Venen, beugen vor gegen Diabetes, Herzprobleme und Krebserkrankungen. Eine breite Palette, die uns die Natur liefert und mit der vom Menschen entwickelte Medikamente kaum konkurrieren können. Und alles ist nicht nur schmackhaft, sondern auch ohne Nebenwirkungen – es sei denn, jemand ist allergisch gegen Äpfel.

Die Vitaminbombe Apfel

Äpfel enthalten die Vitamine A, B_1, B_2, B_6, B_{12}, C, E, K, Pantothensäure, Niacin, Biotin, Folsäure und Cholin. Dabei differiert der Gehalt je nach Sorte.

Bei älteren oder zu früh geernteten Früchten ist der Vitamingehalt niedriger und sogar am selben Baum schwankt er, – je nachdem, an welcher Stelle die Frucht gewachsen ist. Äpfel, die im Schatten wachsen, enthalten deutlich weniger Vitamine als solche, die in der Sonne hängen.

Bioaktive Substanzen in Lebensmitteln sind:
- *Ballaststoffe*
- *Substanzen in fermentierten Lebensmitteln wie Joghurt oder Sauerkraut*
- *sekundäre Pflanzenstoffe.*

Da bis zu 70 % der Vitamine in der Schale und unmittelbar darunter enthalten sind, sollten Äpfel möglichst mit Schale verzehrt oder auch verarbeitet werden. Darüber hinaus ist die Schale reich an Eisen, Magnesium, ungesättigten Fetten und bioaktiven Substanzen. Wer auch das Kerngehäuse verzehrt, erhält zusätzlich eine Sonderration Jod.

Wie viele Vitamine sind gesund?

Die 70 Billionen Zellen unseres Körpers benötigen nur wenige Gramm an Vitaminen, um optimal versorgt zu sein. Die winzigen Vitaminmoleküle ermöglichen aber erst den Stoffwechsel von Pflanzen, Tier und Mensch.

Bis vor kurzem waren 13 Vitamine bekannt: die Vitamine A, C, D, E, K und acht B-Vitamine. Inzwischen wurden 13 B-Vitamine analysiert, einige liegen in mehreren Formen vor. Auch bei den übrigen Vitaminen gibt es verschiedene Molekülstrukturen. Dies ist mit ein Grund, weshalb synthetische Vitamine (die Zufuhr in Tablettenform) die natürlichen Vitamine (die Aufnahme aus vitaminreichen Lebensmitteln) nicht ersetzen können. In Form von inhaltsstoffreichen Lebensmitteln ist es auch kaum möglich, zu viele Vitamine aufzunehmen.

Bei einer ausgewogenen, abwechslungsreichen Ernährung treten kein Vitaminmangel und auch keine Überdosierung auf.

Angesichts der heutigen Lebensgewohnheiten – Hektik, Rauchen, hoher Fleisch- und Fettkonsum – und Belastungen durch Abgase und UV-Strahlung ist der Bedarf an Vitaminen deutlich höher als es nötig wäre, um Mangelerscheinungen zu vermeiden. Eine Zusatzdosis als Stressschutz ist also zu berücksichtigen.

Als Faustregel gilt: täglich 250 g frisches Obst, 200 g frisches Gemüse und 150 g Rohkostsalat decken den heutigen Bedarf an Vitaminen.

Vitamin A – Retinol

Vitamin A schärft die Sehkraft, stärkt das Immunsystem, hält die Haut glatt und die Zellen jung. Dieses Vitamin ist eine „Erfindung“ der Pflanzen, die sich mit Carotinen (fetthaltige Pflanzenfarbstoffe) vor Mikroorganismen und freien Radikalen, die Zellen zerstören, schützen. Von den 600 Carotinen gelten 60 als Vitamin-A-Vorstufen. Rote, gelbe und dunkelgrüne Obst- und Gemüsesorten – allen voran Karotten, Spinat, Kürbis und Grünkohl – enthalten besonders viele Carotine. Unter den Obstarten sticht die Aprikose hervor: Drei Früchte liefern die Hälfte des Tagesbedarfs. Aber auch Äpfel enthalten Carotine in der Schale.

Vitamin C – Ascorbinsäure

Der Gehalt von Vitamin C ist genetisch festgelegt und deshalb je nach Apfelsorte unterschiedlich. Am meisten Vitamin C enthält 'Braeburn' mit über 30 mg je 100 g Frucht; auch 'Berlepsch' kann diese Werte erreichen. Schlusslichter bezüglich ihres Vitamin-C-Gehalts bilden 'Gloster', 'James Grieve' und 'Granny Smith'. Aber auch innerhalb einer Sorte kann der Vitamin-C-Gehalt variieren. Ein gut mit Calcium versorgter Baum, der nicht zu stark mit Stickstoff und Kalium gedüngt wurde, liefert vitaminreichere Äpfel. Und wenn er zudem in einer kühlen Region steht, enthalten seine Früchte ebenfalls mehr Vitamin C als die in warmen Klimaten gewachsenen. Ein kleiner Apfel ist vitaminreicher als ein größerer, weil die Schale gut die Hälfte des gesamten Vitamin C speichert und kleine Äpfel einen vergleichsweise größeren Schalenanteil haben.

Der Gehalt an Vitamin C hängt von verschiedenen Faktoren ab:

- *Apfelsorte*
- *Sonnen- oder Schattenwachstum*
- *Reifezustand bei der Ernte*
- *Alter der Äpfel*

Vitamin C, nach der Mangelkrankheit Skorbut auch Ascorbinsäure genannt, hat eine zentrale Bedeutung für den Körper. Es ist notwendig für den Zellstoffwechsel und zur Bildung von Bindegewebe, Knochen und Zähnen. Ohne Vitamin C ist der Körper nicht in der Lage, die blutbildenden Substanzen Folsäure und Eisen aufzunehmen. Es fördert die Abwehr von Krankheiten und stabilisiert die Psyche. Als überholt gilt die immer noch verbreitete Angabe von 75 mg Vitamin C als Tagesbedarf. Eine einzige Zigarette beansprucht bereits 30 mg, ein heftiger Gefühlsausbruch kostet bis zu 300 mg. Moderne Biochemiker empfehlen täglich bis zu 400 mg Vitamin C für Erwachsene.

Raucher haben einen erhöhten Vitamin-C-Bedarf, weil das Rauchen die Sauerstoffaufnahme es Blutes beeinträchtigt.

Ein Vitamin-C-Mangel äußert sich durch Zahnfleischbluten, Müdigkeit, Nervenschwäche, Erkältungen, Haarausfall, Hautfalten und Depressionen. Durch die besondere Transportform des Vitamins im Körper lassen sich Mängel nicht durch einmalig hohe Dosen vermeiden. Bei Vitamin C ist es wichtig, gleichmäßig über den Tag verteilt die Zufuhr zu sichern. Dies lässt sich am besten mit mehreren Obst- und Gemüsemahlzeiten erreichen. Vitamin C aus Früchten erzielt eine bis zu 20fach höhere Wirkung als aus reinen Fruchtsäften oder Präparaten, weil die im Fruchtfleisch enthaltenen Flanvonoide das Vitamin C vor Zerstörung schützen.

Deshalb sind Äpfel besonders wertvolle Vitamin-C-Quellen, obwohl der absolute Gehalt je nach Sorte nur ein Zehntel bis die Hälfte des Anteils in Zitronen beträgt. Zum einen ist es leichter, 300 g Äpfel zu essen als 100 ml Zitronensaft zu trinken, zum anderen enthält der Saft nicht die im Apfelfleisch reichlich vertretenen Flavonoide. Man müsste eine große Zitrone (100 g) samt Fruchtfleisch essen, um dieselbe Wirkung zu erzielen wie mit einem Apfel (200 g) der besonders vitaminreichen Sorte 'Braeburn'.

Vitamin C ist sehr leistungsfähig, aber es fordert auch Leistung: Es entfaltet seine volle Wirkung nämlich erst, wenn dem Körper genügend Sauerstoff zugeführt wird. Regelmäßige Bewegung an der frischen Luft reicht aus, es muss kein Hochleistungssport sein.

Vitamin E – Tocopherol

Lebensmittel mit hohem Vitamin-E-Gehalt:

- *Milch*
- *Fleisch*
- *Innereien*
- *grünes Blattgemüse*
- *Pflanzenöle*
- *Sojaprodukte*

Von Vitamin E gibt es mindestens acht Formen: die Tocopherole. Wie bei den Schneeflocken gleicht kein Vitamin-E-Molekül dem anderen, deshalb sind Tocopherole in ihrer Wirkung nicht durch synthetisches Vitamin E ersetzbar. Dieses Schutzvitamin wirkt als Antioxidanz und hält die Zellen jung.

Vor allem bei sportlich Aktiven kann ein Vitamin-E-Mangel auftreten. Er äußert sich durch Sehschwäche, Altersflecken, Müdigkeit, Unfruchtbarkeit, Nervosität und Herz-Kreislauf-Erkrankungen. Gute Vitamin-E-Lieferanten sind Nüsse und kalt gepresste Pflanzenöle aus Keimen oder Samen: Sojaöl, Sonnenblumenöl, Olivenöl, Weizenkeimöl. Äpfel liefern mit 0,3 bis 0,9 mg relativ viel Tocopherol. Der Körper benötigt täglich 15 mg Vitamin E, viele Biochemiker fordern die doppelte Menge.

Vitamin K

Ohne Vitamin K gibt es keine Blutgerinnung, auch Nieren, Knochen und Bindegewebe sind auf diesen Biostoff angewiesen. Fehlt dieses fettlösliche Vitamin, treten Darmstörungen, Müdigkeit und Nasenbluten auf.

Wir brauchen täglich 0,05 bis 0,1 mg Vitamin K. Es ist in grünem Gemüse und Salaten reichlich enthalten (z. B. Grünkohl: 0,5 mg). Äpfel haben nur einen geringen Vitamin-K-Gehalt (0,005 mg).

Der Vitamin-B-Komplex

In der Natur kommen die Vitamine der B-Gruppe nie isoliert vor, sie wirken gemeinsam. Ein Vitamin-B-Mangel äußert sich vielfältig: Haarausfall, vorzeitiges Ergrauen, Hautprobleme, Depressionen, Nervenschwäche und Müdigkeit. Vitamin-B-Killer sind Zucker, Alkohol, Kaffee und Schwarztee.

Große Reizbarkeit ist oft auf einen Mangel an Vitamin B_1 zurückzuführen.

Die B-Vitamine lassen sich in zwei Gruppen einteilen: B_6, B_{12}, Folsäure und Paraaminobenzoesäure (PABA) haben spezielle Aufgaben; im Stoffwechsel aktiv sind B_1, B_2, B_3, B_5, Biotin, Cholin und Inositol.

Vitamin B_1 – Thiamin

Vitamin B_1 – auch Thiamin oder Aneurin genannt – ist wasserlöslich und hitzeempfindlich. Thiamin bildet zusammen mit Mangan und speziellen Proteinen in der Leber Enzyme, die Kohlenhydrate in Glucose spalten. Dieser Zucker ist wichtig für Gehirn und Nerven.

Bei einer guten Thiaminversorgung steigern sich Lebensfreude, Konzentrationsfähigkeit und Gedächtnis, die Folgen eines Thiaminmangels sind Reizbarkeit und Aggressivität. Der tägliche Bedarf liegt bei 0,5 g je 1000 verbrauchte kcal (4186 kJ). Je nach Aktivität brauchen Frauen 1,0 bis 1,2 mg, Männer 1,2 bis 1,5 mg, Schwangere 1,5 mg und Stillende 1,6 mg. Der Gehalt von Thiamin in Äpfeln schwankt von Sorte zu Sorte und liegt zwischen 0,02 und 0,06 mg Bierhefe verhilft leicht zu einer Extraration Thiamin (12 mg je 100 g) und weiteren B-Vitaminen.

Vitamin B_2 – Riboflavin

Vitamin B_2 ist in Äpfeln mit einem Anteil von 0,01 bis 0,05 mg auf 100 g Fruchtfleisch enthalten. Diese wasserlösliche und lichtempfindliche Substanz bildet den zentralen Teil von zwei Enzymen, die aus Kohlenhydraten und Fett Energie gewinnen. Sie fördert das Wachstum des Gewebes und lässt Haut und Haare gesund und geschmeidig aussehen.

Die durchschnittlich empfohlene Tagesmenge liegt bei 1 bis 2 mg; in der Schwangerschaft sollten Frauen 0,5 mg mehr Vitamin B_2 zu sich nehmen. Grundsätzlich gilt: Wer viel Energie verbraucht oder stark unter Stress steht, benötigt die doppelte Riboflavinration. Gute Lieferanten sind Milchprodukte, grünes Gemüse und Vollkorngetreide.

Ein Mangel äußert sich durch trockene Haut, rissige Lippen, sprödes Haar, Haarausfall, brennende Augen und Konzentrationsschwäche.

Vitamin B_3 – Niacin

Kein anderer Nährstoff und kein Vitamin hängt so eng zusammen mit unserer Gemütslage wie Niazin..

Niacin ist der Sammelbegriff für die beiden Formen, in denen dieses Vitamin vorkommt: Nikotinsäure und Nikotinamid. Das wasserlösliche Niacin lässt sich nicht durch Hitze, UV-Licht, Säuren oder Laugen zerstören und ist unersetzlich für die Energieproduktion der Zellen.

Frauen sollten täglich 13 bis 15 mg Niacin aufnehmen, Männer 15 bis 20 mg. Bei Niacinmangel treten Schlafstörungen, Konzentrationsschwäche, Depressionen und Nervosität auf. Ein guter Niacinlieferant ist Bierhefe (35 mg/100 g Hefe), frische Äpfel enthalten 0,1 bis 0,5 mg. Der schlimmste Feind dieses Vitamins ist Zucker.

Vitamin B_5 – Pantothensäure

Pantothensäure ist wasserlöslich und wirkt mit beim Fettabbau, bei der Ausschüttung von Stresshormonen, bei der Übermittlung von Nervensignalen und beim Gewebeaufbau von Haut, Haaren und Schleimhäuten. Typische Mangelerscheinungen sind Haarausfall, Ergrauung, Sehbeschwerden, Gelenkschmerzen und Reizbarkeit.

Der tägliche Bedarf an Pantothensäure liegt bei 5 bis 10 mg, Schwangere und Stillende benötigen 15 mg. Käse, Nüsse und Vollkorngetreide liefern viel Pantothensäure, extrem hohe Gehalte finden sich in Bierhefe und Gelee royale (Futtersaft der Bienenkönigin). Das Fruchtfleisch von Äpfeln enthält 0,05 bis 0,13 mg auf 100 g.

Vorkommen von Pantothensäure:
- *Hülsenfrüchte*
- *Blattgemüse*
- *Hefe*
- *Kleie*
- *Vollkornprodukte*
- *Leber*
- *Eier*

Vitamin H – Biotin

Biotin wird von den Bakterien im Darm selbst hergestellt. Werden die Darmmikroben durch Alkohol, weißen Zucker oder Antibiotika gestört, ist die Prodution der Vitamine H und K eingeschränkt.

Biotinmangel hat Depressionen, Müdigkeit, Nervosität, Hautprobleme, Haarausfall und Schuppen zur Folge. Frauen benötigen täglich 0,25 mg, Männer 0,3 mg Biotin. Bei normaler Darmtätigkeit genügt es, ein Fünftel davon über die Nahrung aufzunehmen. Da Äpfel im Durchschnitt nur 0,0015 bis 0,0035 mg enthalten, sollte man verstärkt auf andere biotinhaltige Lebensmittel wie Hefe, Eigelb, Tomaten, Naturreis und Kleie achten.

Cholin

Ohne Cholin lassen sich Fettmoleküle nicht aus der Leber abtransportieren und Gehirnzellen sterben ohne dieses Vitamin ab. Ein starker Cholinmangel ruft die Alzheimerkrankheit hervor. Erste Mangelsymptome sind Herz- und Kreislaufbeschwerden, Vergesslichkeit, Angstzustände, Gereiztheit und Schlafstörungen.

Eine cholinreiche Kost hilft bei Gedächtnisschwäche. Cholin kann sogar beschädigte Gehirnzellen reparieren.

Cholin stellt der Darm selbst her, beteiligt sind die Aminosäuren (Eiweißbausteine) Methionin und Serin und die Vitamine B_{12} und Folsäure. Viel Cholin enthalten Eigelb, Bierhefe und Weizenkeime Der Tagesbedarf wird auf 4 bis 6 g geschätzt, ein Viertel davon steuert die Nahrung bei.

Inositol

Von keinem Vitamin – abgesehen von Niacin (Vitamin B_3) – braucht und enthält unser Körper mehr als von Inositol. Dieses „Schlafvitamin" ist unerlässlich für entspannte Nerven, Muskeln und Stressbewältigung. Bei Mangel stellen sich Angstzustände, Sehstörungen, Nervenschwäche und Haarausfall ein.

Wie bei Cholin wird der Tagesbedarf auf 4 bis 6 g geschätzt, bei Stress bis zu 8 g. Drei Viertel dieser Menge stellt der Körper selbst her, der Rest muss über die Nahrung zugeführt werden. Milch, Früchte, Gemüse und Getreide enthalten reichlich Inositol. Äpfel können dazu 22 mg beisteuern, die Schlafwirkung von Äpfeln beruht aber mehr auf der Blutzuckerregulierung als auf dem Inositolgehalt.

Vitamin B_6– Pyridoxin

Pyridoxin steuert den Stoffwechsel der Aminosäuren (Eiweißbausteine), ist also verantwortlich für die Eiweißverwertung. Im Prinzip leiden alle an Pyridoxinmangel, die nicht zweimal täglich Müsli essen oder Bierhefe einnehmen. Bei Mangel ist das Immunsystem geschwächt. Erste Warnzeichen sind Müdigkeit, Depression, Nervosität, Haarausfall und Muskelschwäche.

Der tägliche Bedarf liegt bei 2 bis 3 mg. Als gute Pyridoxinlieferanten gelten Vollkorn, Walnüsse, Spinat und vor allem Bierhefe (2,5 mg je 100 g). Äpfel liefern 0,04 bis 0,06 mg je 100 g Fruchtfleisch.

Folsäure

Ausreichend Folsäure gilt als Garant für gute Laune, da es die Bildung der Nervenreizstoffe Noradrenalin und Serotonin steuert.

Kaum ein Mensch ist ausreichend mit dem B-Vitamin Folsäure versorgt. Es ist äußerst empfindlich, deshalb haben Rohkostler in Bezug auf Folsäure Vorteile. Dieses Vitamin wird für den Aufbau der roten Blutkörperchen und der Nukleinsäuren (und somit auch der Erbanlagen) benötigt, stimuliert aber auch die Produktion von Magensäure. Im seelisch-geistigen Bereich fördert Folsäure Heiterkeit und Zuversicht.

Mangelerscheinungen sind Müdigkeit, Blutarmut Zerstreutheit, Angst, Ergrauung, Wachstums- und Verdauungsstörungen. Der tägliche Bedarf liegt bei 0,1 mg und ist bei Schwangeren, quirligen Personen, nach reichlichem Fleisch- und Käsegenuss, nach Sonnenbädern und bei Alkoholkonsum deutlich erhöht. Stoffwechselexperten empfehlen, täglich 0,6 mg Folsäure aufzunehmen.

Besonders viel Folsäure enthalten Weizenkeime, Eigelb, Salat, grüne Gemüsearten und Bierhefe. Äpfel liefern nur 0,008 mg.

Vitamin B_{12} – Kobalamin

Dieses „Supervitamin“ findet sich nur in Fleisch, Eiern und Milchprodukten, nicht aber in Äpfeln. Strenge Vegetarier müssen über Algen, Sauerkraut, Joghurt oder Bierhefe Ausgleich schaffen. Vitamin B_{12} wirkt eng mit Vitamin A zusammen und ist unentbehrlich für alle Ge-

So bleiben Vitamine erhalten:
- *Äpfel möglichst frisch verzehren*
- *Früchte mit Schale essen*
- *Äpfel kühl und dunkel lagern*

hirn- und Nervenzellen. Bei Mangel stellen sich Müdigkeit, Depressionen und Knochenschäden ein. Der Tagesbedarf an Vitamin B_{12} liegt zwischen 0,002 und 0,004 mg.

Vitamingehalt von Äpfeln
(in 100 g Frucht)

Vitamin B_1	0,02 – 0,06	mg	Inositol	22	mg
Vitamin B_2	0,01 – 0,05	mg	Folsäure	bis 0,008	mg
Vitamin B_3	0,1 – 0,5	mg	Vitamin C	5 – 35	mg
Vitamin B_5	0,05 – 0,13	mg	Vitamin E	0,3 – 0,8	mg
Vitamin B_6	0,04 – 0,06	mg	Vitamin H	bis 0,0035	mg

Mineralstoffe und Spurenelemente

Mineralstoffe sind für alle Lebensvorgänge unerlässlich: Sie bilden die Gerüstsubstanzen des Körpers, unterstützen Enzyme, werden für die Weiterleitung von Nervenimpulsen benötigt, regulieren den pH-Wert der Körperflüssigkeiten und damit den Druck in Zellen und Geweben und sie spielen eine zentrale Rolle für das Immunsystem.

Die Unterscheidung zwischen Mineralstoffen und Spurenelementen ist eine Frage der Quantität, denn Spurenelemente benötigt der Körper nur in winzigsten Mengen – trotzdem sind sie für den Organismus unentbehrlich. Zu den wichtigsten Spurenelementen im Apfel gehören Eisen, Silicium, Mangan, Zink, Kupfer, Fluor, Jod und Selen, die bedeutendsten Mineralstoffe sind Kalium, Phosphor, Calcium, Magnesium, Chlorid und Natrium.

Zwischen Mineralstoffen, Spurenelementen und Vitaminen gibt es vielfältige Wechselwirkungen. Beispielsweise begünstigt Vitamin C die Aufnahme von Eisen und die B-Vitamine sind an der Verwertung von Magnesium beteiligt. Wie die Vitamine müssen Mineralien und Spurenelemente dem Körper regelmäßig zugeführt werden, denn er scheidet einen Teil täglich aus.

Am besten wird der Mineralstoffbedarf über eine ausgewogene Ernährung erfüllt und nicht über Präparate. Auch hier bilden Äpfel, die über 20 dieser für den Menschen wertvollen Stoffe enthalten, einen wichtigen Beitrag.

Wie bei den Vitaminen ist der Gehalt von Sorte zu Sorte unterschiedlich. Und die meisten Substanzen sind in der Schale oder in ihrer unmittelbaren Umgebung enthalten – also den Apfel nur waschen, nicht schälen.

Im Folgenden werden nur die für den menschlichen Körper wichtigsten Elemente beschrieben, die auch in Äpfeln in größerer Menge vorkommen.

Spurenelemente in Äpfeln in Mikrogramm. Ein Mikrogramm (µg) ist ein tausendstel Milligramm (mg)

Eisen	*300 – 600*
Bor	*200 – 300*
Silicium	*100 – 200*
Mangan	*30 – 100*
Zink	*20 – 70*
Kupfer	*20 – 40*
Fluor	*5 – 10*
Jod	*1 – 2*
Selen	*1 – 2*
Molybdän	*0,2 – 1*

Kalium

Kalium ist mit 100 bis 180 mg auf 100 g Fruchtsubstanz das Mineral, das der Apfel in größter Menge zur Verfügung stellt. Es regelt zusammen mit Natrium den Wasserhaushalt des Organismus, die Ausscheidung von Flüssigkeit durch die Nieren und ist an der Übertragung von Reizen beteiligt.

Wer regelmäßig Abführmittel oder entwässernde Medikamente einnimmt, muss mit Kaliummangel rechnen, der sich in Schwächegefühl, Müdigkeit oder Verstopfung äußert. Mit dem regelmäßigen Verzehr von Äpfeln kann man gegensteuern und vielleicht sogar die Medikamente reduzieren, weil Äpfel verdauungsfördernd wirken und die Nieren anregen.

Phosphor und Calcium

Gemeinsam mit Calcium ist Phosphor ein wesentlicher Bestandteil des Knochengewebes und unentbehrlich für ein funktionierendes Nervensystem. Phosphor ist außerdem ein Baustein der Nukleinsäuren und daher in jeder Zelle enthalten. Beide Mineralien werden mit Hilfe von Vitamin D aus dem Darm aufgenommen.

100 g Apfelsubstanz enthalten 2–6 mg Schwefel.

Äpfel enthalten durchschnittlich zwischen 8 und 14 mg Phosphor und 6 bis 8 mg Calcium. Der Tagesbedarf von Phosphor liegt bei mindestens 1 g, an Calcium sind bis zu 2 g erforderlich.

Magnesium

Magnesium ist ein essenzieller Bestandteil aller Gewebe, wobei bis zu 70 % in den Knochen festgelegt sind. Es aktiviert die über 300 Enzyme des Stoffwechsels. Magnesiummangel ruft Nervosität, Migräne, Übelkeit und Muskelkrämpfe hervor. Auch Herzbeschwerden und -infarkte werden auf eine Magnesiumunterversorgung zurückgeführt. Stress ist ein starker Magnesiumräuber.

Mineralstoffgehalt von Äpfeln

Mineral	Gehalt im Apfel	Tagesbedarf
Kalium	100 – 180 mg	2 – 3 g
Phosphor	10 – 15 mg	0,7 – 1,2 g
Kalzium	6 – 8 mg	0,8 – 2 g
Magnesium	3 – 6 mg	260 – 500 mg
Chlor	1 – 5 mg	830 mg

In der Natur ist Magnesium ein zentraler Bestandteil des Blattgrüns. Deshalb sind grüne Obst- und Gemüsearten gute Magnesiumquellen. Allein mit Äpfeln lässt sich der Tagesbedarf von 500 mg nicht decken, da 100 g Fruchtfleisch nur 1 % beisteuern.

Eisen

Äpfel enthalten 0,3 bis 0,6 mg Eisen, der Tagesbedarf eines Erwachsenen liegt bei 20 mg. Da jedoch das gleichzeitige Vorhandensein von Vitamin C – und davon haben Äpfel reichlich – die Aufnahme von Eisen um ein Vielfaches steigert, sollte das Eisen im Apfel nicht unterbewertet werden.

Vitamin C verbessert die Verwertbarkeit von Eisen um ein Vielfaches..

Der Körper nimmt normalerweise nur einen geringen Prozentsatz des über die Nahrung zugeführten Eisens auf, und Äpfel verbessern die Aufnahme.

Als Bestandteil des roten Blutfarbstoffs Hämoglobin ist Eisen für den Transport des Sauerstoffs im Blut zu den Zellen zuständig. Im Muskel ist es an der Speicherung des Sauerstoffs beteiligt. Bereits eine Unterversorgung um 10 % äußert sich in Mangelsymptomen wie Ermüdung, Muskelschwäche und Blässe. Das Immunsystem ist nicht voll leistungsfähig.

Zink

Zink ist Bestandteil von immerhin 160 Enzymen und spielt ein zentrale Rolle für unser Immunsystem, aber auch für das Gedächtnis.

Natürliche Zinkquellen sind Milch, Vollkornprodukte, Sesam, Nüsse und Blattgemüse. Äpfel enthalten 20 bis 70 µg Zink, der Tagesbedarf liegt bei 15 mg.

Kupfer

Das Spurenelement Kupfer aktiviert die Enzyme, die für die Energiegewinnung zuständig sind. Bei Kupfermangel erhöht sich die Infektionsgefahr, die Haare ergrauen rascher und die Haut altert. Kupfer ist auch beteiligt am Vitamin-C-Abbau. Extreme Vitamin-C-Überdosierungen können die Kupferreserven so stark beanspruchen, dass Mangel entsteht. Das Apfelfruchtfleisch (100 g) enthält 20 bis 40 µg Kupfer, reichere Quellen sind Fisch, Hülsenfrüchte, Blattgemüse und Kakao.

Fluor

Dieses Spurenelement ist für den Aufbau der Knochen zuständig, härtet den Zahnschmelz und beugt gegen Karies vor. Dazu benötigen Erwachsene täglich 1 mg. Fluor wird größtenteils mit dem Trinkwasser aufgenommen. Äpfel enthalten 5 bis 10 µg Fluor.

Jod

Wer das Kerngehäuse des Apfels wegwirft, verschenkt wertvolle Spurenelemente, vor allem Jod.

Wichtig für die Schilddrüse und den Stoffwechsel ist das Spurenelement Jod, von dem Äpfel 1 bis 2 µg enthalten, vorwiegend im Kerngehäuse. Der tägliche Bedarf liegt bei 150 µg. Erhält der Körper zu wenig Jod, besteht die Gefahr, dass es zu Fehlfunktionen der Schilddrüse kommt und sich ein Kropf bildet.

Selen

Dieses Spurenelement spielt eine zentrale Rolle im Immunstoffwechsel. Deutschland ist ein starkes Selenmangelgebiet. Täglich werden durchschnittlich nur 40 µg aufgenommen, Japan und USA erreichen 300 µg. Zur Krebsvorbeuge sollte man täglich 100 bis 200 µg zuführen.

Da unsere Böden an Selen verarmt sind, lässt sich selbst über reichlich Obst und Gemüse der Tagesbedarf nicht decken. Äpfel enthalten in 100 g Fruchtfleisch 1 bis 2 µg Selen. Sie sind aber trotzdem interessant in Bezug auf dieses Spurenelement, da sie zugleich die Vitamine A, C und E liefern, die das Selen unterstützen.

Sekundäre Pflanzenstoffe

Die primären Pflanzenstoffe Fette, Eiweiße, Kohlenhydrate sind die Grundnahrungsstoffe für Tiere und Menschen. Die sekundären (zweitrangigen) Pflanzenstoffe – 30 000 wurden bislang identifiziert – leisten keinen direkten Beitrag zum Stoffwechsel der Pflanzen, geben aber jeder Art das eigene Gepräge. Zu diesen Sekundärstoffen zählen Farb-, Duft- und Bitterstoffe. In den 80er Jahren rückten sie ins Blickfeld der Ernährungswissenschaftler und Mediziner, weil sie erstaunliche Auswirkungen auf unsere Gesundheit haben. So verhüten Phenolverbindungen wie Flavonoide und Phenolsäuren des Apfels Herzinfarkte und gemeinsam mit Pektinen und Vitamin C verhindern sie, dass Krebszellen entstehen. Die Phenole wirken als Antioxidanzien und beugen Arterienverkalkung und Blutgerinnseln vor.

Seit der eigentliche Wert der sekundären Pflanzenstoffe erkannt wurde, setzt sich die Erkenntnis durch, dass alle Pflanzen Heilwirkung besitzen. Pflanzliche Nahrung ist also eine milde, ganz langsam aber kontinuierlich wirkende Medizin.

Die meisten Gesundheitswirkungen des Apfels beruhen auf den sekundären Pflanzenstoffen – über 30 000 Verbindungen, die kein synthetisches Präparat bieten kann.

Äpfel statt Zigaretten – Vitalstoffe statt Nikotin

Der Genuss der paradiesischen Frucht kann sich für starke Raucher, die gesundheitlich ohnehin stark gefährdet sind, auf zweierlei Weise besonders positiv auswirken: Einerseits fördern Äpfel den Sauerstoffgehalt im Blut und andererseits kann eine Diät mit Äpfeln bei der Nikotinentwöhnung helfen.

Wie Nikotin auf den Körper wirkt

Es ist schwer, vom Nikotin wieder loszukommen. Obwohl jeder Raucher weiß, dass Rauchen krank macht – schon in der Schule wird seit Jahren eindringlich auf Spätfolgen wie Raucherhusten, Lungenkrebs, Magenprobleme, Herzinfarkt und Raucherbein hingewiesen – ist die Gewöhnung an die positiv empfundenen Effekte stärker. Denn Nikotin wirkt dämpfend bei Erregung und anregend bei Müdigkeit und schlechter Laune.

Bei körperlicher Anstrengung geraten Raucher schneller außer Puste als Nichtraucher. Diese leidige, aber leider häufig beobachtete Tatsache liegt am Kohlenmonoxid, das ein Bestandteil des Zigarettenrauchs ist und über die Lungenbläschen ins Blut gelangt. In den roten Blutkörperchen verbindet es sich mit dem roten Blutfarbstoff, dem Hämoglobin. Dieser Blutfarbstoff soll Sauerstoff transportieren, wird aber durch das Kohlenmonoxid, das 300-mal fester an Hämoglobin bindet als Sauerstoff, daran gehindert. Bei Bewegung gelangt weniger Sauerstoff als nötig in den Körper, darunter auch ins Gehirn. Müdigkeit, Kopfschmerzen und Übelkeit sind die Folge.

Mehr Sauerstoff für den Organismus durch Äpfel

Äpfel können durch ihre Inhaltsstoffe, unter anderem durch das reichlich vorhandene Vitamin C, das die Aufnahme von Eisen im Darm erst ermöglicht, zu einer besseren Sauerstoffaufnahme der roten Blutkörperchen beitragen.

Häufig allerdings essen Raucher nicht gerne Äpfel, denn sie schmecken ihnen nicht. Das liegt vermutlich daran, dass ihre Schleimhäute im Darm durch das ständige Rauchen Nikotin enthalten. Es wird durch die im Apfel enthaltenen Fruchtsäuren aktiviert und abgesondert, sodass der Raucher das Nikotin nun als relativ unangenehm im Körper empfindet. Der Genuss von Äpfeln zieht auf diese Weise ein störendes Gefühl nach sich.

Diesen Effekt kann man geschickt nutzen, wenn man sich das Rauchen abgewöhnen will. Und mit dieser Methode schafft man dies auch. Unabdingbare Voraussetzung dazu ist freilich, daß man fest entschlossen ist, das Rauchen wirklich aufzugeben.

Zigaretten durch Äpfel ersetzen

Raucher, die zwei bis drei Tage lang nur Äpfel zu sich nehmen, müssen zwar aus den eben genannten Gründen mit einigen Unannehmlichkeiten bei der Verdauung rechnen, da die Äpfel den Darm in dieser Phase von den vorhandenen Giften reinigen.

Danach allerdings machen die meisten Raucher die umgekehrte Erfahrung: Nun schmeckt die Zigarette überraschenderweise nicht mehr, denn jetzt wird das Nikotin als störender Reizfaktor empfunden. Natürlich sollte man versuchen, in diesen drei Tagen nicht oder möglichst wenig zu rauchen.

Vitaminausgleich

Nikotin wirkt auf viele Vitamine als „Killer", deshalb haben Raucher einen erhöhten Vitaminbedarf. Besonders drastisch ist der negative Effekt auf Vitamin C. Jede Zigarette raubt bis zu 30 mg Vitamin C, das sind 40 % der veralteten, aber immer noch verbreiteten Angabe zum Tagesbedarf von 75 mg. Die weitaus realistischeren Werte von täglich 300 bis 400 mg Vitamin C müssen Raucher entsprechend erhöhen. Auch hierbei leisten Äpfel wertvolle Dienste.

Der Apfel steht unter den pflanzlichen Lebensmitteln nicht an oberster Stelle in Bezug auf den Gehalt an diesen gesundheitsfördernden Sekundärstoffen, zeigt aber in Verbindung mit den Ballaststoffen, Mineralstoffen und Vitaminen eine umfassende Vorbeuge- und Heilwirkung. Vor allem ist er unproblematisch zwischendurch zu genießen, öfter und in größeren Mengen aufnehmbar als die Spitzenreiter in Bezug auf die Sekundärstoffe: Knoblauch, Zwiebel, Grünkohl und Brokkoli.

In Verbindung mit sekundären Pflanzenstoffen fällt meist der Begriff „bioaktive Substanzen". Unter diesem Oberbegriff verbergen sich drei Gruppen:

- **Ballaststoffe** wie Zellulose und Pektin
- **Milchsäurebakterien** in fermentierten Lebensmitteln wie Joghurt und Sauerkraut
- **Sekundäre Pflanzenstoffe** – die größte Gruppe der bioaktiven Substanzen – lassen sich nach ihrer chemischen Struktur in neun Stoffgruppen gliedern: Polyphenole, Carotine, Phytosterine, Phytoöstrogene, Sulfide, Glucosinolate, Saponine, Terpene und Enzymhemmer.

Polyphenole

Zu den Polyphenolen zählen Phenolsäuren und Flavonoide. Sie kurbeln unsere Entgiftungsmechanismen an, schützen höchst wirksam vor Thrombosen, Herz-Kreislauf-Erkrankungen und Krebs. Zudem hemmen sie Bakterien und Viren.

Ein hervorragender und leicht zu genießender Flavonoidlieferant ist der Apfel. Das Flavonoid Quercetin ist mit durchschnittlich 3,5 mg in 100 g vertreten. Zwiebeln haben zwar den 10fachen Gehalt, lassen sich aber kaum in ähnlichen Mengen essen.

Von den 40 im Apfel erfassten phenolischen Substanzen wurden knapp die Hälfte identifiziert. Der Gehalt an den identifizierten Phenolen schwankt zwischen 3 und 11 mg. Die große Spannbreite beruht auf unterschiedlichen Wachstumsbedingungen, Sortenunterschieden und der Fruchtgröße. In 'Bohnapfel', 'Boskoop' und 'Kaiser Wilhelm' wurden beispielsweise mehr Flavonoide gefunden als in 'Brettacher' und 'Gloster'.

Weil über 70 % der Polyphenole in der Schale des Apfels sitzen, enthalten kleine Äpfel naturgemäß eine höhere Menge als große, da ihr Schalenanteil höher ist. Dies gilt für alle Inhaltsstoffe, die vorwiegend in der Schale lokalisiert sind.

Carotine

Diese Inhaltsstoffe verbergen sich in rotem und gelbem Gemüse und Obst, noch höhere Gehalte als Möhren und Paprika liefern aber Grünkohl, Mangold und Spinat. Auch der Apfel enthält nennenswerte Carotinmengen: 20 bis 70 µg je Gramm Schale.

Die 600 Carotinverbindungen, die man kennt, erfüllen neben ihrer Funktion als Vitamin-A-Vorstufe die wichtige Aufgabe als Antioxidanz. Dabei bewahren sie die Haut vor UV-Schäden.

Im Gewebe wurde ihre Schutzwirkung gegen Krebs in Lunge, Brust, Speiseröhre, Magen, Darm und Gebärmutter nachgewiesen. Carotine reinigen die Arterien von schädlichen Ablagerungen und bewahren so vor Herz-Kreislauf-Erkrankungen und grauem Star. Darüberhinaus kurbeln sie das Immunsystem an.

Isoliertes β-Karotin, wie es in vielen Präparaten und mit Vitaminen angereicherten Lebensmitteln enthalten ist, kann die Krebsgefahr sogar erhöhen. Nur Obst und Gemüse liefert die gesundheitsfördernde Gesamtheit an Karotenen.

Phytosterine

In fetthaltigen Pflanzenteilen wie Nüssen und Samen findet sich diese Stoffgruppe. Vor allem in Sesamsamen und in Sonnenblumenkernen, aber auch in Apfelkernen sind sie vertreten. Diese Sekundärstoffe schützen vor Darmkrebs und senken den Cholesterinspiegel.

Phytoöstrogene

Mit Phytoöstrogenen hemmen Pflanzen die Vermehrung der auf ihnen lebenden Schädlinge.

Diese Gruppe der pflanzlichen Hormone wirkt weitaus schwächer als menschliche Hormone. Sie schützen vor hormonabhängigen Krebsarten wie Brust-, Gebärmutter- und Prostatakrebs und lindern die Beschwerden der Wechseljahre. Reich an dieser Substanz sind Soja, Linsen, Bohnen, Leinsamen, Knoblauch und alle Vollkornprodukte. Auch Spargel, Möhren, Lauch, Kürbis und Pfirsiche enthalten nennenswerte Mengen davon. Selbst im Apfel finden sie sich in geringen Mengen.

Sulfide

Diese schwefelhaltigen Wirkstoffe sind vorwiegend in Lauchgewächsen wie Zwiebel, Schnittlauch, Knoblauch, und Porree vorhanden. Sie hemmen Krebs, wirken desinfizierend, beugen Thrombosen vor, fördern die Verdauung und stärken das Immunsystem.

Glucosinolate

Diese Sekundärstoffe finden sich in Kohl, Rettich, Senf, Meerrettich und Kresse. Es sind effektive Krebshemmer und natürliche Antibiotika bei Erkältungen und

Harnwegsinfektionen. Der hohe Gehalt wird allerdings durch Kochen um die Hälfte reduziert.

Saponine

Diese Bitterstoffe mit Schaumwirkung wurden lange Zeit nur als heilsam gegen Husten bewertet. Inzwischen finden sie Anerkennung als Helfer gegen hohe Cholesterinwerte und Darmkrebs. Sie kommen vorwiegend in Hülsenfrüchten, Rote Bete und Spargel vor.

Terpene

Diese Hauptbestandteile der ätherischen Öle fördern die Verdauung und den Gallefluss. Sie wirken schleimlösend und antibakteriell bei Husten und hemmen außerdem die Tumorbildung.

Enzymhemmer

Diese Inhaltsstoffe werden auch als Protease-Inhibitoren bezeichnet. Sie sind reichlich in den Grundnahrungsmitteln Weizen, Reis, Soja, Hülsenfrüchte und Kartoffeln enthalten. Sie senken den Blutzuckerspiegel und hemmen das Wachstum von Leber- und Brusttumoren.

Was sonst noch in Äpfeln steckt

Den Gesundheitswert des Apfels prägen am augenfälligsten die Vitamine, Mineral- und Ballaststoffe. Seit einigen Jahren sind auch die sekundären Inhaltsstoffe als besonders wirksam ins Blickfeld gerückt.

Der Apfel enthält aber weitere „stille Helfer“ für die Gesundheit: Die interessantesten Substanzen sind Zucker, Fruchtsäuren, Fette, Stickstoffverbindungen, Aroma- und Farbstoffe.

Zucker

Der Gehalt an Zucker im Apfel hängt ab von der Sorte, dem Reifegrad, dem Witterungsverlauf und der Anzahl der Früchte je Baum. Entsprechend groß ist die Streubreite: der Apfel enthält 3 bis 16 g Zucker je 100 g Frischsubstanz, die meisten Sorten enthalten zwischen 10 und 15 g. Über die Hälfte des Zuckers liegt als Fruchtzucker (Fructose) gelöst im Zellsaft vor. Auf Traubenzucker (Glucose) und Rohrzucker (Saccharose) entfallen jeweils 10 bis 20 %. Fruchtzucker ist eine sofort verfügbare Energiequelle. Deshalb gilt auch der Apfel als idealer Muntermacher bei Müdigkeit und bei Konzentrationsschwäche.

Insgesamt liefern 100 g Apfelfruchtfleisch 230 kJ (55 kcal) Energie, bei Apfelsaft sind es 170 kJ (40 kcal) in 100 ml, 100 g getrocknete Äpfel enthalten 1100 kJ (260 kcal)

Fruchtsäuren

Fruchtsäuren wirken im Körper als Basen, während fetthaltige Lebensmittel Säuren freisetzen.

Viele der positiven Gesundheitswirkungen der Äpfel beruhen auf dem Gehalt an Fruchtsäuren. Beim Essen machen sie sich in Form des sauren Geschmacks bemerkbar, in Verbindung mit dem Zucker prägen sie das Aroma.

Der sortentypische Säuregehalt ist genetisch festgelegt und schwankt zwischen 4 und 12 %. Unter den verschiedenen Fruchtsäuren dominiert die Apfelsäure mit einem Anteil von 80 bis 95 %. In geringen Mengen liegen Zitronensäure und Isozitronensäure vor; in stark unreifen Früchten und säurearmen Sorten gibt es beachtliche Konzentrationen von Chinasäure. Die übrigen 33 organischen Säuren, die der Apfel enthält, liegen nur in Spuren vor.

Im Lauf der Entwicklung verändert sich der Säuregehalt eines Apfels stark: Die winzigen Früchte enthalten kurz nach der Befruchtung noch kaum Säure. Der Gehalt steigt aber sprunghaft an, um sich dann gegen Ende des Fruchtwachstums zu verdünnen. Mit zunehmender Reife werden die Säuren „veratmet". Auf dem Lager setzt sich dieser Säureabbau fort.

Während der Verdauung oxidieren die Fruchtsäuren, erhöhen also nicht den Säuregehalt im Blut. Beim Abbau der Fruchtsäuren kommt es zur Alkalisierung, Äpfel wirken somit der Übersäuerung des Gewebes entgegen. Vor allem die im größten Mengenanteil enthaltene Apfelsäure zerstört Ansammlungen von Harnsäure, die bei Rheuma oder Gicht auftreten.

Menschen, die empfindlich auf Apfelsäure reagieren, sollten es zunächst mit säurearmen Sorten wie 'Gala' oder 'Delbarestivale' probieren oder nur gekochte Äpfel essen.

Stickstoffhaltige Verbindungen

Der Apfel ist kein Eiweißlieferant, der Gehalt an stickstoffhaltigen Verbindungen wie Proteine und Eiweißbausteine liegt mit durchschnittlich 0,3 % (also 300 mg pro 100 g Fruchtfleisch) entsprechend niedrig. Die Proteine stellen mit 80 % den größten Teil der stickstoffhaltigen Substanzen im Apfel. Die Schale enthält gut zwei Drittel der Apfelproteine.

Fetthaltige Substanzen

Vorwiegend in der Schale und den Samen finden sich fetthaltige Stoffe, allerdings in äußerst geringen Mengen von 200 bis 500 mg je 100 g Apfelfrucht. Zu den im Apfel enthaltenen Fettverbindungen zählen Fettsäuren (ein Drittel gesättigte und zwei Drittel ungesättigte), Samenöle, Wachse und Kutine.

Interessant sind die Samenöle, die vergleichsweise viel Jod enthalten. Allerdings ist der Samenanteil einer 100 g schweren Frucht mit 0,4 g gering und der Fettanteil der Samen beträgt wiederum nur 20 %.

Die Apfelhaut enthält an fetthaltigen Substanzen Wachse, Öle und Kutine. Sie spielen eine große Rolle für das Lagerverhalten bzw. die Haltbarkeit und Frische, da sie den Austausch von Aromastoffen, Wasserdampf, Sauerstoff und Kohlendioxid regeln. Werden die Fettstoffe auf der Schale entfernt, geben die Früchte 30- bis 70-mal mehr Wasser ab als mit intakter Fettschutzschicht.

Einige Sorten bilden überdurchschnittlich viele Fettsubstanzen bei Überreife und bei längerer Lagerung. Sie fühlen sich schmierig an. Besonders auffällig ist dieser sorteneigene Schutz vor zu großem Wasserverlust bei 'Jonagold'. Der genetisch festgelegte Gehalt an Fett und Wachs variiert von Jahr zu Jahr: In Jahren mit trockenwarmer Witterung wird ein deutlich höherer Anteil an Fetten und Wachsen auf der Apfelschale abgelagert.

Aromastoffe

Aroma- oder Duftstoffe sind organische Verbindungen, die von den Früchten abgegeben werden. Sie wirken appetitanregend und fördern die Absonderung der Verdauungssäfte. Bislang ließen sich im Apfelaroma über 280 chemisch unterschiedliche Verbindungen nachweisen. Alkohole haben daran gut 90 % Anteil, allerdings prägt nicht unbedingt der mengenmäßig wichtigste Aromastoff den Geschmack aus.

Äpfel lassen sich in Bezug auf ihr Aroma in drei Gruppen einteilen:

- Sorten mit nur wenigen geruchsaktiven Substanzen, zum Beispiel 'Granny Smith', 'Idared', 'Melrose' und 'Mutsu'.
- Sorten mit einem mittleren Anteil an geruchsintensiven Verbindungen wie 'Jonathan', 'Golden Delicious', und 'Starking'.
- Sorten mit sehr vielen geruchsaktiven Stoffen, darunter 'Cox Orange', 'Gravensteiner' und 'Jonagold'.

Jede Sorte entwickelt ihr Maximum an Aromastoffen, wenn sie zum Zeitpunkt ihrer optimalen Reife geerntet wurde. Zu spät gepflückte Früchte bilden zwar viele Aromastoffe, halten aber nur begrenzt. Für die Langzeitlagerung müssen Äpfel bereits vor der optimalen Reife geerntet werden, dann sind Abstriche am Aroma möglich.

Optimal reif geerntete Äpfel entwickeln viel Aroma, werden aber rascher weich als Früchte, die man kurz vor der Vollreife pflückt.

Die oft geschmähte Sorte 'Golden Delicious' hat eine hohe Bildungsrate an Aromastoffen: eine Tonne Früchte gibt täglich 0,9 ml Duftstoffe ab, 'Johnathan' nur die Hälfte und 'Boskoop' ein Vielfaches weniger (0,001 ml).

Farbstoffe

Die Qualität eines Apfels hängt auch von den Farbstoffen ab. Es bestehen enge Beziehungen zwischen dem Gehalt an Kohlenhydraten, organischen Säuren, Proteinen, der Textur und den Farbstoffen: je intensiver die sortentypische Farbe einer Frucht ausgeprägt ist, desto mehr wertgebende Inhaltsstoffe enthält sie.

Grüne Farbstoffe sind Chlorophylle, Anthocyanidine liefern rot, Carotine und Triterpene rufen gelbe bis orange Töne hervor. Chlorophylle, Carotine und Flavonole bilden die Grundfarben eines Apfels, die rote Deckfarbe besteht aus Anthocyanidinen.

Aus ernährungsphysiologischer Sicht sind vor allem die Carotinfarbstoffe und die Flavonole interessant: Carotine als Vitamin-A-Vorstufen und Flavonole in ihrer Funktion als bioaktive Substanzen.

Die Farbausprägung ist sortentypisch, aber innerhalb einer Sorte gibt es große Schwankungen. In Regionen mit großen Temperaturunterschieden zur Reifezeit zwischen Tag und Nacht wachsen intensiver rot gefärbte Früchte als in milden Regionen mit Weinanbauklima. Der Temperaturreiz fördert die Flavonol- und Anthocyanidinbildung. Wichtig ist auch die direkte Sonnenbestrahlung; Schattenfrüchte bleiben blass.

Polyphenole

Im weitesten Sinn als Gerbstoffe bezeichnet, sind Polyphenole in den letzten Jahren als die Stoffe ins Blickfeld gerückt, die den Apfel in besonderem Maße zur Gesundheitsfrucht machen. Zusammen mit den Ballaststoffen werden diese sekundären Pflanzenstoffe als bioaktive Substanzen bezeichnet.

Ein 100 g schwerer Apfel enthält im Durchschnitt 0,3 g Polyphenole, die Werte können zwischen 0,1 und 1,1 g schwanken. Die Wirkung dieser Heilstoffe erläutert der Abschnitt „Sekundäre Pflanzenstoffe".

Pektine und Zellulose – gesunde Ballaststoffe

Zellulose ist ein unlöslicher Ballaststoff und bildet das Gerüst der Zellwände. Äpfel bestehen zu 0,7 bis 1,3 % aus Zellulose.

Unter den heimischen Obstarten enthält nur die Quitte mehr Pektin als der Apfel: 1,2 bis 1,8 %.

Der lösliche Ballaststoff Pektin ist in kaum einer Obstart so stark vertreten wie im Apfel. Der Gehalt kann von 0,1 bis 1,5 % schwanken und beträgt durchschnittlich 0,5 %. Die Pektinstoffe bewirken den Zusammenhalt der Apfelzellen und sind somit für die Fruchtfestigkeit verantwortlich. Darüber hinaus regulieren sie durch ihre Quellfähigkeit auch den Wasserhaushalt.

Im Verlauf der Fruchtreife und vor allem nach der Ernte wird das wasserunlösliche Protopektin zu wasserlöslichem Pektin abgebaut, Zellzusammenhalt und Wasserhaltevermögen nehmen ab. Sind die Früchte ausreichend mit Calcium versorgt, verläuft dieser Abbauprozess langsamer, die Äpfel bleiben länger saftig und knackig.

Ballaststoffe wirken in unserem Körper wie Putzkolonnen: Ihre Faserstruktur und ihr Quellvermögen befähigen die Ballaststoffe, Schadstoffe zu binden und aus dem Körper zu befördern. Da sie unverdaulich sind, gelangen sie bis zum Dickdarm und regen die Peristaltik an.

Ballaststoffe binden aber nicht nur Schadstoffe und fördern die Verdauung, sie senken auch den Cholesteringehalt, normalisieren den Blutzuckerspiegel und beugen Darmkrebs vor. Vor allem der im Apfel reichlich enthaltene Ballaststoff Pektin wirkt cholesterinsenkend.

Die Quellfähigkeit des Apfelpektins hat eine weitere meist wünschenswerte Folge: Das Fruchtfleisch bleibt länger im Magen, entsprechend hält das damit verbundene Sättigungsgefühl an.

Äpfel zur Vorbeugung und bei Alltagsbeschwerden

Äpfel haben bei Darmstörungen eine regulierende Wirkung auf den Organismus. Sie enthalten Pektin, ein Faserstoff, der die Darmperistaltik anregt. Hilfreich für die Verdauung sind auch bestimmte Säuren im Apfel, die die Ansiedlung schädlicher Bakterien im Darm verhindern können. Auch wer keine Beeinträchtigung seiner Verdauung spürt, tut sich einen Gefallen, wenn er einmal im Monat einen Apfeltag zur Entgiftung einlegt. So ein Diättag wirkt sich auf das Wohlbefinden aus und hilft beim Abnehmen.

Darm-Diät-Tag

Morgens: Ein Glas lauwarmen, reinen Apfelsaft, gemischt mit dem Saft einer halben Zitrone
Mittags: Apfelschalentee (nach Wunsch mit 2 Teelöffeln Honig)
Abends: 1 Teller warmes Apfelmus (nach Wunsch mit 3 Teelöffeln Honig)
Zwischendurch: Vormittags 2 ungeschälte Äpfel, nachmittags 2 Gläser frischen Apfelsaft

Durchfall

Bei Durchfall jeweils 200 g frisch geriebenes Apfelfruchtfleisch fünfmal am Tag essen, auf andere Nahrung verzichten und sehr viel trinken, um den Flüssigkeitsverlust auszugleichen. Normalerweise setzt die Wirkung im Lauf des Tages ein, sodass man die Diät absetzen kann. Bei länger anhaltendem Durchfall sollte man den Arzt aufsuchen.

Verstopfung

Äpfel haben neben der beruhigenden auch eine anregende Wirkung auf die Darmtätigkeit. Um eine verdauungsfördernde Wirkung zu erreichen, muss die Schale – und am besten auch das Kerngehäuse – mitgegessen werden. Diese Bestandteile, die bei Durchfall nicht gegessen werden, enthalten den größten Anteil an

Ballaststoffen, die den Darm in Schwung bringen.

Schlafprobleme

Wer schlecht schläft, sollte einen Apfel essen, bevor er ins Bett geht. Äpfel fördern einen ruhigen Schlaf, weil sie eine Absenkung des Blutzuckerspiegels während der Nacht verhindern.

Zahnreinigung

Die Säuren des Apfels zerstören beim Kauen im Mund die Bakterien und reinigen Zähne und Zahnfleisch.

Rheuma und Gicht

Bei rheumatischen Beschwerden oder Gicht sammelt sich im Körper viel Harnsäure an. Apfelsäure kann diese auflösen.

Müdigkeit

Vitamin C, Thiamin und Fruchtzucker erklären die anregende Wirkung von Äpfeln bei Ermüdung oder Konzentrationsmangel.

Nervosität und Reizbarkeit

Verschiedene Vitamine und Mineralstoffe sind an Nervenfunktion und Hormonhaushalt beteiligt. Mangel an Vitamin C und H kann Despressionen auslösen oder verstärken. Eine Unterversorgung an Magnesium, Vitamin B_2 und E macht sich durch Reizbarkeit und Nervosität bemerkbar. Äpfel wirken diesen Mangelerscheinungen entgegen.

Erkältungskrankheiten

Apfelschalentee, der mindestens zehn Minuten gezogen hat, hilft bei Erkältung, Fieber und Bronchitis. Der Apfel selbst unterstützt die Abwehrkräfte durch zahlreiche Vitamine und verschiedene Sekundärstoffe.

Helfer gegen Krebs

Der hohe Pektingehalt wirkt entgiftend und verhindert zusammen mit den im Apfel enthaltenen Phenolen und Vitamin C, dass Krebszellen entstehen.

Äpfel gegen Herzinfarkt

Bereits zwei Äpfel täglich senken den Cholesterinspiegel und damit das Risiko eines Herzinfarktes deutlich. Vitamine A, C, E, Polyphenole und Sekundärstoffe schützen Herz und Arterien.

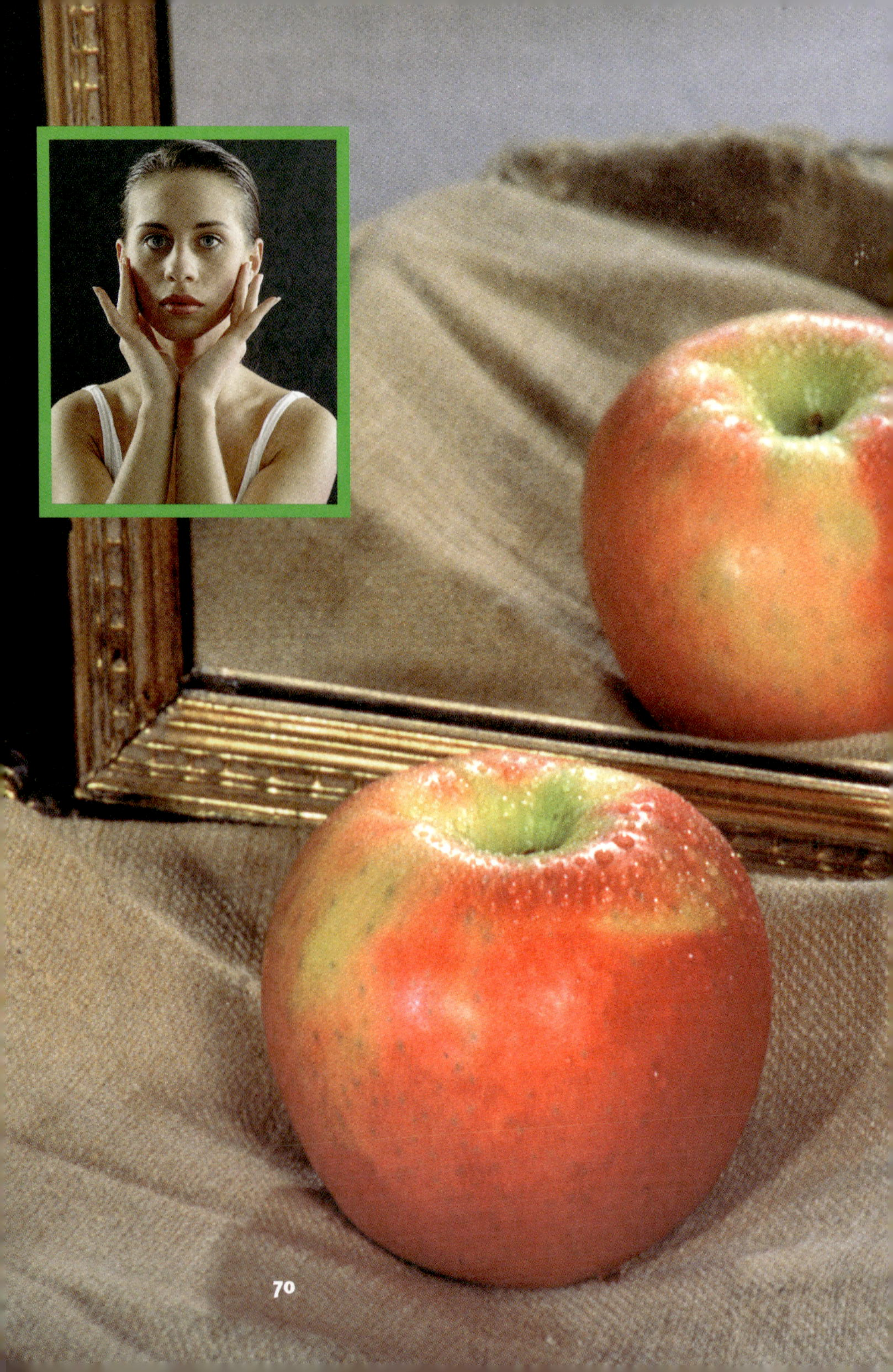

Schönheit aus Äpfeln

Nicht nur in der griechischen Mythologie – man denke nur an den Apfel des Paris – und in traditionellen Überlieferungen spielt der Apfel als Symbol der Schönheit eine wichtige Rolle. Auch im realen Leben, im ganz normalen Alltag, beeinflusst er – meist völlig unbemerkt – die menschliche Schönheit. Vor allem Haut und Haare, aber auch die Zähne, sehen gesund aus, wenn sie regelmäßig von den vitalen Substanzen des Apfels profitieren können – und das gilt nicht nur für die innerliche Anwendung, sondern auch für die äußerliche.

Nicht nur als Teil einer gesunden Ernährung, sondern auch als äußerlich angewandte Kosmetik tragen Äpfel wesentlich dazu bei, Gesundheit und Wohlbefinden zu steigern oder zu festigen. Ihre Wirkstoffe fördern besonders Haut, Haare und Zähne und leisten einen aktiven Beitrag zu einer schönen Figur.

Gesunde Haut und schöne Haare

Für eine schöne Haut sind auch geregelte Lebensumstände, also ausreichend Schlaf und nicht zu viel Stress, sowie Bewegung an der frischen Luft wichtig. Erst dann kann der durch Äpfel angeregte Organismus einwandfrei funktionieren.

Die Haut spiegelt die Qualität der Ernährung wider. Graue, fahle oder gelbliche Haut ebenso wie unreine Haut deuten auf eine ungesunde Ernährung hin, der die notwendige Menge an Vitaminen und Mineralstoffen fehlt. Denn dann funktionieren der Stoffwechsel, die Entschlackungsprozesse und die Durchblutung des Gewebes nicht einwandfrei. Der Verzehr von Äpfeln schafft hier Abhilfe von innen.

Zwischen dem Wohlbefinden und dem Zustand der Haut besteht ein enger wechselseitiger Zusammenhang: Hautveränderungen oder -ausschläge können eine starke seelische Belastung darstellen, ebenso wie psychische Spannungen oder Stress Reaktionen der Haut zur Folge haben können. Der Genuss von Äpfeln hat auf Körper und Seele positive Auswirkungen. Denn die B-Vitamine, Vitamin P sowie die Mineralstoffe Magnesium und Phosphor wirken beruhigend und entspannend auf die Nerven und das Essen des frischen Apfels ist für sich ein Genuss, der die Sinne angenehm reizt und so die Stimmung positiv beeinflusst.

Relativ häufig auftretende Beschwerden wie trockene, rissige oder fahle Haut und zahlreiche hartnäckige Hauterkrankungen können durch eine gezielte Apfeldiät gelindert oder geheilt werden. Das liegt an den entgiftenden und die Haut aufbauenden Substanzen wie Riboflavin, Pantothensäure, Biotin, Pyridoxin und Eisen.

Mit Hilfe von Apfelwickeln kann sich die entzündungshemmende Wirkung der Fruchtsäuren auch von außen bei kleineren Wunden, Rissen oder Ekzemen entfalten. Dazu werden geriebene Äpfel auf die Haut aufgetragen und mit einem Leinentuch oder einer Mullbinde fixiert, je nachdem, wie groß die betroffenen Stellen sind. Bei kleineren Hautpartien ist es oft praktischer, Apfelsaft oder Apfelessig direkt dünn aufzutragen und trocknen zu lassen.

Eine Masse aus feingeriebenem Apfel und Butter oder Sahne ist ein altes Mittel aus der Volksheilkunde gegen Hautrisse auf den Lippen oder den Brustwarzen stillender Mütter.

Äpfel lassen sich auch äußerlich als Teil der Naturkosmetik einsetzen. Entscheidend für die äußere Hautpflege sind das Pektin, die Gerbstoffe und natürlich die Vitamine. Die gelierende Eigenschaft des Pektins strafft das Gewebe und gibt ihm ein gesundes Aussehen, die Gerbstoffe und Fruchtsäuren wirken entzündungshemmend, was besonders wichtig ist bei großporiger oder pickliger Haut.

Bei der Apfelkosmetik wird das Obst entweder fein gerieben oder – häufiger – als Saft verwendet. Wichtig für die Wirksamkeit ist immer, dass die Frucht frisch verarbeitet wird, denn durch die Oxidation kommt es zu chemischen Veränderungen der Substanz.

Für die tägliche Pflege gesunder Haut reicht es schon aus, Gesicht und Dekolletee morgens und abends mit frischem Saft einzureiben und einmal wöchentlich eine Apfelmaske aufzutragen.

Viele der Substanzen des Apfels, die das Zellgewebe der Haut unterstützen, sind auch für die Haare gut, und zwar durch innerliche und äußerliche Anwendung. Ein altes Hausmittel ist Apfelsaft als Haarwasser, um Schuppen unter Kontrolle zu bringen.

Apfelauflage und Apfelmaske

Wer seinem Gesicht eine Vitaminpackung gönnen möchte, findet im Apfel einen leicht zu handhabenden und dabei sehr effektiven Helfer.

Je nach Größe einen oder zwei Äpfel schälen und die vitaminhaltigen Schalen direkt auf das Gesicht legen. (Das Fruchtfleisch essen oder anderweitig verwerten.) Je nach persönlicher Vorliebe kann man auch den Apfel reiben, auf ein sauberes Mulltuch verteilen und das Tuch dann mit der Masse auf das Gesicht legen.

Für beide Varianten gilt am Schluss: Nach 20 Minuten das Gesicht erst warm – nicht heiß! – und danach kalt abwaschen.

Apfel-Ei-Maske

Diese Maske hat eine straffende und reinigende Wirkung auf das Zellgewebe der Haut. Dazu wird das Fruchtfleisch eines nicht zu reifen Apfels geraspelt und mit einem halben Ei verrührt. Die Masse wird auf das vorher gereinigte Gesicht aufgetragen und sollte zehn Minuten einziehen. Danach wird die Maske warm abgespült und das Gesicht eingecremt – am besten mit einer selbst hergestellten Apfelcreme.

Für eine Apfelmaske sollten Sie sich genügend Zeit nehmen und sich ganz bewusst eine Entspannungsphase gönnen. Versuchen Sie, störende Geräusche zu unterbinden und legen Sie stattdessen Ihre Lieblingsmusik auf. Essen Sie vorher das Fruchtfleisch, sodass dessen Inhaltsstoffe die Entspannung auch von innen unterstützen können.

Zitronen-Apfel-Maske

Vor allem geeignet für fettige und gemischte Haut ist diese Packung, die belebend, Feuchtigkeits spendend und reinigend wirkt.

Dazu wird ein fein geriebener Apfel mit einem Esslöffel Zitronensaft und einem Esslöffel Honig vermischt. Die

Masse wird frisch auf das Gesicht aufgetragen und sollte eine Viertelstunde einwirken. Danach wird sie lauwarm abgewaschen.

Apfel-Gel-Maske

Gelatine-Packungen sind angenehm kühl – besonders im Sommer wirken sie erfrischend – und glätten die Haut, weil sie beim Entfernen die abgestorbenen Zellen mitnehmen. Die Apfel-Gel-Maske eignet sich für normale bis trockene Haut.

Einen Esslöffel Gelatine mit einer halben Tasse frisch gepresstem Apfelsaft vorsichtig erhitzen, bis sich die Gelatine aufgelöst hat. Die Flüssigkeit so lange in den Kühlschrank stellen, bis sie beginnt, zu gelieren.

Eine dünne Schicht des Apfel-Gels auf das Gesicht streichen und trocknen lassen. Das getrocknete Gel abschälen und das Gesicht mit kaltem Wasser – ohne Seife – abspülen.

Nach dem gleichen Verfahren wie bei der Apfel-Gel-Maske kann man auch mit anderen Obstsorten Gesichtsmasken herstellen. Dabei eignen sich Himbeeren, Pfirsiche, Birnen und Äpfel für normale bis trockene Haut, während Tomaten, Pampelmusen, Zitronen und helle Weintrauben auf fettige Haut ausgleichend wirken.

Apfel-Hafer-Packung

Diese Maske ist besonders bei fettiger Haut zu empfehlen. Sie kombiniert die Wirkstoffe des Apfels ideal mit denen des Hafermehls (u.a. Proteine, Eisen, Magnesium) und wirkt deshalb beruhigend und nährend auf das empfindliche Gewebe.

Eine halbe Tasse gekochtes Hafermehl mit einem Eiweiß, einem Esslöffel frischem Zitronensaft und einer halben Tasse frisch geriebenem Apfel vermischen und zu einer glatten Paste verrühren. Auf das Gesicht auftragen und 15 Minuten einwirken lassen. Dann lauwarm abwaschen und abtrocknen.

Einfache Apfelsaftcreme

Eine Gesichtsmaske auf Apfelbasis erfrischt und pflegt die Haut.

Frisch gepresster Apfelsaft belebt, erfrischt und glättet die Haut. Er kann auch direkt auf die Haut aufgetragen werden, allerdings muss die Haut wieder abgetrocknet werden.

Praktischer ist es, den Saft mit einem Teelöffel der Nährcreme, die sowieso regelmäßig benutzt wird, zu verrühren und sich dann wie gewohnt einzucremen. Auf diese Art und Weise bleibt der Saft länger auf der Haut und kann seine Wirkstoffe voll entfalten.

Selbst gemachte Nährcreme mit Apfel

Selbst gemachte Nährcreme, Zutaten:
500 g Apfelfruchtfleisch
0,5 l Weizenkeimöl
10 g Lanolinanhydrid
30 g Bienenwachs
(100 ml Blütenwasser)

Geeignet für jeden Hauttyp, ist diese selbst gemachte Nährcreme mit Apfel die ideale Pflege, um die Haut glatt und geschmeidig zu halten und von Hautunreinheiten zu befreien.

Dazu werden 500 g Apfel-Fruchtfleisch ganz fein püriert. Dann 0,5 l Weizenkeimöl in einer emaillierten Pfanne erwärmen und darin 10 g Lanolinanhydrid und 30 g Bienenwachs (beides gibt es in der Apotheke) schmelzen. Die Apfelmasse dazugeben und gut unterrühren. Danach die Pfanne von der Herdplatte nehmen. – Wer mag, kann nach Geschmack für den Duft 100 ml Blütenwasser hineingeben, gut verrühren und noch einmal erwärmen.

Zum Abschluss die Creme durch ein Sieb passieren und in kleine Gläser mit Schraubdeckel füllen, gut verschließen, kühl und dunkel aufbewahren. Wenn die Zutaten frisch waren und bei der Zubereitung auf Sauberkeit geachtet wurde, ist die Creme problemlos mehrere Wochen im Kühlschrank haltbar.

Apfelbad

Ein Badezusatz aus Äpfeln hilft, die abgestorbenen Zellen an der Oberfläche der Haut zu entfernen. Sie wird dadurch glatter.

Eine Flasche Apfelbad ist ein schönes selbst gemachtes Geschenk. In einem Körbchen mit roten Äpfeln und einem Handtuch kommt es besonders gut zur Geltung.

Für eine Flasche Apfelbad eine Tasse frischgepressten Apfelsaft mit einer viertel Tasse flüssigem Honig, einer halben Tasse milder Haut- oder Badeseife und eine Messerspitze Zimt gut miteinander vermischen. (Wichtig ist, dass das Verhältnis der Zutaten zueinander stimmt, es kommt nicht auf grammgenaues Abwiegen an.) Diese Menge reicht für drei bis vier Vollbäder.

Die Flasche sollte kühl und dunkel aufbewahrt werden, allerdings nicht zu lange (etwa eine Woche), denn das Ganze enthält keine Konservierungsstoffe. Da sich die einzelnen Zutaten während der Lagerung voneinander trennen, muss alles vor dem Gebrauch gut geschüttelt werden. Für ein Vollbad gibt man den Badezusatz direkt in den Strahl des laufenden Wassers, während die Wanne gefüllt wird.

Apfel-Gesichtswasser

Durch das Apfelpektin wirkt dieses Gesichtswasser auf alle Hauttypen beruhigend und erfrischend.

Ein klein geschnittener, entkernter Apfel wird mit einer halben Tasse Wasser zum Kochen gebracht und dann von der Herdplatte genommen. Man lässt das Ganze abkühlen und siebt die Apfelteile heraus. Zum Schluss wird eine viertel Tasse Hamamelis (Zaubernuss, aus der Apotheke) hinzugegeben und die Flüssigkeit in einen sauberen Behälter gefüllt. Sie hält sich vier Wochen bei guter Kühlung.

Äpfel innerlich angewandt

Um die Wirkstoffe im Apfel gezielt anzuwenden, gibt es verschiedene Möglichkeiten. Abgesehen vom frischen Genuss, vom leichten Kochen, vom Apfelessig oder vom Saft bieten sich je nach Einsatzgebiet auch Sud, Aufguss, Sirup oder Wein an.

Sud

In einem halben Liter Wasser werden die getrockneten und zerkleinerten Schalen von drei bis vier Äpfeln gekocht, danach abseihen.

Anwendung: Eine Tasse vor jeder Mahlzeit trinken.

Wirkung: abführend und harntreibend.

Aufguss

20 g frische oder getrocknete Apfelblüten mit einem halben Liter kochenden Wasser übergießen und ziehen lassen, danach durchsieben.

Anwendung: Jeden Tag drei bis vier Tassen trinken.

Wirkung: gegen Husten und Entzündungen der Atemwege.

Sirup

Ein Kilogramm ungeschälte Äpfel in einem Liter Wasser kochen, danach durch ein sauberes Tuch passieren und die Flüssigkeit auffangen. Diesem Saft 40–60 g Zucker zusetzen und alles so lange köcheln lassen, bis ein dickflüssiger Sirup entstanden ist.

Anwendung: Über den Tag verteilt drei bis vier Löffel Sirup essen.

Wirkung: Bei Erkältungskrankheiten wie Schnupfen, Husten, Heiserkeit und Fieber.

Wein

Einen Apfel schälen. Das Fruchtfleisch in einem viertel Liter Weißwein mit zwei Teelöffeln Zucker und etwas ungespritzter Zitronenschale kochen. Die Flüssigkeit klären, indem sie durch ein Tuch geseiht wird.

Anwendung: Ein kleines Glas (etwa die Hälfte der hergestellten Menge) nach der Mahlzeit trinken.

Wirkung: Hilft bei Verstopfung.

Natürliche Ergänzung zur Zahnpflege

Die wenigsten Menschen wissen, dass frische Äpfel und Apfelsaft ohne Zusätze den gleichen Effekt haben wie die antibakteriellen Mundwässer oder Zahnpflegekaugummis aus dem Geschäft und eine gute, natürliche Ergänzung zum regelmäßigen Zähneputzen darstellen. Das Spurenelement Fluor aus der „Apotheke im Apfel" stärkt als Bestandteil der Nahrung von innen den Zahnaufbau, härtet den Zahnschmelz und beugt gegen Karies vor. Das Reiben des Fruchtfleischs an den Zähnen beim Kauen wirkt wie eine natürliche Bürste. Die Säuren und Gerbstoffe im Apfel wirken beim Kauen, also von außen, entzündungshemmend und zerstören Bakterien, die Zahn und Zahnfleisch angreifen. Es ist wissenschaftlich nachgewiesen, dass bereits eine Viertelstunde nach dem langsamen Verzehr eines säuerlichen Apfels fast 90 % der Mikroorganismen in der Mundhöhle getötet sind und nach einer Stunde alle.

Apfelsaft-Mundwasser

Frisch gepresster Apfelsaft ohne Zusätze ist ein einfaches, natürliches Mundwasser aufgrund seiner entzündungshemmenden Inhaltsstoffe. – Ein Mundwasser, das unbedenklich geschluckt werden kann und dabei auch noch gut schmeckt, also ideal für Kinder.

Eine halbe Tasse frisch gepressten Apfelsaft in eine dunkle Flasche füllen. Danach mit einem Esslöffel Rosenwasser vermischen. – Wer mag, kann je nach Geschmack noch eine Prise getrockneter Pfefferminze, Ingwer oder Zimt hinzufügen. Alle drei haben ihrerseits eine natürliche antiseptische Wirkung und fügen dem Mundwasser ein mildes Aroma hinzu. – Das Ganze gut schütteln und im Kühlschrank nicht länger als eine Woche aufbewahren. Ein oder zwei Teelöffel reichen aus, um den Mund auszuspülen.

Schlank mit Äpfeln

Das Kauen von Äpfeln kräftigt auch die Kaumuskulatur. Diese Wirkung ist in einer Zeit des weichen Fast Foods und pappiger Fertiggerichte nicht zu unterschätzen.

Wer abnehmen möchte oder muss, findet in Äpfeln zuverlässige Unterstützung. Denn sie haben nur wenig Kalorien, liefern dem Körper aber trotzdem viel Energie, die sofort umgesetzt werden kann. Dadurch werden Abgespanntsein, Müdigkeit und Konzentrationsprobleme vermieden, die oft mit einseitigen Schlankheitskuren einhergehen. Apfelessen ist durch das Aroma ein Genuss und hat zudem einen stark sättigenden Effekt durch den Zellulosegehalt und das Pektin. Denn Pektin quillt im Magen und sorgt dadurch für ein Völlegefühl. Entwässernd wirken Äpfel durch ihren Kaliumgehalt. Aufgrund der Vielzahl an Mineralien, Spurenelementen und anderen Stoffen führen Äpfel dem Körper auch bei einer länger andauernden Diät alle lebensnotwendigen Substanzen zu.

100 g frische Apfelsubstanz haben 53 kcal, 100 g Apfelsaft 40 kcal, 100 g getrocknete Äpfel 265 kcal.

Ein nicht zu vernachlässigender Aspekt bei jeder Diät ist das Bedürfnis nach Süßigkeiten, das meist ungestillt bleibt. Die Folge sind oft eine ausgeprägte oder unterschwellige Unzufriedenheit oder das Verlangen nach „Ausgleich“: Kaum ist die Diät vorbei, wird noch mehr Schokolade oder Ähnliches gegessen als vorher. Diesen unerwünschten Begleiterscheinungen können Äpfel entgegenwirken, da ihr Fruchtzuckergehalt auch das Bedürfnis nach Süße erfüllt .

Wer eine längerfristige Abmagerungskur plant, sollte sich möglichst gesund, ausgewogen und abwechslungsreich ernähren, und zwar so, dass die Umstellung der

Ernährung dauerhaft gelingt und damit auch der Erfolg der Diät anhält. Deshalb sind alle einseitigen Kuren abzulehnen, denn sie ersetzen alte, falsche Essgewohnheiten nicht durch bessere – und das gilt auch für eine Apfeldiät über einen längeren Zeitraum.

Im Rahmen einer kalorienreduzierten Mischkost wie der „Brigitte Diät" sind Äpfel ein sinnvoller Beitrag aufgrund ihrer vielfältigen Inhaltsstoffe. Sie kommen als geschmackvoller Bestandteil von herzhaften und süßen Hauptmahlzeiten dabei ebenso zum Zuge wie im Obstsalat als Dessert. Diese sättigende Zwischenmahlzeit eignet sich gut für Berufstätige oder Schulkinder, weil sie unkompliziert mitgenommen werden kann.

Broca-Formel für Normalgewicht: Körpergröße in Zentimeter minus 100 ergibt das Normalgewicht bei Männern in Kilogramm. Bei Frauen werden noch einmal 10 % abgezogen.
Die Zahlen sind Richtwerte und gelten nur für Erwachsene bis zum Alter von 50 Jahren.

Gilt es, nur 1 oder 2 kg Festtags- oder Winterspeck abzunehmen, sind bis zu drei Apfeltage ideal. Man sollte dabei nicht mehr als 800–1000 kcal am Tag zu sich nehmen, das entspricht 2 kg Äpfeln. Wenn man Hunger hat, isst man einen oder auch zwei Äpfel möglichst langsam und kaut sie gut.

Damit die Äpfel ihre Inhaltsstoffe voll entfalten können und den Darm nicht zu sehr belasten, sollten zwei Stunden zwischen den einzelnen Apfelportionen liegen. Wer beim Einkauf der Äpfel verschiedene Sorten gewählt hat, dem wird das Apfelessen durch die unterschiedlichen Aromen auch nicht langweilig.

Grundsätzlich ist ein Apfeltag im Monat für den Körper ein gutes Mittel zur Entschlackung. Wer mag, kann auch einen Apfelsaft-Tag einlegen. Reine Apfelsafttage haben allerdings zwei wichtige Nachteile: Erstens können sie stark abführend wirken, also Durchfall hervorrufen. Zweitens bewirkt Apfelsaft eine stärkere Produktion von Insulin als frische Äpfel. Dadurch sinkt der Blutzuckerspiegel schneller und man bekommt eher Hunger.

Etwa 40 % der Deutschen und Österreicher sind übergewichtig. Äpfel können als sinnvoller Bestandteil einer Diät Abhilfe schaffen.

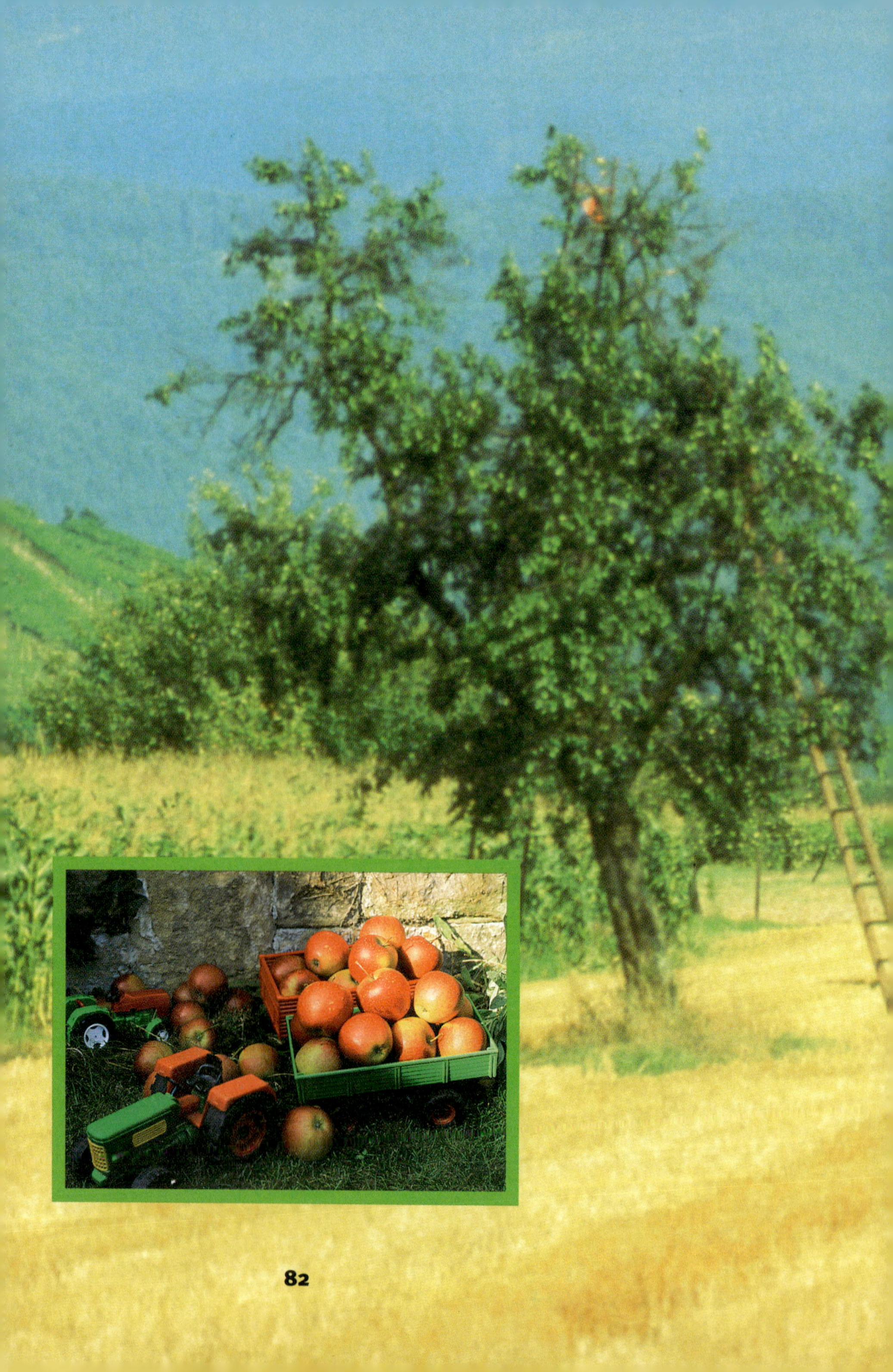

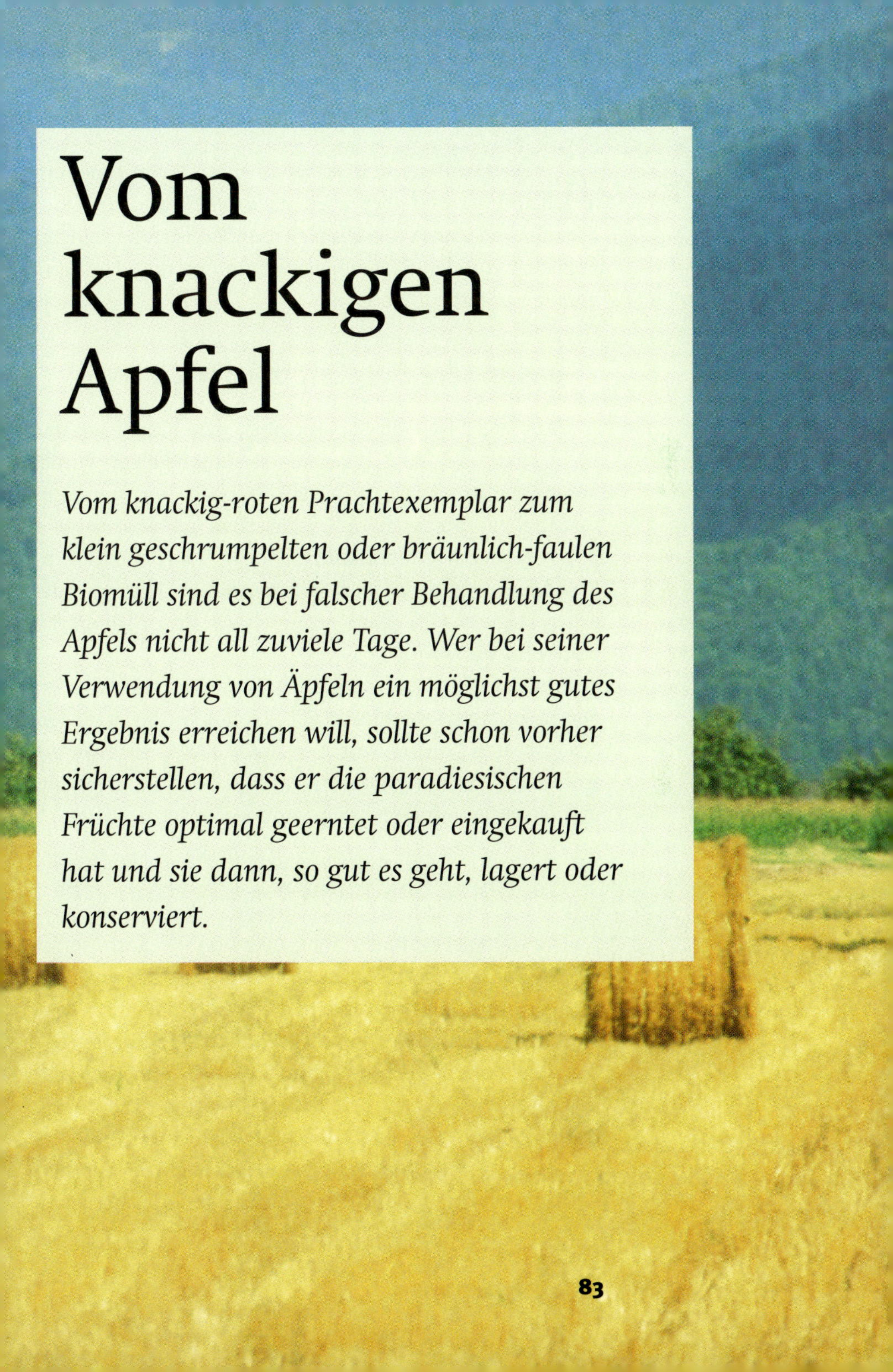

Vom knackigen Apfel

Vom knackig-roten Prachtexemplar zum klein geschrumpelten oder bräunlich-faulen Biomüll sind es bei falscher Behandlung des Apfels nicht all zuviele Tage. Wer bei seiner Verwendung von Äpfeln ein möglichst gutes Ergebnis erreichen will, sollte schon vorher sicherstellen, dass er die paradiesischen Früchte optimal geerntet oder eingekauft hat und sie dann, so gut es geht, lagert oder konserviert.

Äpfel verändern sich während ihres Wachstums am Baum ständig aber auch nach der Ernte. Die Haltbarkeit und damit Geschmack und Konsistenz hängen zunächst von den Sorteneigenschaften ab und dann erst von den Lagerbedingungen.

Besondere Sorgfalt bei der Ernte

Pflücktechnik: die ganze Frucht in die Hand nehmen, den Stiel am Ringfinger seitlich unterhalb des Fingernagels anliegen lassen und den Apfel nach oben abknicken.

„Ein Lager ist kein Sanatorium“, eine Frucht kommt nicht besser aus dem Lager, als sie hineingelegt wurde. Sie muss also völlig gesund sein, trocken, und vor allem mit Stiel geerntet werden. Druckstellen und Schadstellen durch Fingernägel oder spitze Äste sind auszuschließen. Besonders wichtig ist der Erntezeitpunkt: Je länger die Frucht lagern soll, desto grüner muss ihre Grundfarbe beim Pflücken sein.

Apfelbaumbesitzer werden in manchen Jahren noch vor dem Ernteabschluss mit plötzlich einsetzenden Nachtfrösten konfrontiert. Die Äpfel dürfen nicht in gefrorenem Zustand geerntet werden. Man lässt sie am Baum wieder auftauen und nimmt sie erst danach ab.

Die Sorte bestimmt die Lagerqualität

Die Haltbarkeit hängt aber auch von der Sorte selbst ab. Es gibt Apfelsorten, die sich von Natur aus vor dem Austrocknen schützen, indem sie Wachs auf der Oberhaut absondern, sie werden „schmierig“ oder „fettig“. Dazu gehören unter den alten Sorten ‘Brettacher’ und ‘Gravensteiner’, unter den neuen ‘Jonagold’ und ‘Arlet’. Dünnschalige (‘Golden Delicious’) oder stark berostete Sorten (‘Boskoop’) verdunsten dagegen leicht Wasser und schrumpfen rascher. Dass Sonnenfrüchte am Lager weniger schrumpfen als Schattenfrüchte beruht darauf, dass sie eine festere, weniger durchlässige Schale ausbilden.

Durch bestimmte Lagermaßnahmen lässt sich die Qualität der Früchte zwar länger erhalten, aber die richtige Sortenwahl ist der effektivste Weg. Bis Juni kann z.B. die Züchtung 'Pilot' aus Dresden-Pillnitz im kühlen Keller halten. Hat man von Natur aus weniger gut haltbare Sorten, sind die äußeren Bedingungen besonders sorgfältig zu beachten: Temperatur, Feuchtigkeit und Luftzusammensetzung.

Nur Früchte mit Stiel halten sich im Lager. Bei ausgerissenem Stiel dringen Fäulniserreger ein

Temperatur: Für die Lagerung bestimmte Früchte sollten unmittelbar nach der Ernte kühl gestellt werden, um die Fruchtatmung nicht anzukurbeln. Je schneller die Äpfel abkühlen, desto eher bleiben sie „ruhig" und sind damit länger haltbar. Für die Lagertemperatur gilt: je kälter, desto besser. Für die Frucht ideal wären Temperaturen um 1 bis 3 °C, je nach Sorte. Im eigenen Keller gelten aber schon 6 bis 8 °C als gute Voraussetzung. Ist der Aufbewahrungsraum wärmer, wird die Luftfeuchtigkeit umso wichtiger.

Luftfeuchtigkeit: Theoretisch halten sich Äpfel bei 98 % Luftfeuchte am besten, da sie ab diesem Wert selbst nichts verdunsten können. Allerdings nehmen bei relativer Luftfeuchte über 95 % die Lagerkrankheiten deutlich zu. Im Keller wären bereits 90 % Luftfeuchtigkeit optimal, Großkühllager werden je nach Sorte auf 91 bis 95 % eingestellt. Werte um 90 % lassen sich nur erreichen, wenn regelmäßig Wasser zerstäubt wird. Den Boden nassspritzen genügt genausowenig wie offene Wasserbehälter aufzustellen. Bleibt noch die Einflussnahme auf die Luftzusammensetzung.

Lageratmosphäre: Wird der Apfel vom Baum gepflückt, erhält er kein Wasser und keine Nährstoffe mehr und beginnt, seine eigenen Reserven aufzubrauchen. Diese Fruchtatmung wird bei veränderter Luftzusammensetzung unterbunden: bei geringen Sauerstoffgehalten (O_2) und hohen Kohlendioxidwerten (CO_2) ist die Frucht wie betäubt. Die dafür erforderlichen O_2- und CO_2-Gehalte sind für den Menschen sekundenschnell tödlich: 1 bis 2 % O_2 und 2 bis 4 % CO_2 bringen die besten Lagerergebnisse. Normale Luft enthält 21 % O_2 und 0,03% CO_2. Die veränderten Werte lassen sich nur in luftdichten Spezialräumen verwirklichen. Im hauseigenen Aufbewahrungsraum bleiben die O_2- und CO_2-Gehalte weitgehend normal.

Äpfel und Kartoffeln sollten nicht nebeneinander lagern, da die Atmungsprodukte der Kartoffel die Stoffwechselvorgänge im Apfel beschleunigen, die Früchte verlieren rascher an Qualität.

Eine für den Apfel bessere Atmosphäre kann man mit Hilfe von Folienbeuteln schaffen. Zweckmäßig sind 5-kg-Säcke Die Früchte sollten beim Eintüten so kalt wie die Temperatur im Lagerraum sein, damit sich kein Kondenswasser im Beutel bildet. Die gefüllten Folienbeutel werden dicht verschlossen. Dadurch reichert sich CO_2 an, der O_2-Gehalt sinkt. Damit der CO_2-Wert nicht zu hoch steigt, müssen nach einer Woche mit einer dünnen Stricknadel fünf Löcher in den Foliensack gestochen werden – als Faustregel gilt: ein Loch je kg Inhalt.

Grundregeln zur Apfellagerung

Im Lager bestimmen Temperatur, Feuchte und Luftzusammensetzung die Haltbarkeit. Grundsätzlich gilt jedoch:

- Früchte trocken und mit Stiel ernten
- keinerlei Druckstellen oder Schalenverletzungen verursachen
- nicht zu spät ernten, die Grundfarbe muß noch leicht grünlich sein
- Früchte nach der Ernte sofort kühlen
- keine Kartoffeln in der Nähe lagern

Einkaufstipps

Die meisten Menschen haben nicht das Glück, Äpfel vom eigenen Baum ernten zu können, und müssen sie kaufen. Am frischesten sind sie direkt vom Erzeuger. Es gibt auch Bauern, bei denen man sich Äpfel selbst pflücken kann und für die Mühe mit einem niedrigeren Kilopreis belohnt wird.

Grundsätzlich gilt für rote Sorten – und das sind die meisten: Je höher der Grünanteil, desto saurer und fader schmeckt die Frucht. Auch grüne Sorten haben meist einen intensiven Grundton, wenn sie noch nicht ganz reif sind, bzw. ein etwas gelblicheres Aussehen, wenn sie überreif sind.

Zwischen Fruchtgröße und Geschmack besteht ebenfalls ein enger Zusammenhang. Von jeder Apfelsorte schmeckt stets die Frucht am besten, die für diese Sorte die typische Größe erreicht hat. Sehr große Äpfel einer kleinfrüchtigen Sorte sind meist weich und mehlig, während sehr kleine Sortierungen einer von Natur aus großfrüchtigen Sorte fad und säuerlich schmecken. Ein 'Jonagold' in 'Cox'-Größe ist also genauso kritisch zu bewerten wie ein 'Cox Orange', der an normale 'Jonagold'-Maße heranreicht. Die sortentypischen Größen sind bei den Sortenbeschreibungen aufgeführt.

Es stimmt nicht grundsätzlich, dass kleine Äpfel besser schmecken als große. Aber kleine Früchte haben einen verhältnismäßig höheren Schalenanteil und damit mehr Vitamine und sekundäre Pflanzenstoffe.

In südlichen Ländern ist längst Usus, was im deutschsprachigen Raum eher unüblich ist – die Begutachtung von Lebensmitteln durch den Geruchssinn. Gerade bei Äpfeln ist das eine zuverlässige Methode, denn qualitativ hochwertige Früchte mit einem aromatischen Geschmack riechen normalerweise auch gut. Ein Apfel ohne den charakteristischen Geruch schmeckt fast immer neutral bis fad.

Wer den Apfel zum Riechen in die Hand nimmt, erhält über seinen Tastsinn auch noch Informationen über die Festigkeit des Fruchtfleischs und der Schale. Hat der Prozess des Welkens schon eingesetzt, fühlt sich die Schale nicht mehr so straff an, die Frucht wirkt weicher.

In Deutschland ist das Wachsen von Äpfeln verboten, in vielen anderen Staaten jedoch erlaubt.

Beim Kauf von Importäpfeln sollte man beachten, dass die meisten Staaten das Wachsen von Äpfeln zur Verbesserung der Optik und der Haltbarkeit erlauben – in Deutschland ist es verboten. Diese Schicht sollte nicht mitgegessen werden. Da sie sich nur unzureichend abwaschen lässt, müssen die Äpfel geschält werden, wodurch viele Stoffe verloren gehen.

Außer der Wachsbehandlung gibt es weitere Gründe, heimische Äpfel zu bevorzugen. Die Vorschriften und Kontrollen sind in kaum einem Staat so streng wie in Deutschland. Hier erzeugte Lebensmittel sind somit am ehesten rückstandsfrei.

Aber nicht nur in Bezug auf die Unbedenklichkeit des Produktes selbst gibt es bei uns hohe Maßstäbe. Ein weiterer Aspekt ist, wie stark die Produktion die Umwelt belastet. Die strengen Umweltvorschriften in Deutschland kommen der Natur zugute, erhöhen aber die Kosten für den Anbau.

Neben den Aspekten, dass durch die hohen Anforderungen für die Lebensmittel-Erzeugung in Deutschland Gesundheit und Umwelt weitaus mehr geschont werden als in vielen anderen Ländern, spricht die „Ökobilanz" dafür, heimische Produkte, möglichst aus der Region, nachzufragen. Die Ökobilanz eines Apfels fällt um ein Vielfaches günstiger aus, wenn er im Umkreis gewachsen ist und keine langen Transportwege bis zum Verbraucher hinter sich hat. Im Hinblick auf die benötigte Energie und die frei werdenden Schadstoffe ist es unverantwortlich, Früchte aus Übersee zu kaufen, wenn gleichwertige heimische Früchte verfügbar sind. Wer sich richtig „ökologisch verhalten will, muss darauf achten, jeweils das Obst und Gemüse zu essen, das gerade Saison hat, also im Freiland wächst und nicht von weit her, sondern aus der Region stammt.

Die Ökobilanz berücksichtigt u. a., wie viel Energie ein Produkt für Herstellung und Transport zum Konsumenten benötigt und wie viel Schadstoffe dabei frei werden.

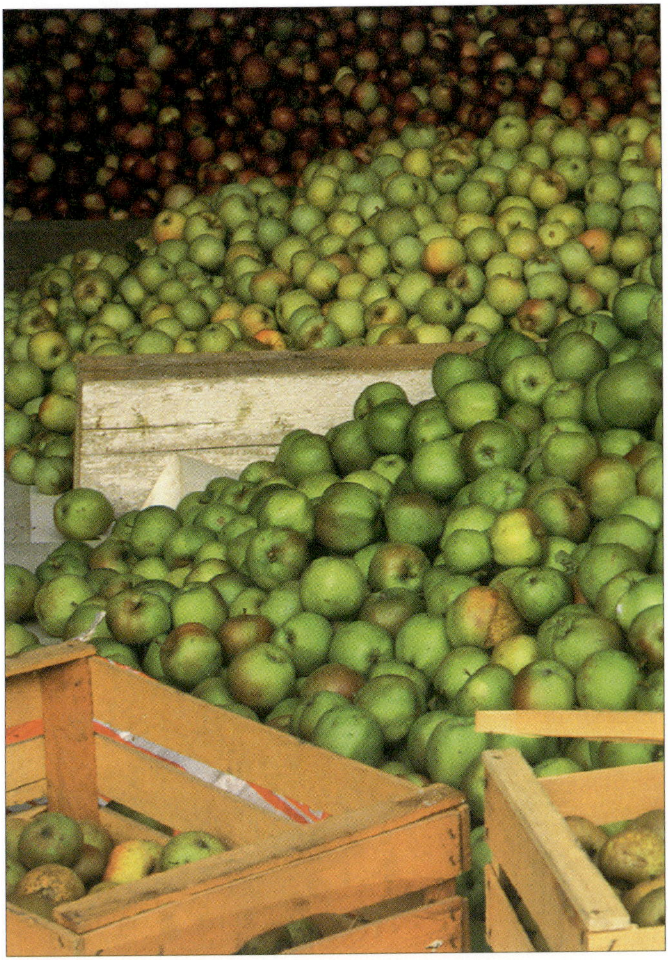

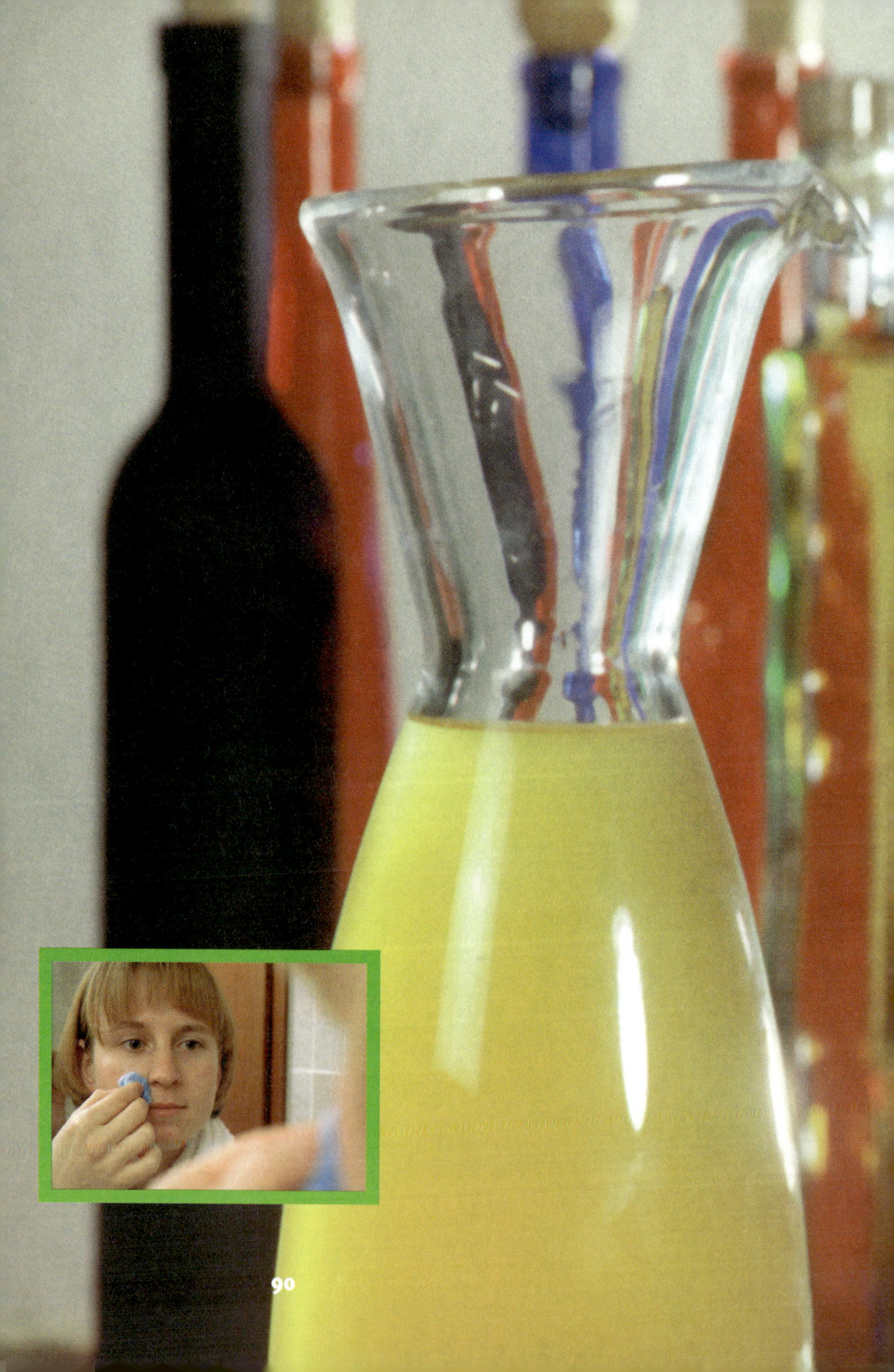

Sauer macht lustig

In Verbindung mit der Suche nach sanften Heilmethoden, die die moderne, zum Teil chemisch-aggressive Medizin ergänzen oder ersetzen können, wird immer häufiger ein altes Mittel der Volksheilkunde ins Gespräch und in die Haushalte gebracht: der Apfelessig. Eingesetzt zur inneren und äußeren Körperpflege und gegen zahlreiche Beschwerden bietet Apfelessig ein ebenso breites Anwendungsspektrum wie sein Ausgangsprodukt, weil in ihm die vitalen Inhaltsstoffe des Apfels konserviert sind.

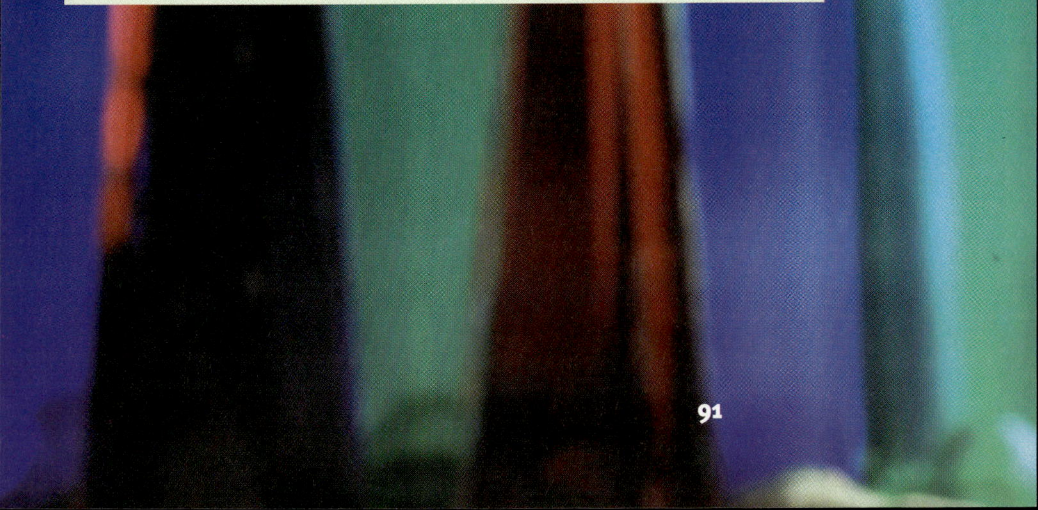

Das oberste Prinzip der Volksmedizin ist, die Gesundheit zu erhalten, also Krankheiten gar nicht erst entstehen zu lassen. Erst dann kommt die Linderung der Beschwerden mit natürlichen Mitteln. Kein anderes Heilmittel passt so gut in dieses Konzept wie der Apfelessig: Er stärkt die Abwehr, kräftigt die Gesundheit, desinfiziert und heilt. Er ist also nicht nur ein Heilmittel, sondern auch ein Gesundheitsförderer. Zudem lässt sich Apfelessig einfach handhaben.

Ein Gesundheitsrezept, das in den letzten Jahren eine Renaissance erlebt wie kein zweites Produkt, stammt aus dem Manuskript des 1945 verstorbenen Arztes und Naturheilkundlers Dr. De Forest Clinton Jarvis aus Vermont/USA. Darin überlieferte er seine Erfahrungen an seine Tochter, die sie 1958 veröffentlichte. Keines der unzähligen Bücher, die seit einigen Jahren zum Thema Apfelessig erschienen, lässt das Rezept von Dr. Jarvis aus, wie Apfelessig als Gesundheitselixier anzuwenden ist.

Jarvis-Cocktail:
1 Glas Wasser
2 TL Apfelessig
1–2 TL Honig
täglich morgens trinken.

Warum ist Apfelessig so gesund?

Die Inhaltsstoffe des Apfels gehen in den Apfelessig über. Wie beim Apfel wirkt nicht nur die Fülle der einzelnen Inhaltsstoffe, sondern die natürliche Kombination der Vitamine, Mineralstoffe und bioaktiven Substanzen. Beim Apfelessig kommt im Vergleich zum Ausgangsprodukt noch die vielfältige Wirkung der Essigsäure hinzu.

Wie wohl vertraut Essig unserem Körper ist, macht die Tatsache deutlich, dass unser Organismus täglich bis zu 100 g Essigsäure herstellt – als Zwischenprodukt bei der Umwandlung von Fetten und Kohlenhydraten.

Es besteht keinerlei Gefahr, dass wir durch Apfelessig „sauer“ werden. Die im Essig enthaltenen Säuren werden wie andere Säuren aus Obst im Darm „verbrannt“, sie wirken also im Blut nicht sauer. Beim Abbau von Essig, Obst und Gemüse entstehen Basen, während die Umsetzung von Zucker, Weißmehl, Fleisch, Kaffee und Alkohol den Körper mit Säuren überflutet. Apfelessig kann durch seine basische (alkalische) Wirkung einer Übersäuerung entgegensteuern. Er verbessert auch die Leistung der Nieren, sie scheiden überschüssige Säuren leichter aus.

Apfelessig, Obst und Gemüse werden in Basen umgewandelt, sie wirken also der Übersäuerung durch ein zu viel an Zucker, Fleisch und Alkohol entgegen.

Wie wirkt Apfelessig?

Apfelessig ist ein ganz besonderer Saft, die vielen Beinamen sprechen dafür: Gesundheitselixier, Jungbrun-

Wirkung von Apfelessig auf die Gesundheit

- Apfelessig liefert gesundheitsfördernde Sekundärstoffe, Pektin, zahlreiche Mineralstoffe und Vitamine.
- Apfelessig vernichtet schädliche Fäulnisbakterien im Darm
- Apfelessig steigert die Leistungen der Nieren
- Apfelessig stärkt die Abwehrkräfte
- Apfelessig fördert die Verdauung und reinigt Magen und Darm
- Apfelessig kurbelt den Stoffwechsel an
- Apfelessig wirkt der Übersäuerung des Organismus entgegen
- Apfelessig macht das Blut fließfähiger
- Apfelessig erfrischt und belebt
- Apfelessig verzögert die Alterung
- Apfelessig strafft die Haut

nen, Energiespender, Heilmittel, Immunförderer, Fitmacher. Der Alleskönnner wirkt vorbeugend, heilend, desinfizierend, konservierend, reinigend und pflegend, er ist also in nahezu allen Lebensbereichen ein hilfreicher und einfach zu handhabender Begleiter.

Vorbeugen und stärken

Damit wir in den Worten von Dr. Jarvis „5-mal 20 Jahre“ alt werden, müssen wir Krankheiten vorbeugen, indem wir das Immunsystem stärken und die Gesundheit stabilisieren. Diese Wirkung entfaltet Apfelessig, wenn er regelmäßig eingenommen wird.

Dass Apfelessig den gesamten Organismus vitalisiert, beruht auf verschiedenen Einzelwirkungen. Eine zentrale Rolle spielt die Reinigung von Magen und Darm. Ein intaktes Darmmilieu gilt als Schlüssel zu allgemeinem Wohlbefinden und guter Abwehrkraft.

Etwa 400 verschiedene Bakterienstämme siedeln im Darm und halten das Immunsystem in Gang, das zu 80 % im Darm lokalisiert ist. Gerät die Darmflora aus dem Gleichgewicht, wird die Abwehrkraft geschwächt. Apfelessig und Fruchtsäuren halten das für die Darmbakterien nötige saure Milieu aufrecht und töten schädliche Fäulnisbakterien ab.

Eine ähnliche Schlüsselfunktion für die Gesundheit haben neben dem Darm die Blutgefäße. Beeinträchtigungen können einen Herzinfarkt oder einen Schlaganfall auslösen. Das im Apfelessig enthaltene Pektin senkt die schädlichen Blutfettanteile, die den Blutfluss verlangsamen und Ablagerungen an den Gefäßwänden ermöglichen. Der verbesserte Blutfluss zeigt sich auch durch eine straffere Haut.

Lindern und Heilen

Apfelessig ist ein altbewährtes Heilmittel aus der Volksmedizin. Neben seiner vorbeugenden und stärkenden Wirkung vermag er auch zahlreiche leichte Beschwerden zu lindern oder zu heilen. In ernsten Fällen kann er jedoch nicht den Arzt ersetzen. Die wichtigsten 20 Anwendungen von Apfelessig beschreibt die Tabelle.

Desinfizieren und konservieren

Essigsäure wirkt bereits in geringer Konzentration antiseptisch und antibiotisch, tötet also viele Krankheitskeime ab. Essigdämpfe im Krankenzimmer senken das Infektionsrisiko und wirken infektiösen Atemwegserkrankungen entgegen. Verdampfender Essig regt zudem die Durchblutung der Schleimhäute an und löst Bronchialschleim.

Die konservierende Wirkung von Essig beruht ebenfalls auf der Essigsäure. Sie zerstört Mikroorganismen, die den Verderb von Lebensmitteln auslösen. Der Essig muss aber mindestens 5 % Essigsäure enthalten, um die Fäulnis anhaltend zu verhindern. Apfelessig enthält zudem Tannin und Propionsäure, die gleichfalls konservierend wirken.

Pflegen und regenerieren

Essig gilt als eines der ältesten Schönheitsmittel, schon Nofretete und Kleopatra nutzten es erfolgreich. Apfelessig ist ein reines Naturprodukt, das die Haut erfrischt, schützt, desinifiziert und regeneriert. Essig ist für unseren Körper wie geschaffen, da er in verdünnter Form

Erkrankung	Wirkungsweise	Anwendung
Akne	reinigt, hemmt Entzündungen	wöchentlich für 10 Minten Gesichtsdampfbad mit 1 l Wasser, 4 EL Apfelessig und 2 TL Kamille
Blähungen	stabilisiert die Darmflora	Vor jeder Mahlzeit 1 Glas Jarvis-Cocktail
Blasenschwäche	stärkt die Nierenleistung, reguliert zu sauren/basischen Urin	Zu jeder Mahlzeit 1 Glas Jarvis-Cocktai
Fußpilz	tötet Keim	Hautstellen mehrmals täglich mit unverdünntem Apfelessig betupfen
Gelenkschmerzen	entschlackt	3-mal täglich 1 Glas Jarvis-Cocktail
Haarschuppen	beruhigt die Kopfhaut	30 Minuten vor dem Waschen Apfelessig in die Kopfhaut massieren
Heiserkeit	desinifiziert	mehrmals gurgeln mit Essigwasser (1 Teil Apfelessig, 3 Teile Wasser)

Erkrankung	Wirkungsweise	Anwendung
Immunschwäche	stabilisiert die Darmflora und damit das Immunsystem	1 bis 2 mal täglich 1 Glas Jarvis-Cocktail
Konzentrationsschwäche	fördert die Durchblutung, erfrischt	zu jeder Mahlzeit 1 Glas Jarvis-Cocktail
Krampfadern	wirkt verödend auf erweiterte Gefäße	morgens und abends die Beine mit Essig einreiben und 2 mal täglich 1 Glas Jarvis-Cocktail trinken
Muskelkater	lindert Schmerzen, fördert die Durchblutung	ein warmes Bad mit 2 Tassen Apfelessig oder Wickel mit reinem Apfelessig
Nasenbluten	desinfizierend, blutstillend	ein in Apfelessig getränktes Tuch in das blutende Nasenloch halten, täglich 2 bis 3 Gläser Jarvis-Cocktail trinken
Nierensteine	kalklösend	täglich 2 bis 3 Gläser Wasser mit 2 TL Apfelessig

Erkrankung	Wirkungsweise	Anwendung
Ohrensausen	regt die Druchblutung im Ohr an	zu jeder Mahlzeit 1 Glas Jarvis-Cocktail
Schlaflosigkeit	beruhigend	vor dem Schlafengehen 1 Glas Jarvis-Cocktail mit 2 bis 3 TL Honig
Sodbrennen	fördert Eiweiß-, Fett- und Kohlehydtratabbau	Zum Essen ein halbes Glas Jarvis-Cocktail
Sonnenbrand (leicht)	beruhigend, kühlend, entzündungshemmend	Apfelessig unverdünnt auftragen
Übergewicht	dämpft Naschlust, erhöht den Grundumsatz, entschlackt	Zu den Mahlzeiten 1 Glas Wasser mit 2 TL Apfelessig
Warzen	aufweichend, zersetzend	Eine Mischung aus Essig und Salz (4 EL Apfelessig und 1 EL Salz) mehrmals täglich auf die Warze träufeln
Zahnbelag	desinfizierend, antibakteriell	mit verdünntem Apfelessig (1 TL Essig in 1 Glas Wasser) den Mund vor dem Zähneputzen spülen

dem pH-Wert unserer Haut entspricht. Das einfache Grundrezept für die Hautpflege besteht aus einem Esslöffel Apfelessig verdünnt in einem Glas Wasser. Damit wird der Körper eingerieben, aber anschließend nicht abgetrocknet – der Essiggeruch verfliegt in kürzester Zeit.

Auch Bäder mit Apfelessig als Zusatz beleben, straffen und verjüngen die Haut. Speziell für das Gesicht lassen sich Essigpackungen, Dampfbäder und Gesichtswässer auf Essigbasis einsetzen.

Das Haar reagiert genauso positiv auf Apfelessig wie die Haut. Es wird weicher, glänzender, wirkt voller und kräftiger. Auch Schuppen, Kopfjucken und Haarausfall lassen sich mildern, das Ergrauen der Haare verzögern. Die Anwendung ist denkbar einfach: Nach dem Waschen warmes Wasser mit Apfelessig über das Haar gießen, fünf Minuten einwirken lassen und anschließend ausspülen.

Kochen und würzen

Apfelessig ist nicht nur ein Gesundheitselixier, Schönheitsmittel und Haushaltshelfer, er verfeinert auch viele Gerichte. Die bekanntesten Anwendungen in der Küche sind das Bereiten von Fisch, Sauerbraten, Linsengerichten und Salatsaucen. Sogar Süßspeisen lassen sich vorteilhaft mit Essig abrunden. Jedes Rezept, das Weinessig fordert, lässt sich genauso gut mit Apfelessig verwirklichen. Er verleiht eine frisch-fruchtige Note, hinzu kommt seine gesundheitsfördernde Wirkung.

Gesichtsdampfbad: 5 EL Apfelessig auf 1 l kochendes Wasser, möglichst Pfefferminzblätter oder Kamillenblüten hinzufügen.

In der Gemüseküche leistet Apfelessig besonders wertvolle Dienste: ein Schuss Apfelessig im Kochwasser erhält die Farbe des Gemüses frisch. Hülsenfrüchte sind durch Essigbeigaben leichter verdaulich. In Apfelessig eingelegt, halten sich Ingwerscheiben im Kühlschrank

Essigbad: 200 ml Apfelessig ins Badewasser geben.

Gesichtswasser: Wasser und Apfelessig zu gleichen Teilen mischen.

Kräuter-Essigwässer enthalten die Wirkstoffe von 2 Hand voll Kräutern, die zwei Wochen in 500 ml Apfelessig ziehen. Kräuterzusätze sind: Kamille, Lavendel, Lindenblüten, Lorbeerblätter, Rosmarin, Salbei, Thymian, Veilchen, Zitronenmelisse.

Haarspülung: 1 Tasse warmes Wasser mit 3 EL Apfelessig mischen.

lange frisch. Geschälte Spargel können zwei Tage im Kühlschrank lagern, wenn sie in ein mit Essig getränktes Tuch gewickelt werden.

Essig herstellen oder kaufen?

Die Grundlage für Apfelessig ist der zu Most vergorene Presssaft ganzer Äpfel. Dieser alkoholhaltige Most oder Apfelwein wird mit Essigbakterien angeimpft. Sie wandeln den Alkohol in Essigsäure um.

Die Qualität eines Apfelessigs hängt davon ab, wie gut ausgereift und einwandfrei die Früchte waren, aber auch vom Gärprozess. Hier können viele Faktoren Fehlgärungen auslösen. Einen wirklich wohlschmeckenden, hochwertigen Essig selbst zu bereiten ist äußerst aufwendig und eine Kunst, die viel Übung braucht. Wer in Bezug auf die Essigbereitung nicht selbst aktiv werden will, hat immer noch ausreichende Entfaltungsmöglichkeiten, wenn er einen gekauften Apfelessig weiter aufbereitet, also aromatisiert.

Den richtigen Apfelessig kaufen

Vertraut ist der absolut klare, bernsteinfarbene Apfelessig, der im Regal neben Branntweinessig und Weinessiggemischen steht. Viele der billigen Apfelessige wurden nicht aus qualitativ hochwertigen Früchten hergestellt, sind erhitzt, destilliert, geschönt oder zu stark gefiltert. Den vollen Gehalt der wertvollen Inhaltsstoffe des Apfels enthalten nur naturtrübe Apfelessige mit ihrem höheren Pektingehalt. Vielfach stammen sie von regionalen Essigherstellern und sind in Naturkostläden, Reformhäusern, in Bioabteilungen von Supermärkten, auf Bauernmärkten oder bei direkt vermarktenden Obstbauern zu finden. Als Besonderheiten gibt es langjährig im Holzfass gelagerte Essige, sortenreine Essige und durch Aromatisieren mit Kräutern oder Früchten veredelte Apfelessige.

Apfelessig selbst aromatisieren

Es ist einfach und macht Spaß, einen guten Apfelessig durch Zusetzen von verschiedenen Einzelkräutern, Kräutermischungen, Früchten, Blüten, Gewürzen oder Gemüsen zu veredeln und zugleich den Geschmack zu variieren. Der Vielfalt sind keine Grenzen gesetzt: Von Ingwer bis Meerrettich, von Knoblauch bis Chili Peppers, von Basilikum bis Estragon, von Kümmel bis Koriander, von Rosenblütenblättern bis Edelkastanienblüten, von Himbeeren bis Walnüssen – es gibt kein Kraut, keine Frucht, kein Gewürz, das sich nicht mit Apfelessig kombinieren ließe.

Das Grundrezept ist stets gleich: Früchte werden annähernd im Verhältnis 1:1 angesetzt (zum Beispiel 400 g Himbeeren auf 500 ml Apfelessig). Zu 500 ml Essig gibt man meist zwei Hand voll frische Kräuter und Blüten, bei getrockneten Kräutern nimmt man gut ein Drittel weniger. Die in ein großes Schraubglas gefüllten Zutaten übergießt man mit Apfelessig und lässt das Glas drei Wochen an einem kühlen und dunklen Ort stehen; gelegentliches Schütteln schadet nichts. Danach wird der Essig durch ein Sieb oder ein Mulltuch filtriert, und der aromatisierte Apfelessig ist gebrauchsfertig. Optisch hübsch sieht die Zugabe von einem oder zwei Rosamarinzweigen in einen mit Rosmarin aromatisierten Essig oder einige Himbeeren im Himbeeressig aus; vor allem, wenn man dieses Stück Gesundheit aus der Natur verschenken will.

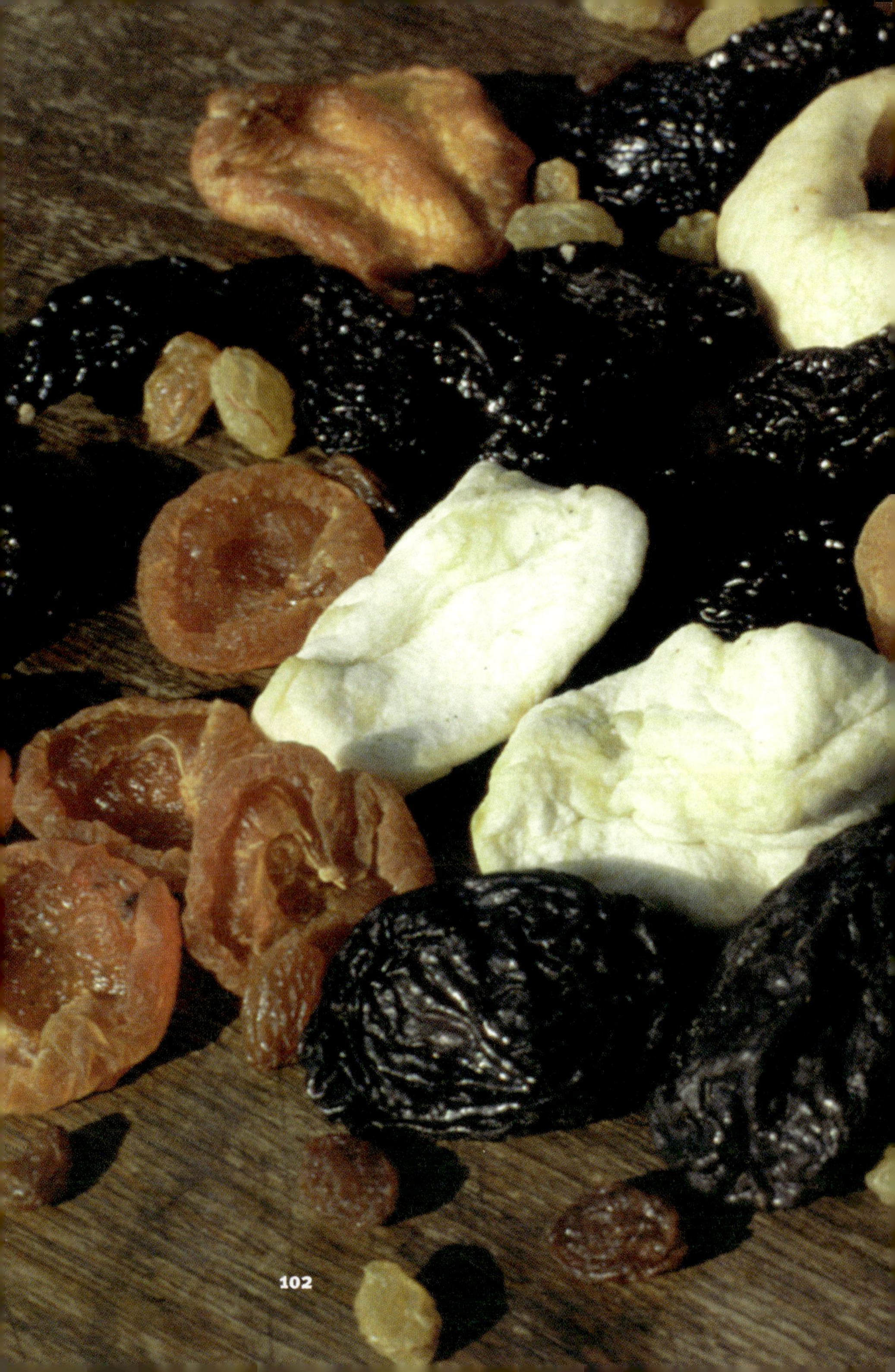

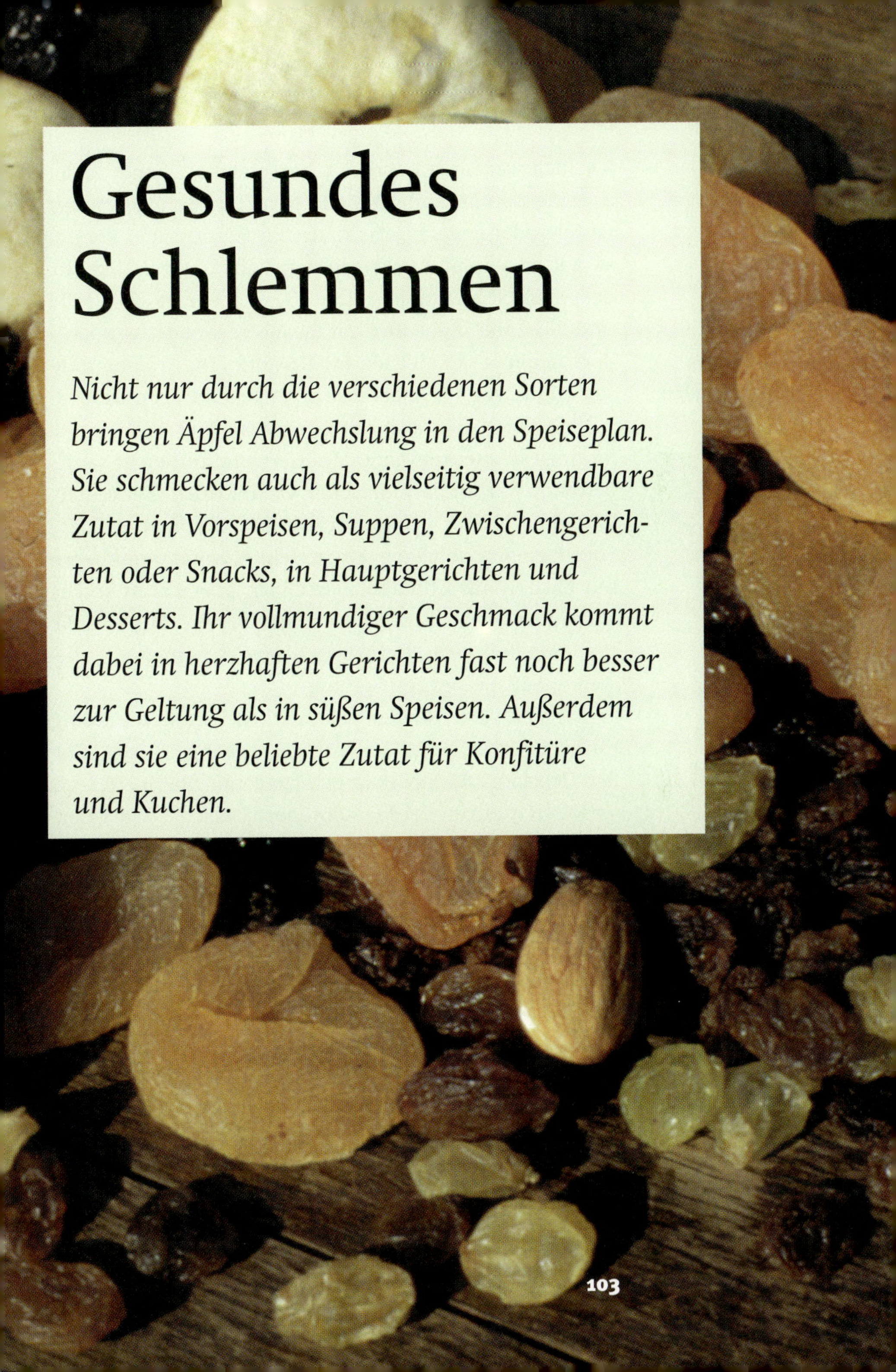

Gesundes Schlemmen

Nicht nur durch die verschiedenen Sorten bringen Äpfel Abwechslung in den Speiseplan. Sie schmecken auch als vielseitig verwendbare Zutat in Vorspeisen, Suppen, Zwischengerichten oder Snacks, in Hauptgerichten und Desserts. Ihr vollmundiger Geschmack kommt dabei in herzhaften Gerichten fast noch besser zur Geltung als in süßen Speisen. Außerdem sind sie eine beliebte Zutat für Konfitüre und Kuchen.

Alle Rezepte sind für 4 Personen berechnet, wenn nichts anderes angegeben ist.

Die Abkürzungen TL und EL stehen für Teelöffel und Esslöffel.

Auch wer nicht gerne frische Äpfel mag, findet in der Vielzahl der unterschiedlichen Zubereitungen sicher das ein oder andere Gericht, das ihm zusagt, und kommt so auf angenehme Weise in den Genuss der Nährstoffe des Apfels. Die Zutaten sollten so frisch wie möglich sein, und die Äpfel möglichst mit Schale verwendet werden – dort sitzen ja die meisten Inhaltsstoffe. Die Früchte müssen immer vor der Zubereitung gut abgewaschen werden.

Prinzipiell lässt sich mit jeder Sorte alles bereiten. Allerdings schmecken herzhafte Gerichte mit leicht säurebetonten Sorten harmonischer. Dazu zählen 'Berlepsch', 'Boskoop', 'Elstar', 'James Grieve' und 'Rubinette'. Diese Sorten eignen sich auch ausgezeichnet zum Kombinieren mit Salaten aus Chinakohl, Endivien oder Karotten. Die ausgesprochen süß schmeckenden Sorten 'Fuji', 'Gala' und zum Teil auch 'Golden Delicious' kommen am ehesten in Süßspeisen zur Geltung.

Als sichtbarer Kuchenbelag wirken Sorten, die wenig zerfallen: 'Berlepsch', 'Braeburn', 'Cox Orange', 'Gala', 'Golden Delicious', 'Goldparmäne', 'Idared' und 'Rubinette'.

Rasch mürbe werden 'Boskoop', 'Elstar' und 'Jonagold'. Deshalb eignen sie sich besonders als Bratäpfel.

Konservieren in der Küche

Die ältesten Apfelrezepte beschäftigen sich damit, größere Mengen von Äpfeln in verarbeiteter, genussfähiger Form zu konservieren. Denn je nachdem, wie viele Äpfel ein Obstgarten pro Saison an Ertrag bringt, können nicht alle gelagert werden. Zur Konservierung der Früchte durch Verarbeitung gehört auch Apfelsaft; die Besonderheiten von frischem, erhitztem und vergorenem Apfelsaft sind unter der Rubrik Getränke beschrieben.

Apfel-Gelee

Zutaten: *1 l Apfelsaft, 500 g Gelierzucker (2 : 1)*

- Apfelsaft und Zucker unter Rühren erhitzen und 1 Minute kochen lassen. Heiß in Gläser mit Schraubverschluss füllen.
- Besonders im Winter schmeckt „Weihnachts-Apfel-Gelee“ köstlich: einfach 1–2 Stangen Zimt mitkochen, vor dem Abfüllen entfernen.

Feine Apfelkonfitüre

Zutaten: *1 kg fein säuerliche Äpfel, 2 EL Essig, abgeriebene Schale und Saft einer unbehandelten Zitrone, 1 kg Zucker, $^1/_2$ Flasche flüssiges Geliermittel*

- Die Äpfel schälen, vierteln und entkernen. Die Apfelstücke in Essigwasser legen.
- Die Schalen und die Kerngehäuse in ca. $^1/_2$ l Wasser in etwa 20 Minuten weich kochen, durch ein Sieb passieren.
- Genau $^1/_4$ l davon abmessen, mit dem Zitronensaft, der Zitronenschale und dem Zucker in einen Topf geben und mischen. Aufkochen, die gewürfelten Apfelstücke dazugeben. So lange kochen, bis die Apfelstücke weich sind, dann das Geliermittel einrühren, sprudelnd aufkochen. Heiß in Gläser füllen und verschließen.

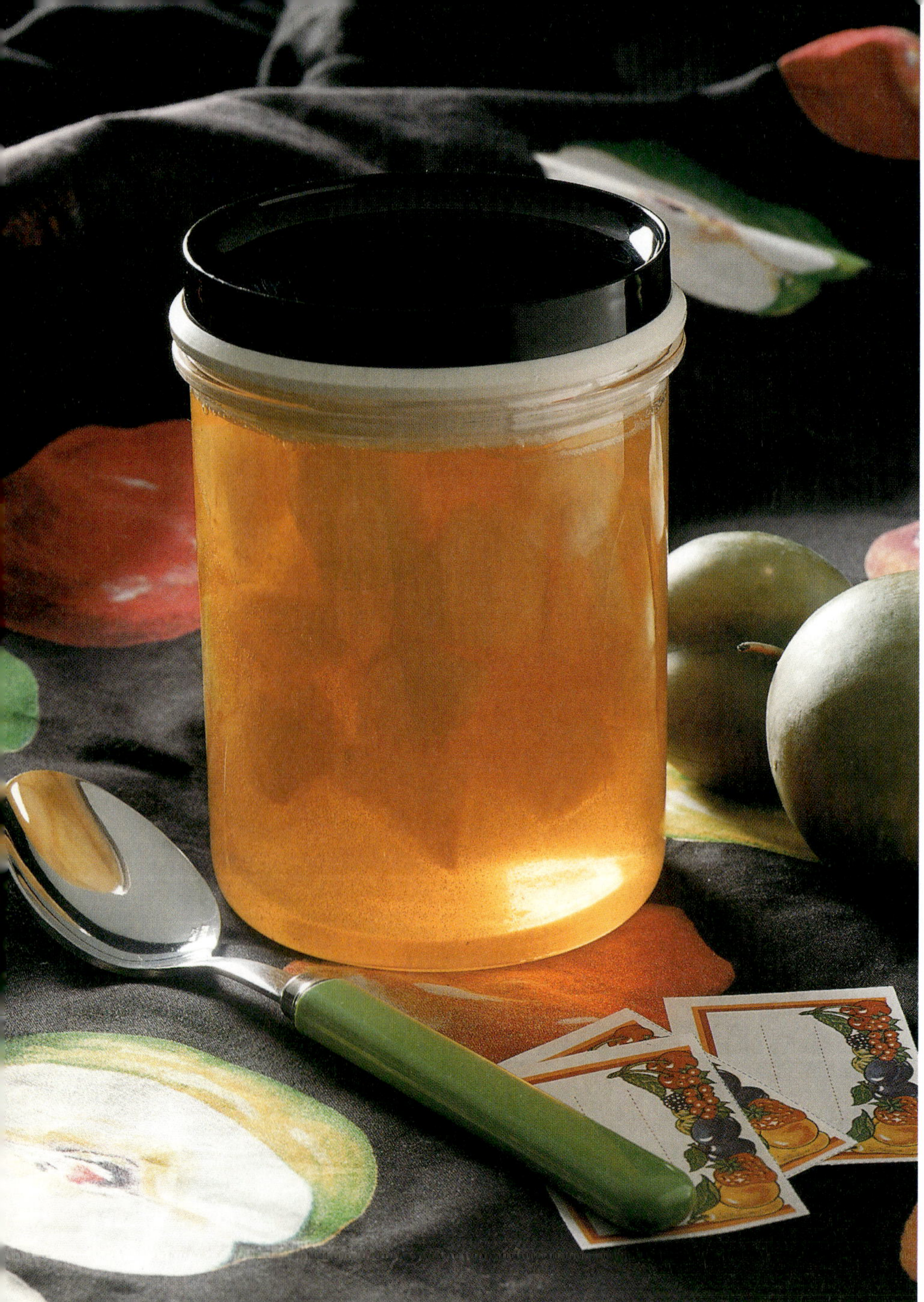

Apfel-Kraut, amerikanische Art

Zutaten: *2 kg säuerliche Äpfel, 0,5 l Apfelwein, 1 kg Zucker, 2 TL Zimt, 1 TL gestoßene Nelken, $^1/_2$ TL gemahlener Piment*

- Äpfel vierteln und mit allen Bestandteilen zusammen mit dem Apfelwein zum Kochen bringen. Bis sie weich sind weiter kochen lassen, dabei ab und zu umrühren.
- Durch ein Sieb passieren.
- Das Fruchtfleisch tassenweise in ein 6–8 l fassendes Kochgefäß geben und pro Tasse eine halbe Tasse Zucker beifügen.
- Bei mittlerer Hitze vier Stunden kochen, gelegentlich umrühren, bis die Masse so zäh ist, dass sie am Löffel kleben bleibt.
- Zum Abschluss in Marmeladengläser füllen.

Apfel-Mus

Zutaten: *1 kg Äpfel , 100 g Zucker, Zimt, 4 Nelken, Saft einer halben Zitrone*

Tipp: Apfel-Mus kann man eingekocht sehr gut aufheben oder portionsweise tieffrieren.

- Äpfel vierteln, entkernen, in wenig Wasser mit Zucker und Gewürzen weich kochen und durch ein Sieb passieren.
- Wer lieber Apfel-Mus mit Fruchtstücken mag, sollte die Äpfel vor dem Kochen etwas kleiner schneiden und auf das Passieren verzichten.
- Apfel-Mus schmeckt auch als Mischung mit anderen Obstarten sehr gut, die dann genau so mit zubereitet werden wie die Äpfel. Besonders eignen sich Birnen,

◀ Wenn man im Herbst Apfelgelee zubereitet, hat man den Winter über etwas Feines für den Brotaufstrich.

Quitten, Pflaumen, Johannisbeeren und Preiselbeeren. Apfel-Mus mit Beeren sollte wegen der Beerensamen auf alle Fälle passiert werden.

Herzhafte Apfelschlemmereien

Fast jeder denkt bei Apfelrezepten zunächst an Kuchen. Dabei sind Äpfel von jeher ein fester Bestandteil der traditionellen und der feinen würzigen Küche. Denn sie sind als Zutat immer dann gefragt, wenn es darum geht, einer Speise einen leichten Hauch von Süße und gleichzeitig säuerlichem Aroma zu geben. In vielen Rezepten, treten Äpfel aus diesem Mauerblümchendasein heraus in den Vordergrund einer Mahlzeit – oft gepaart mit herzhaftem Käse oder exotisch anmutendem Curry.

Scharfe Apfelsuppe

Zutaten: *4 Äpfel, 2 rote Paprikaschoten, 1 kleine Salatgurke, 1 Knoblauchzehe, Butter zum Dünsten, $^3/_4$ l Fleischbrühe (auch Brühwürfel), Salz, Pfeffer, Paprikapulver, 1 TL Zucker, 100 ml süße Sahne, 1 Bund Schnittlauch*

- Die geschälten und vom Kernhaus befreiten Äpfel, die Paprikaschoten und die geschälte und von den Kernen befreite Salatgurke klein würfeln und mit der zerdrückten Knoblauchzehe in Butter weich dünsten.
- Mit der Fleischbrühe aufgießen, gut durchkochen lassen und im Mixer pürieren.
- Mit Salz, Pfeffer, Paprika und Zucker würzen, die Sahne zugießen und nochmals aufkochen lassen.
- Die Suppe mit gehacktem Schnittlauch und bunten Paprikastreifen garnieren und heiß servieren.

Apfelsalat mit Hähnchenstreifen

Zutaten: *4 Äpfel , 2 EL Zitronensaft, 1 Stange Sellerie, 100 g Champignons, 150 g Hähnchenbrustfilet, etwas Öl oder Fett zum Braten, 200 g Feldsalat, 1 Tomate*

Zutaten für die Marinade: *Salz, 1–2 TL Apfelessig, 1 TL scharfer Senf, 1 kleine durchgepresste Knoblauchzehe, Thymian, 2 EL Walnuss- oder Sonnenblumenöl, Pfeffer*

- Die Äpfel waschen, halbieren, entkernen, in dünne Spalten schneiden und mit einem Esslöffel Zitronensaft beträufeln, damit sie nicht braun werden. Staudensellerie in kleine Stücke schneiden. Champignons putzen, in dünne Scheiben schneiden, mit dem restlichen Zitronensaft beträufeln.

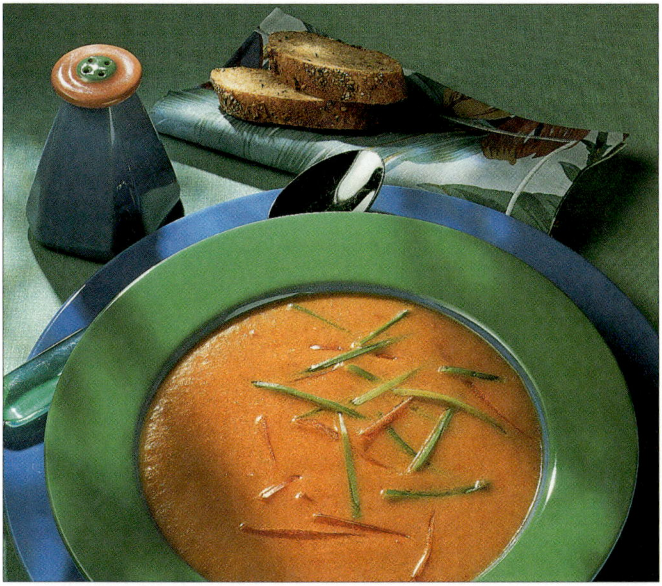

Apfelgenuss einmal anders: eine delikate Apfelsuppe exotisch.

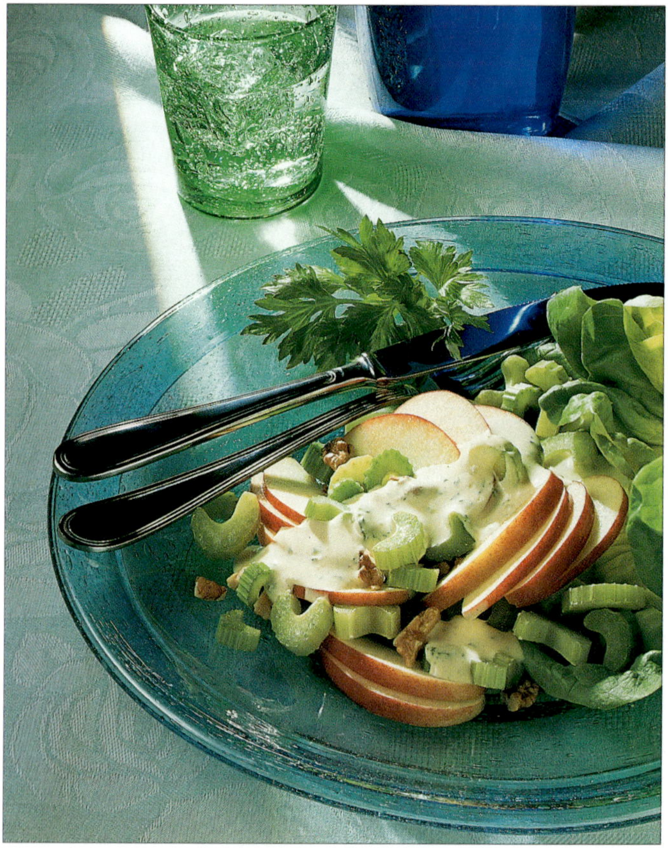

Der Apfel verleiht dem Walnuss-Apfelsalat die besonders pikante, frische Note.

- Hähnchenbrustfilet waschen, abtrocknen, in feine Streifen schneiden und kurz in etwas Fett anbraten, mit Salz und Pfeffer würzen. Feldsalat gut waschen und trocken schleudern. Zutaten für die Sauce verrühren und abschmecken. Feldsalat, Sellerie, Champignons und Äpfel vermischen, mit der Sauce übergießen. Die Hähnchenstreifen, je nach Geschmack, warm oder kalt darüber geben. Mit Walnusskernen und geachtelter Tomate garnieren.

Walnuss-Apfel-Salat

Zutaten: *750 g süßsaure Äpfel, Saft von 1 Zitrone, 75 g Walnusskerne, 100 g Roquefort, 100 g Schlagsahne, 4 EL Apfel- oder Weißweinessig, Kresse oder einen anderen Salat*

- Die Äpfel vierteln, entkernen, in dünne mundgerechte Scheiben schneiden und mit Zitronensaft beträufeln. Käse mit Sahne und Essig zu einer glatten Masse rühren. Walnusskerne halbieren, mit den Äpfeln mischen und die Sauce darüber geben.
- Auch das Auge isst mit: Garnieren Sie den Salat beispielsweise mit Kresse oder Feldsalat.

Käse-Apfel-Toast

Zutaten: *4 mürbe Äpfel ('Boskoop', 'Cox Orange', 'Elstar' oder 'Jonagold'), 200 g Käsescheiben, 8 Scheiben Toastbrot, Butter*

- Die Äpfel entkernen und in dünne Ringe schneiden.
- Das Brot toasten, mit Butter bestreichen, mit Apfelringen und dann mit Käse belegen.
- Im Backofen bei 200 °C eine Viertelstunde überbacken.
- Diese kleine schnelle Zwischenmahlzeit können Sie mit den unterschiedlichsten Käsesorten machen, solange sie genug Fettgehalt zum Schmelzen haben. Kinder bevorzugen meist milde Schmelzkäse, während Erwachsene vielfach herzhafte Sorten wie Roquefort, Gorgonzola oder alten bis mittelalten Gouda schätzen, die auch hervorragend zum Wein passen. Wer mag, kann den Toast noch mit einer Scheibe Schinken ergänzen.

Gefüllte Käse-Äpfel

Variation für gefüllte Käse-Äpfel. Je 100 g Greyerzer, Paprikaschote und gekochten Schinken klein schneiden, mit 1–2 EL Zitronensaft und ein wenig Öl geschmeidig rühren und die Masse in die Äpfel füllen.

Zutaten: *4 rote Äpfel, 50 g weichen Camembert, 1–2 EL Weißwein, 150 g Quark, weißer Pfeffer, Rosenpaprika*

- Camembert mit dem Mixer cremig rühren, Weißwein und Quark unterrühren und die Masse mit Pfeffer abschmecken.
- Äpfel waschen, an einem Ende einen Deckel abschneiden, entkernen und die Höhlung im Apfel vergrößern.
- Die Käse-Quark-Masse so hineinfüllen, dass ein weißes Häubchen übersteht, das mit Rosenpaprika hübsch garniert wird.

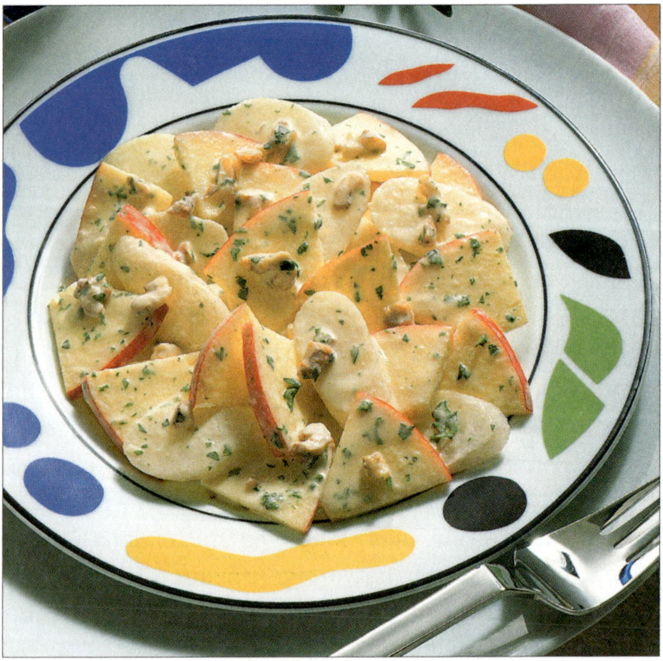

In Kombination mit Äpfeln bekommt der Rettich einen viel feineren Geschmack.

Apfel-Rettich-Salat

Zutaten: *2 mittelgroße süßsäuerliche Äpfel (400 g), 1 weißer Rettich, 1 EL Zitronensaft*

Zutaten für die Marinade: *$^1/_8$ l Sahne, 1 TL Senf, 2 TL geriebener Meerrettich (aus dem Glas), 50 g Walnusskerne, grob gehackt, Zitronensaft, Salz, weißer Pfeffer*

- Die Äpfel waschen, abtrocknen, vierteln, entkernen und quer in Scheiben schneiden. Sofort mit dem Zitronensaft beträufeln.
- Jetzt den Rettich schälen und in dünne Scheiben schneiden.
- Für die Marinade die angegebenen Zutaten verrühren, die Apfel- und Rettichscheiben unterheben, 10 Minuten durchziehen lassen.

Spinatsalat mit Äpfeln und Nüssen

Zutaten: *200 g junge Spinatblätter, 3 Äpfel, 2 hart gekochte Eier, 1 Schalotte, $^1/_2$ Becher saure Sahne, 2 EL Crème fraîche, Salz, Pfeffer, 1 Prise Curry, 3 EL Erdnusskerne*

- Spinat waschen, Blätter einzeln zupfen. Äpfel waschen, vierteln, Kerngehäuse entfernen und in dünne Streifen schneiden.
- Die Eier in kleine Würfel schneiden.
- Saure Sahne, Crème fraîche, Curry, Salz und Pfeffer kräftig verrühren. Spinatblätter und Apfelstifte mischen, die Sauce vorsichtig unterziehen. Salat mit Erdnusskernen und Eierwürfeln bestreuen.

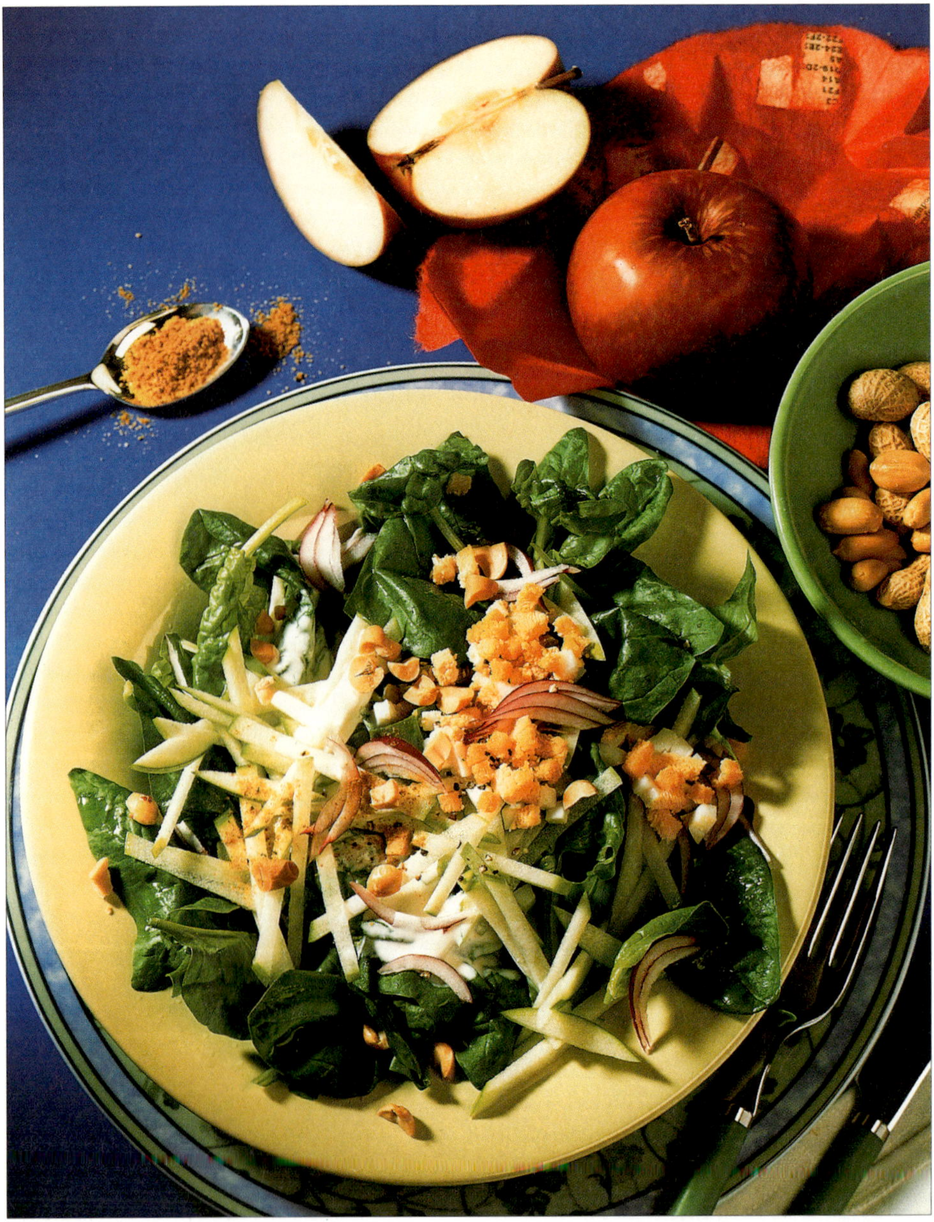

Apfel-Kartoffel-Auflauf

Zutaten: *400 g Kartoffeln (fest kochend), Butter, 300 g säuerliche Äpfel, 200 g Tomaten, Salz, Pfeffer, 200 g Kräuter-Frischkäse, $^{1}/_{8}$ l Schlagsahne, 1 Ei*

- Kartoffeln kochen, pellen, abkühlen lassen, in Scheiben schneiden. Äpfel entkernen, in Spalten schneiden.
- Die Tomaten kurze Zeit unter sehr heißes Wasser halten, danach unter kaltes, dann häuten, Stängelansätze entfernen und in Scheiben schneiden (die Tomaten zu schälen ist nicht zwingend erforderlich).
- Kartoffeln, Äpfel und Tomaten abwechselnd in eine gefettete Auflaufform schichten und würzen.
- Käse, Sahne und Ei verrühren, über das Gemüse geben und bei 200 °C 30 Minuten überbacken.

Apfel-Fenchel-Gratin

Zutaten: *300 g Kartoffeln, 600 g Äpfel, 2 EL Zitronensaft, 500 g Fenchel, 2 fein gehackte Zwiebeln, 200 g Frischkäse, 150 g Joghurt, 100 ml Milch, 40 g Rosinen, Salz. Pfeffer, Muskatnuss, Zucker, 120 g geriebener Gouda (mittelalt), 50 g Parmesan*

- Kartoffeln schälen, in Salzwasser 15 Minuten kochen, danach in dünne Scheiben schneiden. Äpfel entkernen, in Spalten schneiden, mit Zitronensaft beträufeln. Vom Fenchel braune Stellen und Blätter entfernen, die Stiele direkt oberhalb der Knolle abschneiden, die Wurzelenden gerade schneiden.
- Die Knollen waschen, in Scheiben schneiden und mit Äpfeln und Kartoffeln dachziegelartig in eine feuerfeste Form schichten.

◀ *Eine gesunde wie leckere Mischung aus Äpfeln, Nüssen und Spinat: der Spinatsalat.*

- Zwiebeln mit Frischkäse, Joghurt und Milch verrühren, würzen auf die übrigen Zutaten geben.
- Zum Abschluss das Ganze mit Gouda und Parmesan bestreuen und bei 200 °C 35–40 Minuten backen.

Äpfel mit Dips

Zutaten für 8 Portionen: *1500 g verschiedene Apfelsorten (z. B. 'Boskoop', 'Elstar', 'Glockenapfel', 'Jonagold'), 600 g Käse (z. B. Allgäuer Emmentaler, Camembert, Edelpilzkäse), 300 g gekochter und roher Schinken, 300 g geräucherte Putenbrust (Scheiben und Würfel)*

Zutaten für die Dips: *2 Avocados, 3 EL Zitronensaft, 250 g Krabben, 200 g Crème fraîche, 250 g Magerquark, 250 g Sauerrahm, 100 g knusprig gebratene Schinkenwürfelchen,*
2 hart gekochte fein gewürfelte Eier, 1 Bund Rucola, 4 EL Apfelessig, 1 TL Tomatenmark, 2 EL Kapern, 2 EL gemischte gehackte Kräuter (TK), gehackter Dill, frisches Basilikum,
1 TL mittelscharfer Senf, kalt gepresstes Öl, Salz, Pfeffer, Cayennepfeffer, Tabasco

Avocadodip: Die beiden Avocados halbieren, die Steine entfernen, Fruchtfleisch mit einem Löffel aus der Schale heben und mit einer Gabel oder dem Schneidestab zerkleinern. Mit 2 Esslöffel Zitronensaft, Salz, Pfeffer und Cayennepfeffer pikant abschmecken.

Eine echte Party-Sensation: Äpfel mit verschiedenen leckeren Dips – und dazu noch gesund! ▶

Krabben-Dip: 250 g Krabben abspülen, klein schneiden, mit etwas Zitronensaft beträufeln und mit 150 g Crème fraîche, Salz, Pfeffer, Tabascosauce und gehacktem Dill vermischen.

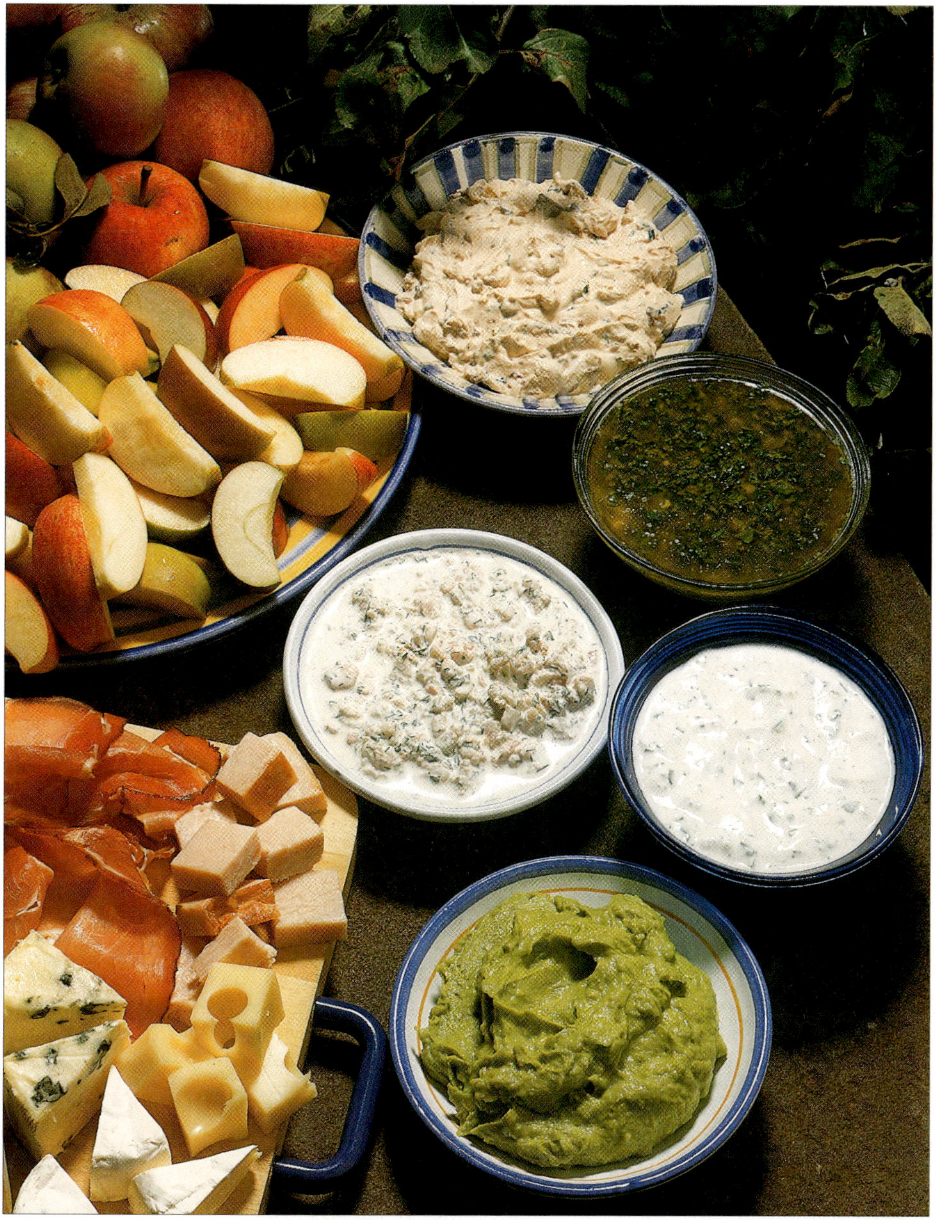

Schinken-Dip: 250 g Magerquark mit 2 Esslöffel Crèm fraîche, 100 g knusprig gebratene Schinkenwürfelchen und 1 TL Tomatenmark verrühren, mit Pfeffer und Basilikumstreifen würzen.

Vinaigrette: 4 Esslöffel Apfelessig, 2 hart gekochte fein gewürfelte Eier, 2 Esslöffel Kapern, 2 Esslöffel gehackte Kräuter, 1 Teelöffel mittelscharfer Senf mit 8 Esslöffel kaltgepresstem Öl verrühren.

Sauerrahm-Dip mit Rucola: Den Rucolabund gut abbrausen und hacken, mit einem Becher Sauerrahm verrühren und mit Salz und Pfeffer abschmecken.

Süße Schlemmer-Mahlzeiten

Nicht nur von Kindern heiß geliebt, sind diese Haupt- und Zwischenmahlzeiten mit Äpfeln. Auch Erwachsene mit dem berühmten „süßen Zahn“ haben oft ein süßes Lieblingsgericht mit Äpfeln – häufig ein altes Rezept von Mutter, das Erinnerungen an die Kindheit gleich weckt. Im Rahmen eines Menüs ist allerdings die süße Apfelköstlichkeit als Dessert geläufiger.

Apfel-Reis-Auflauf

Zutaten: *0,5 l Milch, ein Stück ungespritzte Zitronenschale,*
1 Prise Salz, 100 g Milchreis, 3 Eier, 50 g Zucker,
1 EL Kirschwasser, 2–3 Äpfel, 1 EL Mandelsplitter
oder 2 EL gehackte Walnusskerne, 50 g Rosinen,
Butterflöckchen (Zimt nach Geschmack)

- Milch mit Zitronenschale und Salz zum Kochen bringen, dann den Milchreis hineingeben und nach den Anweisungen auf der Packung ausquellen lassen.
- Das Eigelb mit Kirschwasser und Zucker schaumig rühren und unter den leicht abgekühlten Reis mischen. Das Eiweiß zu steifem Schnee schlagen und unter die Reismasse heben. Die Hälfte davon in eine feuerfeste Auflaufform geben.
- Äpfel entkernen, mit Schale in Spalten schneiden und mit den Mandeln oder Walnüssen, den gewaschenen Rosinen auf den Reis geben. Die übrige Reiscreme darüberfüllen. Mit einigen Butterflöckchen bei mittlerer Hitze eine Stunde backen.

Tipp: Wer es besonders würzig und süß mag, kann vor dem Essen Zucker und Zimt über den Auflauf streuen.

Apfel-Quark-Auflauf

Zutaten: *50 g Butter oder Margarine, 60 g Zucker, 1 Päckchen Vanillezucker, 3 Eier, Saft, abgeriebene Schale einer ungespritzten Zitrone, 1 Prise Salz, 500 g Magerquark, 60 g Speisestärke, 800 g Äpfel, Johannisbeer- oder Sauerkirschkonfitüre*

- Fett mit Zucker, Vanillezucker und Eigelb schaumig rühren, danach Zitronensaft und -schale, Salz, Quark und Speisestärke unterrühren. Eiweiß steif schlagen und unterziehen. Die Äpfel schälen, entkernen und etwas aushöhlen und mit Konfitüre füllen.
- In eine gefettete Auflaufform setzen, den Quark darübergeben und bei mittlerer Hitze 60–70 Minuten backen.

Apfelklösse

Zutaten: *10 mittelgroße Äpfel (ca. 2 kg), 100 g Butter, 125 g Zucker, 1 Päckchen Vanillinzucker, 4 Eier, 100 g Semmelbrösel, 50 g geriebene Mandeln, 1 l Weißwein. 1 Zimtstange, 2 Nelken, 1 Vanillinstange oder Glühweingewürz, Zimt oder Puderzucker zum Bestreuen*

- Äpfel werden im Backofen gebraten und durch ein Sieb passiert. Butter, Zucker, Vanillinzucker und Eigelb schaumig rühren.
- Die Semmelbrösel und die Mandeln unterrühren, dann die passierten Äpfel. Eiweiß steif schlagen und unter den Teig ziehen.

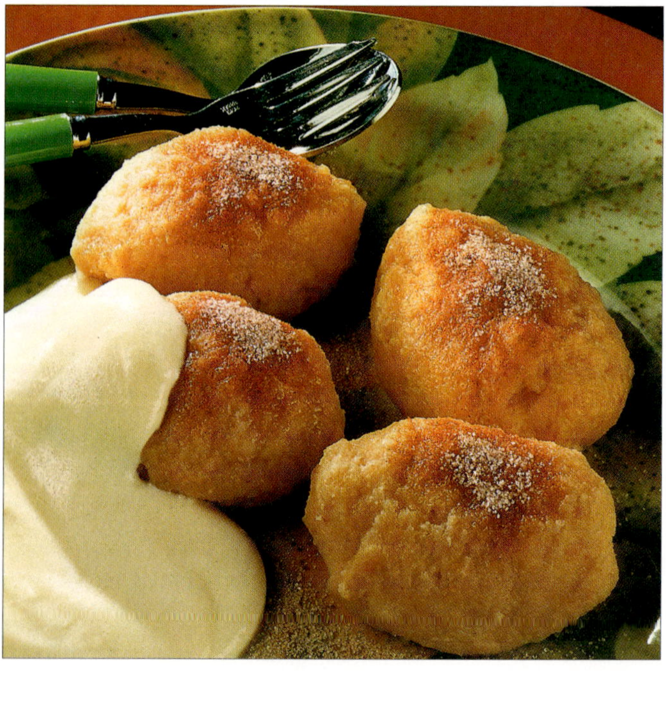

Der Weisswein verleiht den Apfelklossen die pikante Note.

- Aus der Masse kleine Klößchen formen und in den gewürzten kochenden Wein einlegen und ca. 10 Minuten sieden lassen.
- Mit Zimt und Puderzucker bestreuen oder mit gezuckerter Schlagsahne oder Vanillesauce servieren.

Konzentrations Müsli

Zutaten für 1 Person: *3 EL kernige Haferflocken, 1 EL Walnüsse, gehackt, 50 ml Kefir, 50 ml Schlagsahne, 1 TL Ahornsirup, 1/2 Apfel*

- Haferflocken und Walnüsse mischen und in eine Dessertschale geben. Kefir mit Schlagsahne sowie Ahorn-

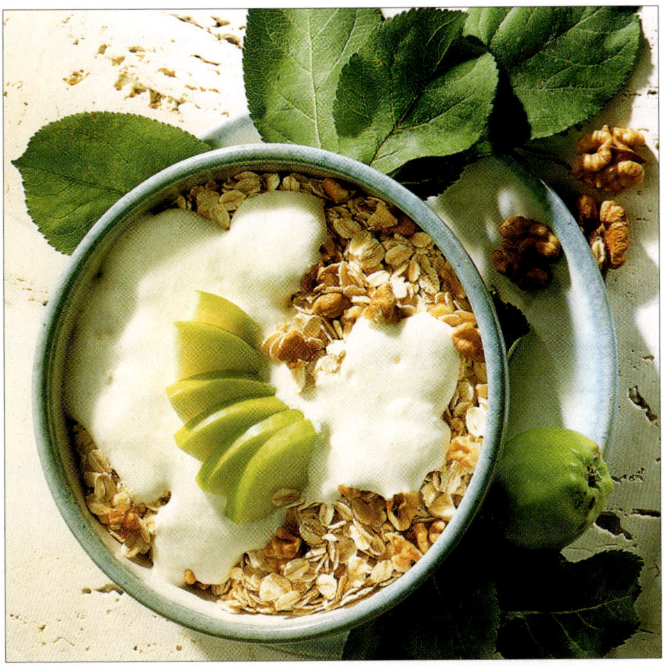

Das Konzentrations Müsli hilft den Tag besonders erfolgreich werden zu lassen.

sirup cremig schlagen und über die Mischung gießen. Apfel vom Kerngehäuse befreien, grob reiben, hinzufügen und gleich servieren.

Kuchen und Gebäck

Einfach klassisch sind Kuchen, Torten und Gebäck mit Äpfeln. Es gibt unzählige Varianten, die das Aroma der Früchte wunderbar zur Geltung bringen und durch Zugabe von Schlagsahne oder Vanilleeis noch steigern.

Außerdem lassen sich Reste davon hervorragend einfrieren und bei Überraschungsbesuchen ohne Geschmacksverlust wieder auftauen, zumal fast alle Apfelbäckereien warm besonders gut schmecken.

Apfelstrudel

Zutaten für den Teig: *300 g Mehl, 1 Prise Salz, 3 EL Öl, 1 Ei, 1/2 Tasse lauwarmes Wasser*

Zutaten für die Füllung: *1,5 kg Äpfel, 2 EL Kirschwasser, 1 EL Zitronensaft., 100 g Zucker, 1/2 TL Vanillezucker, 1/4 l saure Sahne, 50 g Rosinen, 50 g gemahlene Nüsse, 50 g Semmelbrösel, Butter, Puderzucker*

- Die angegebenen Zutaten zu einem glatten Teig verarbeiten und unter einer warmen Schüssel 30 Minuten ruhen lassen. In der Zwischenzeit die Apfelfüllung zubereiten. Äpfel entkernen, in Scheiben schneiden, mit Zitronensaft, Schnaps, Zucker, Rosinen, Nüssen und saurer Sahne mischen.

- Auf einem mit Mehl bestäubten Trockentuch den Strudelteig ausrollen und hauchdünn auseinanderziehen. Gut mit zerlassener Butter bestreichen und Semmelbrösel darauf streuen.
- Apfel-Gemisch auf dem Strudelteig verteilen und mit Hilfe des Küchentuchs von der Breitseite aufrollen. Auf ein gefettetes Backblech legen, mit zerlassener Butter bestreichen.
- Auf der mittleren Schiene bei 200 °C etwa eine Stunde goldbraun backen. Zwischendurch mit Butter bestreichen.

Apple-Pie

Zutaten: *125 g Mehl , 40 g Speisestärke, 1 Ei, 1 TL Zucker, 1 Prise Salz, 2 EL Milch, 100 g Butter oder Margarine, 500 g Äpfel, 50 g brauner Zucker, Zimt, Ingwer, Nelkenpulver*

- Mehl, Speisestärke, Eigelb, Zucker, Salz, Milch und Fett zu einem Teig verkneten.
- Teig kalt stellen und inzwischen die Äpfel schälen, in dünne Spalten schneiden, mit braunem Zucker, Zimt, Ingwer und Nelken vermischen. Zwischen Pergamentpapier zwei unterschiedlich große Teigplatten ausrollen.
- Die größere Teigplatte in einer gefetteten Tortenform auslegen, die Äpfel auf den Teigboden geben und mit der kleineren Teigplatte zudecken. Mit Eiweiß bestreichen und etwa 50 Minuten bei 225 °C backen.

Ulrikes Apfelstreusel

Zutaten für den Teig: *300 g Mehl, 175 g Butter oder Margarine, 150 g Zucker, 1 Ei, 1 Prise Salz, 1 halber TL Backpulver*

Zutaten für die Füllung: *100 g geriebene Mandeln, 1 TL Zimt, 2 EL Zucker, 1 kg süßsaure Äpfel, 1 EL Zitronensaft. 1 EL Apfelschnaps*

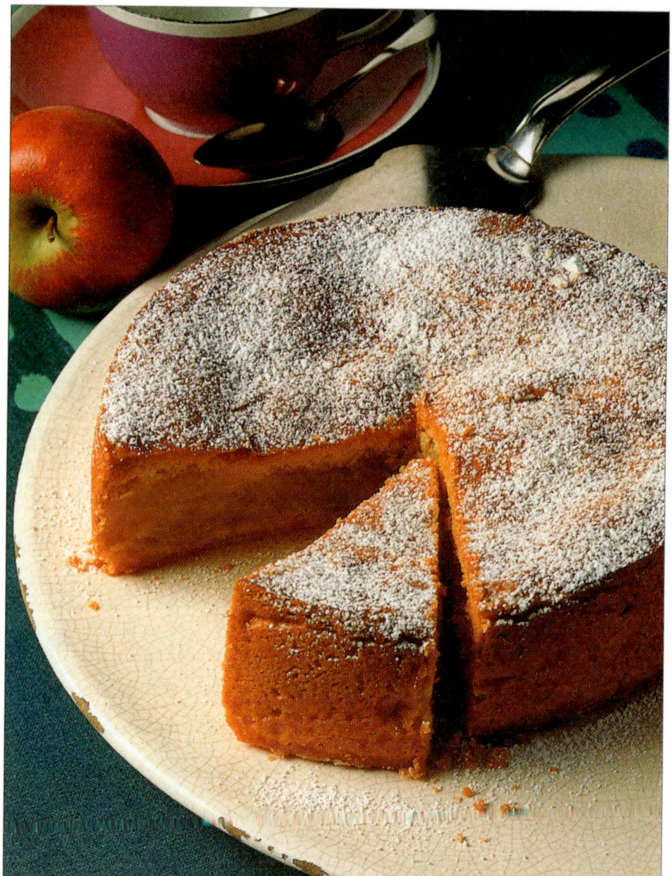

Ein schneller, aber schmackhafter Apfelkuchen, wie ihn schon unsere Grosseltern auf den Tisch brachten.

Zutaten für die Streusel: *50 g Butter, 75 g Zucker, 1 Päckchen Vanillezucker, 100 g Mehl*

- Die Zutaten für den Teig miteinander verkneten, bis eine glatte Kugel entsteht. Den Teig eine halbe Stunde kühl stellen, dann eine Springform auslegen, einige Male mit der Gabel einstechen und 3 cm Rand hochziehen.
- Äpfel schälen, entkernen, in Scheiben schneiden, mit Zitronensaft, Schnaps, Zucker, Zimt und Mandeln mischen. Das Ganze auf den Teig geben.
- Die Zutaten für die Streusel verkneten und über die Äpfel streuen. Den Kuchen bei 200 °C eine Stunde im unteren Drittel des Ofens backen.

Gedeckter Apfelkuchen

Zutaten für 1 Springform (18 cm Durchmesser):

1 Packung Fertigteig (z. B. Sanella, frische Teige, Mürbeteig) 400 g, 500 g säuerliche Äpfel, 1–2 EL Zucker, 1 EL Kondensmilch oder Schlagsahne, Puderzucker zum Bestäuben

- Ein Backpapier über den Boden der Springform legen und einspannen. Das überstehende Papier abschneiden.
- Zwei Drittel des Mürbeteigs etwa $^1/_2$ cm dick ausrollen und die Form (Rand und Boden) damit auskleiden.
- Die Äpfel (z. B. 'Boskoop') schälen und das Kerngehäuse entfernen. Äpfel in dünne Spalten schneiden und in die Form schichten. Zucker darüber streuen.
- Restlichen Teig dünn ausrollen und auf die Äpfel

legen. Ringsherum an den Rändern festdrücken. Die Oberfläche mit einer Gabel mehrfach einstechen und mit Milch oder Schlagsahne bestreichen.

- Im vorgeheizten Backofen bei 200 °C (Gas: Stufe 3/Umluft: 180 °C) ca. 40 Minuten backen. Kuchen aus der Springform lösen und auskühlen lassen. Kurz vor dem Servieren mit Puderzucker bestäuben.

Äpfel im Mandelteig

Zutaten: *375 g Mehl, 75 g Zucker, 1 Päckchen Vanillezucker, abgeriebene Schale von einer ungespritzten Zitrone, 1 Ei, 175 g Margarine, 2 EL Rosinen, 3 EL Kirschwasser, 2 EL gehackte Haselnüsse oder Walnüsse, 6 mittelgroße Äpfel, 2 Eigelb, 75 g gehackte Mandeln*

- Mehl, Zucker, Vanillezucker, Zitronenschale, Ei und Margarine zu einem glatten Teig verkneten und kühl stellen.
- Äpfel schälen, die Kerngehäuse ausstechen und den Hohlraum mit in Rum eingelegten Rosinen und Nüssen füllen.
- Den Teig 2 mm dick ausrollen und sechs Quadrate ausschneiden. Jeweils einen Apfel darauf legen und den Teig nach oben zusammenschlagen, die Kanten fest zusammendrücken. Mit Eigelb bestreichen und mit Mandeln bestreuen.
- Auf einem gefetteten Backblech auf mittlerer Schiene bei 200 °C eine halbe Stunde goldbraun backen.

Getränke

Apfelsaft ist das geläufigste und gesündeste Getränk aus Äpfeln, jedoch längst nicht das einzige. Prickelnd frisch ist Cidre, ein leicht moussierendes kalorienarmes Getränk. Cidre enthält 2 % Alkohol und wirkt darum anregender als reiner Apfelsaft. Besonders der herbe Cidre passt zum Essen und ist ein guter Ersatz für Wein, wenn man Alkohol möglichst meiden will.

Leicht und bekömmlich ist Apfelwein, in Süddeutschland als „Most" bekannt. Er enthält mit 5–6 % nur halb so viel Alkohol wie Rot- und Weißwein. Apfelwein läßt sich auf vielerlei Arten genießen: pur, mit Mineralwasser, zubereitet wie Glühwein, als Bowlengrundlage und natürlich weiter verarbeitet als Apfelessig.

Höherprozentig ist Apfeldessertwein, der in manchen Regionen als „Apfelzider" gehandelt wird. Er entsteht aus Apfelmost, also vergorenem Apfelsaft, der auf 130 Oechslegrade aufgezuckert wird. Ungezuckert werden bestenfalls 70 Oechslegrade erreicht. Ein solcher Apfeldessertwein enthält 13 % Alkohol.

Zwischen 25 und 35 % Alkohol enthalten Apfelliköre, die aus hochprozentigem Apfelschnaps, Apfelsaft und Zucker bestehen.

Apfelschnaps mit Alkoholgehalten meist zwischen 40 und 45 % wird vielfach sortenrein gebrannt und gilt dann als besondere Delikatesse. Solche 'Cox-Orange'-, 'Rubinette'- oder 'Jonagold'-Destillate sind aber meist nur bei direktvermarktenden Obstbauern erhältlich. Wird Apfelschnaps nach dem Brennen im Holzfass gelagert, entspricht er dem Nationalgetränk der Normandie, dem Calvados.

Register

INHALT

FEUERSPUCKER CEZAR

DRACHEN VON BAYOU

CANDACE AYERS

LOVESTRUCK ROMANCE

Kleinstadt Bibliothekarin Cherry Deschamps ist vollkommen zufrieden mit ihrem sicheren und alltäglichen Leben, auch wenn andere einen Abend mit einer Tasse heißer Schokolade, einer Schüssel Ramen-Nudeln und einem Netflix-Marathon als eher langweilig bezeichnen würden.

Als der atemberaubend schöne „Mr. Hollywood“ in ihrem Leben auftaucht und sie mit Geschenken und Aufmerksamkeiten überschüttet, ist sie selbstverständlich zuerst einmal misstrauisch. Sie hat schon im jungen Alter lernen müssen, dass es meist doch nur zu schmerzlichen Erfahrungen und gebrochenen Herzen führt, wenn man sich jemandem voll und ganz öffnet.

Cezar versucht jeden ihm ureigenen Instinkt zu bekämpfen, sein menschliches Weibchen für sich zu gewinnen – und sich wie ein menschlicher Mann zu verhalten. Am Ende allerdings ist es die feurige Leidenschaft und besitzergreifende Habgier seines Drachen, die Cherry davon überzeugen könnte, dass er ihre Liebe wert ist.

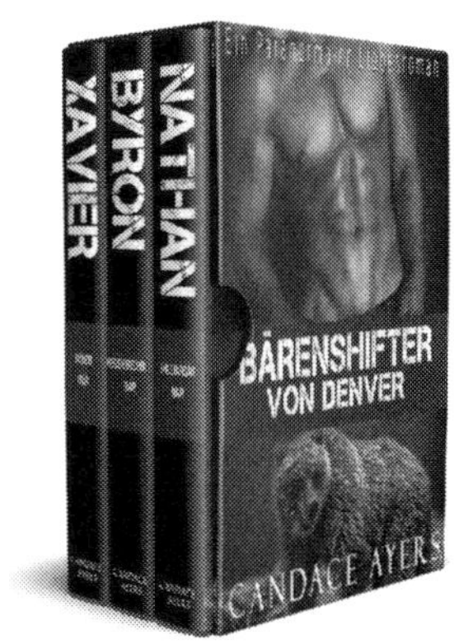

HOLEN SIE SICH IHR KOSTENLOSES BUCH!

Tragen Sie sich in meine E-Mail Liste ein, um als erstes von Neuerscheinungen, kostenlosen Büchern, Sonderpreisen und anderen Zugaben zu erfahren.

https://BookHip.com/XCRACH

1

CHERRY

Die Carl A. Brasseaux Library, eine Filiale der öffentlichen Bibliotheken in Lafourche Parish, war für mich mehr als nur ein Ort, wo ich arbeitete. Im Verlauf der letzten Jahre hatte es sich zu etwas weitaus Wichtigerem für mich entwickelt – hier fühlte ich mich Zuhause. Zwischen all den Einbänden der Bücher, mit dem Geruch von Papier, Tinte und Kleber, der von den Seiten ausging, konnte ich der Realität entfliehen, fand meine Freiheit und vielleicht sogar eine Art des Dazugehörens.

In dem riesigen Backsteingebäude hatte ich endlich das Ziel erreicht, das ich mir schon als junges Kind gewünscht hatte, als ich ungewollt und verloren von einer Pflegefamilie zur nächsten weitergereicht worden war. Heute war ich die neue Leiterin der Bibliothek. Die schrullige alte Jungfer Miss Slair, deren Platz ich nun übernommen hatte, war über vierzig Jahre lang die Leiterin dieser Bibliothek gewesen. Sie hatte bereits dort gearbeitet, als ich noch ein Kind war und schon damals war sie genauso sauertöpfisch und bissig gewesen, wie an ihrer eigenen Ruhestand-Party vor ein paar Tagen. Ich hatte schon so lange darauf gewartet, dass sie endlich in Rente ging, dass ich beinahe vor lauter Freude auf- und abgesprungen wäre, als ich dann endlich die guten Neuigkeiten über ihren bevorstehenden Ruhestand hörte – und dass ich ihre Stelle übernehmen würde. Schließlich bedeutete dies nicht nur, dass ich endlich ihrer Terrorherrschaft entkommen würde, sondern – was noch viel wichtiger war – ich würde endlich meinen Traum verwirklichen und von meiner Teilzeitanstellung zur Vollzeit-Bibliothekarin aufsteigen können. Bessere Bezahlung, bessere Sozialleistungen und sogar zwei Wochen bezahlten Urlaub. Ich hatte es endlich geschafft.

Mir war auch klar, dass sich die meisten Menschen kaum so übermäßig über diesen Job in einer kleinen Bibliothek im Louisiana Bayou gefreut hätten, wie ich es tat.

Allerdings hatte ich ein College besucht, meinen Abschluss in Bibliotheken-Wissenschaften gemacht und dann meinen Teilzeitjob in der Brasseaux Bibliothek beibehalten, weil ich nur darauf gewartet hatte, dass genau diese Position endlich frei werden würde. Ich hatte auf genau diesen Tag gewartet. Genau diesen Augenblick.

Bücher waren meine große Liebe – es gab nichts, was ich an ihnen nicht mochte. Ich liebte den Geruch, wie sie aussahen und ihr Gewicht, wenn ich sie gegen meine Brust drückte oder unter meinem Arm trug. Aber was mir noch viel mehr bedeutete waren die Welten, die sie für mich entschlüsselten. Die anderen Realitäten und die Charaktere, die ein Leben voller Abenteuer, Romanzen, Rätsel und Intrigen erlebten. In dem Augenblick, als ich als zwölfjähriges Mädchen zum ersten Mal durch diese Türen getreten war, hatte sich mein Leben für immer verändert. Noch heute schätzte ich die friedlichen Geräusche, die gedämpften und flüsternden Stimmen, das Knistern der umgeschlagenen Seiten und mittlerweile auch das leichte Tippen auf Computertastaturen.

An jenem kalten Montagmorgen schloss ich die Eingangstür auf und betrat mein Reich. Für einen Moment stand ich einfach nur grinsend da und atmete tief die von familiären Gerüchen beladene Luft ein.

Was für ein wundervoller Morgen, schwärmte ich, als ich dann das Licht anknipste. Vor einigen Jahren hatte man eine beachtliche Summe gespendet, damit das alte Gebäude innen renoviert werden konnte, und die Baufirma hatte wirklich unglaublich gute Arbeit geleistet. Alles war neu und noch unverdorben. Riesige Regale aus echtem Holz säumten die Gänge, überall hingen moderne Hängelampen und es war sogar ein solider Eichenfußboden verlegt worden, welchen unser fantastischer Hausmeister, der gute alte Eustace, jedes Mal zu perfektem Hochglanz polierte.

Das hier war mein kleines Stück Himmel und ich hatte die volle Absicht, einen gewissen Eindruck zu hinterlassen.

„Unser erster Tag ohne die Furie!" Cameron Davis' Stimme erschallte durch den Raum und riss mich fast schon brutal aus meinen Träumereien, was mich beinahe zum Stolpern brachte und mich meine Tasche erschrocken an meine Brust pressen ließ. „Haben wir nicht noch eine alte Diskokugel irgendwo im Keller von der Wohltätigkeitsveranstaltung im 70er Jahre-Stil von vor ein paar Jahren? Mir ist nach tanzen zumute!"

Ich warf ihr einen vielsagenden Blick zu. „Kannst du das vielleicht tun ohne mir erst noch einen Herzanfall zumuten? Ich würde gern meinen ersten Tag als Leiterin dieser Bibliothek hier verbringen – und nicht in der Notaufnahme im Larfourche General Krankenhaus."

„Sorry. Ich bin hinter dir hergeschlichen, als ich dich hereinkommen sah. Wollte herausfinden, was du tun würdest. Die alte Furie hat immer als erstes alle Oberflächen mit ihren knochigen Fingern abgewischt, um zu sehen, ob es irgendwo staubig war. Sie hat nur darauf gewartet, den armen Eustace mal so richtig zurechtweisen zu können."

„Hast du etwa dasselbe von mir erwartet?" Ich hob eine Augenbraue.

„Nein, natürlich nicht. Ehrlich gesagt hast du genau das getan, was ich erwartet habe. Du hast dich hier umgeschaut, als handele es sich um den Taj Mahal, zu dem man dir soeben den goldenen Schlüssel auf einem silbernen Tablett überreicht hat." Sie rollte mit ihren Augen. „Ich habe noch nie eine Frau gekannt, deren Höschen von einer Bibliothek so feucht wurden."

„Ach wirklich, Cameron?" Ich wandte mich von ihr ab, denn ich wollte nicht, dass sie sah wie ich rot anlief. Es war irgendwie schon peinlich, dass ich mit meinen fast schon 30 Jahren noch immer so prüde sein konnte, dass ich wegen solch dummer auf Sex bezogenen Kommentare noch erröten würde. Die Wahrheit war, dass mir alles, was irgendwie mit Sex zu tun hatte, ein wenig unangenehm war. Allerdings hatte ich – so wie mit meinem Job – die volle Absicht auch das zu ändern.

Ich hatte angefangen, es als etwas Beschämendes anzusehen, dass ich in meinem Alter tatsächlich noch immer eine Jungfrau war. Also ob ich so unglaublich widerwärtig und beschädigt wäre, dass ich noch nicht einmal einen Mann dazu bewegen konnte mit mir zu schlafen. Dabei war das so weit von der Wahrheit entfernt, wie es das nur sein konnte – zumindest dachte ich das. Aber wie auch immer, ich hatte mir geschworen, dass dies das Jahr sein würde, in dem ich diesem Elend ein Ende setzen würde, wenn auch nur, damit ich sagen konnte, dass ich es endlich getan hatte. Wortspiel beabsichtigt.

Neuer Job, neues Leben, eine neue Seite.

Vielleicht würde ich am Ende sonst noch sprichwörtlich wie die alte Bibliotheken-Jungfer enden, wie – ich schüttelte mich – Miss Slair, aber ich wollte wenigstens einmal herausfinden, was ich hier eigentlich verpasste. Dann wäre es meine Wahl und nicht eine Krankheit, die mir scheinbar anzuhaften schien.

Jawohl, *eine neue Seite.*

Ich blickte Cameron an. „Na komm. Da du ja schon so früh hier bist, kannst du mir dabei helfen, alles für heute Morgen vorzubereiten."

„Deine erste Kinderecke, was?"

Mein erstes Alles – ein ganzes Jahr voller erster Male. „Ich werde wohl auch den Namen dafür ändern." Ich blickte in die Ecke, wo sich in Kürze die Kinder auf den Kissen und Matten tummeln würden, die wir dort ausbreiteten. Miss Slair hatte immer dafür gesorgt, dass sie sich in geordneten Reihen hinsetzen mussten und sie hatte die Kinder dann jeweils mit einem wütenden und ermahnenden Blick angestarrt, wenn diese unruhig oder zu aufgeregt waren. „Das wird Spaß machen. Was hälst du davon, wenn wir es von jetzt an *Die Neue Abenteuerzone* nennen?"

DER TAG VERGING VIEL zu schnell und als es Zeit wurde Feierabend zu machen und die Bibliothek zu schließen, fühlte ich mich immer noch so voller Energie, ich hätte gleich hier und jetzt problemlos den ganzen bisherigen Tag noch einmal durchleben können. Ich liebte die Freiheit unbedacht mit den Kindern und anderen Besuchern, die im Laufe des Tages kamen und gingen, interagieren zu können. Die Atmosphäre im großen Raum fühlte sich gleich von Anfang an sehr viel leichter und freundlicher an, seit Miss Slair nicht mehr anwesend war. Die Furie würde mit Sicherheit niemand vermissen.

„Und wie wirst du nun deinen ersten Tag als die Nummer Eins feiern?" Cameron setzte einen Stapel Bücher auf die Theke der Buchausgabe ab und grinste mich breit an. „Eine aufregende Nacht mit Ramen-Nudeln, heißer Schokolade und Netflix?"

„Ha. Ha. Sehr witzig."

„Du verneinst es aber nicht."

„Allerdings stimme ich auch nicht zu. Was wiederum bedeutet, dass es Nudeln und heiße Schokolade sein könnten, oder aber vielleicht auch ein heißes Date und eine Nacht aus in der Stadt." Es war auf keinen Fall ein Date. Es war niemals ein Date. Ehrlich gesagt klang ihre Idee mit den Ramen-Nudeln, Kakao und Netflix gar nicht so schlecht, aber das behielt ich dann doch lieber für mich. Ich war nun mal kein Partylöwe – ich war ein Stubenhocker, ein introvertierter Bücherwurm und ich liebte es so, mein angeblich langweiliges Leben. Jedenfalls größtenteils.

„Na gut, ok." Sie schob mir den Stapel Bücher entgegen und lächelte mich süßlich an. „Fakt ist, dass *ich* ein heißes Date habe. Macht es dir etwas aus, diese Bücher für mich zu sortieren, damit ich endlich hier raus kann?"

Ich nickte bereits bevor sie ihren Satz zu Ende gesprochen hatte. Wir wussten beide, dass ich für heute Abend nichts geplant hatte. Außerdem machte es mir nicht das Geringste aus, noch etwas länger hier in der Bibliothek zu bleiben und diesen Ort endlich für mich allein zu haben. Schließlich hatte Cameron mir ja meinen Morgen insofern ruiniert, dass ich keine ruhige Minute gehabt hatte, um meinen Erfolg zuerst einmal in aller Ruhe genießen zu können, bevor sich die Türen öffneten. Ich nahm jede sich mir bietende Möglichkeit wahr, allein in meinem zweiten Zuhause zu sein, wann immer es sich mir anbot. „Klar. Verschwinde."

„Vielen Dank! Du bist ein Schatz." Sie war beinahe ein Schatten, so schnell war sie daraufhin verschwunden.

Ich lehnte mich auf meinen Schreibtisch und ließ die Stille auf mich einwirken. Vielleicht war mein Leben langweilig und auch ein bisschen einsam, aber ich war trotzdem stolz auf mich. Vor gar nicht allzu langer Zeit war ich noch ein Kind im staatlichen Pflegesystem gewesen – ein Kind, dessen Aussichten auf ein vernünftiges Leben, welches nicht im Knast oder als drogenabhängig oder vorzeitig in einem Grab enden würde, nicht besonders rosig ausgesehen hatten. Statistisch gesehen war ich eine Ausnahme. Denn ich hatte meine Umstände besiegt. Schritt für Schritt hatte ich mir ein stabiles und respektables Leben aufgebaut. Es stimmte schon, dass ich so gut wie nie über meine Wohlfühlzone hinausging. Ich war nun mal kein großer Fan von Risiken oder Gefahren. Aber wer hatte denn überhaupt festgelegt, dass ein Leben nur dann als gut galt, wenn es wild und verrückt war? Ein genüssliches Leben, umgeben von den mutigsten Abenteurern der Welt, versteckt in den Seiten eines guten Buches, war alles was ich zum Glücklichsein brauchte. Das war doch auch ein Leben, oder etwa nicht?

Die übergroße Uhr an der Wand über dem Schreibtisch ließ mich wissen, dass es nun halb sieben war. Ich schnappte mir den Stapel Bücher, die wieder auf die jeweiligen Regale zurücksortiert werden mussten. Ich kannte diese Regale wie meine Westentasche und es würde kaum Zeit in Anspruch nehmen. Danach ging ich meine Runden und stellte sicher, dass alles ordentlich und sauber weggeräumt und verstaut worden war. Zum Glück war ich allein, denn höchstwahrscheinlich hätte man mich für vollkommen durchgeknallt erklärt, wenn man mein übermäßiges Grinsen gesehen hätte, dass ich einfach nicht unterdrücken konnte.

Ich schnappte mir meine Sachen und warf einen letzten Blick

über den großen Raum, bevor ich dann die massiven Holztüren abschloss und unter das riesige Vordach des Gebäudes trat. Draußen war es bereits dunkel und in diesem Jahr hatte der Winter früher Einzug gehalten, als man es erwartet hatte. Es war eine Nacht wie geschaffen für dicke Pullover und Lagerfeuer. Trotz meiner Vorliebe, meine Zeit am Liebsten allein zu verbringen, hätte ich nun doch gern meine Begeisterung über meinen ersten Tag als Leiterin der Bibliothek mit jemandem geteilt, denn ich war immer noch viel zu aufkratzt. Vielleicht konnte ich Chyna, meinen Zwilling, dazu überreden, zum Abendessen vorbeizukommen und um meine Beförderung wenigstens ein bisschen zu feiern. Ich würde sogar die heiße Schokolade liefern.

Meine Wohnung war nicht allzu weit von der Bibliothek entfernt und ich legte diese kurze Entfernung immer gern zu Fuß zurück. Ich lief die Straße zu meinem Haus hinunter und wurde plötzlich von einer seltsamen Leere erfasst. Es war wie ein sechster Sinn, der an meinem Magen nagte und mir das Gefühl gab, hohl zu sein, als ob etwas fehlte. Das war äußerst enttäuschend, denn schließlich hatte ich gerade den ersten Tag meines absoluten Traumjobs abgeschlossen – und damit ein Ziel erreicht, auf das ich länger als ein Jahrzehnt hingearbeitet hatte.

Eine kalte Abendbrise wehte durch die ruhige Straße und ich zitterte. Nein, es war nicht nur das Gefühl, dass etwas fehlte, sondern vielmehr das Gefühl, dass sich etwas zusammenbraute, dass etwas kommen würde. Ich hatte eine seltsame Vorahnung, dass sich etwas verändern würde. Ich konnte es wie einen sechsten Sinn in meinen Knochen spüren.

Sechster Sinn, ja klar schimpfte ich mit mir selbst. Ich war nicht besonders spirituell und glaubte nicht an all diesen Geister-Flüche-Zauber Hokuspokus, der in der Bayou-Gegend hier unten im tiefen Süden noch immer so extrem vorherrschte.

Wahrscheinlich hatten Camerons Kommentare einfach nur einen wunden Punkt getroffen. Eine Frau brauchte keine wilden Nächte in den Bars der Stadt oder ein heißes Date nach dem anderen, nur damit sie sich gut fühlen konnte. Ein ruhiges und sicheres Leben war nicht gleich automatisch ein leeres Leben. Ich war … glücklich. Das war ich.

Ich zog mein Handy aus meiner Tasche und rief meine Schwester an. Glücklicherweise hatte mich das Leben mit einem Zwilling gesegnet und mir jemanden geschenkt, der es förmlich unmöglich machte jemals wirklich allein zu sein. Anstatt mit Chyna zu sprechen, erhielt ich allerdings nur ihre Mailbox. Und weil ich nicht wollte, dass meine Stimme in irgendeiner Form mitleiderregend oder bedürftig klang, hing ich sofort auf, ohne eine Nachricht zu hinterlassen. Chyna hatte die Fähigkeit sofort zu erkennen, in welcher Stimmung ich mich befand, auch wenn wir nur miteinander telefonierten. Wir hatten eine extrem enge Verbindung zueinander.

Als ich den Weg nach Hause lief, entschied ich mich dazu, dass ich ganz einfach früh ins Bett steigen würde – und zwar mit dem besten Partner, den sich eine Frau nur wünschen konnte – der neuesten Ausgabe meines geheimen und absoluten Lieblingsautoren.

2

CEZAR

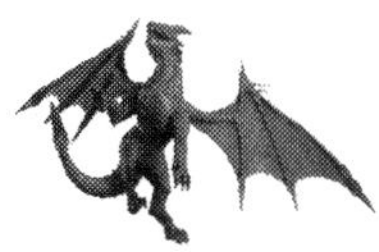

Drachen waren im Grunde genommen territorial, wenn es um ihr Zuhause ging – meist Schlösser – und Ähnliches. Das war uns angeboren. Ich, und die anderen, die mir in diese neue Welt gefolgt waren, waren da nicht anders. Es kam nur ganz besonders selten vor, dass wir uns alle an einem unserer Burgen versammelten, meist auf Grund von irgendeinem Notfall oder einer Krise. Normalerweise würden wir uns vorzugsweise einen neutralen Ort als Treffpunkt aussuchen. In diesem Moment fand ein solches Meeting mitten im abgelegten Sumpf auf einem verlassenen Frachtschiff statt.

Keiner von uns konnte sagen, wie lange dieses Frachtschiff schon dort gewesen oder wann oder wie es verlassen worden war. Unsere Art war vor fast einem Jahrhundert, abzüglich dem einen oder anderen Jahrzehnt, hier in dieser neuen Welt aufgetaucht, und ich konnte mich noch sehr gut daran erinnern, als dieser Sumpfstreifen noch leer gewesen war. Alles, was uns in Bezug auf diese Sache einfiel war die Tatsache, dass hier zuerst nichts existiert hatte und dann war auf einmal ein sehr großer verlassener Kahn aufgetaucht.

Wir bevorzugten es zu fliegen. Nachts war es meist kühl und der Flug war angenehm. Es fühlte sich gut an, endlich mal wieder die

Flügel auszustrecken und sich die Abendbrise über die Schuppen rollen zu lassen. Und trotzdem hatte ich eine tiefe Ruhelosigkeit, die mich innerlich kribbelig machte. Dieses Gefühl hatte ich nun schon seit ein paar Tagen. Aber Drachen fühlten sich normalerweise nie ruhelos. Das würde uns nur in Gefahr bringen. Kein Tier von der Größe eines kleinen Gebäudes sollte sich jemals auch nur annähernd ruhelos oder rastlos fühlen.

Armand, Remy und Blaise waren bereits dort, als ich ankam. Ovide wurde mal wieder vermisst, was nichts Neues war. Er war nie pünktlich. Biest war ebenfalls noch nicht da, aber ihn erwartete ich auch nicht. Mir war vollkommen klar, dass er in der nahen Zukunft viel zu beschäftigt sein würde, um sich unseren Meetings anzuschließen. Außerdem betraf ihn das Thema des heutigen Zusammentreffens sowieso nur wenig. Er hatte sein Weibchen ja bereits gefunden. In diesem Augenblick war er zweifelsohne zu Hause und genoss seine neue Familie. Glückseliges Feuermaul. Ich freute mich für ihn, ganz ehrlich. Allerdings gab es da trotzdem auch diese winzige Seite in mir, die rasend eifersüchtig auf ihn war. Ich war nur selten eifersüchtig auf die Schätze eines anderen Drachen, aber ein Weibchen war ja kein normaler Schatz, sondern über allen Maßen wertvoll. Biest hatte tatsächlich – so, wie es die Menschen zu sagen pflegten – „im Lotto gewonnen". Sein Weibchen war großartig und sie besaß bereits zwei Jungen, mit denen ich mich mittlerweile gut angefreundet hatte.

Armand saß auf einer alten Kiste, sein Gesichtsausdruck unbewegt, obwohl wir alle wussten, dass sich die Rädchen im Kopfe dieses Drachens immer drehten. Wahrscheinlich dachte er gerade an seine nächste Ladung seines Gebräus, das er gerade zusammenkochte. Der Alkohol in dieser neuen Welt hatte so gut wie überhaupt keinen Effekt auf uns, es sei denn, wir konsumierten eine extra große Menge davon. Aber das war es meist nicht wert. Armand hatte es demnach auf sich genommen, nicht nur die Rezepte des Gebräus unserer alten Welt am Leben zu erhalten, sondern er hatte diese dann entsprechend so perfektioniert, damit sie uns dann auch gleich so richtig von den Füßen hauten.

„Du und Ovide – ihr seid jedes Mal zu spät." Remy blickte düster. „Glaubst du, dass wir gerne hier mitten im Sumpf herumsitzen, wie ein paar alte eingerostete Schuppenflügler?"

Blaise rollte wegen seinem Zwillingsbruder mit seinen Augen. „Als ob wir irgendwo anders erwartet würden. Wir haben jetzt schon seit mehr als 75 Jahren wie ein paar alte rostige Schuppenflügler herumgesessen. Außerdem gefällt es mir hier. Es ist fast wie eine abgelegene Insel. Normalerweise gehe ich gern zu der, die Biest gefunden hat, aber seit er sich dort überall gepaart hat, nicht mehr so sehr. Sein Gestank ist einfach nicht auszuhalten."

Ich spazierte die Breite des Schiffes entlang und starrte in den Sumpf. So anders, als unsere alte Welt, was hier nun wirklich nicht. Für die meiste Zeit war der Sumpf eigentlich genau dasselbe – heiß, hohe Luftfeuchtigkeit und manchmal waberte der aufsteigende Dunst von Verwesung und Verrottung in unsere Nasen.

„Inseln sind super." Remy zuckte mit den Schultern. „Aber Weibchen wären noch viel besser."

Ich stand meinen Drachenfreunden gegenüber. „Er hat recht. Wir sind nicht hergekommen, weil wir diesen Sumpf bewundern oder eine persönliche Oase finden wollen. Ich bin mir ziemlich sicher, dass euch allen bewusst ist, warum ich euch hier heute Abend hergebeten habe. Und ich nehme an, dass euch allen ebenfalls bewusst ist, dass wir es hier mit einer eher schwierigen Situation zu tun haben."

Ein allgemeines Seufzen war die Antwort. Ich war mir ziemlich sicher, dass sich die meisten von uns eine Gefährtin wünschten, obwohl es unter uns den ein oder anderen gab, der auch gut ohne ein Weibchen leben konnte. Allerdings war unser *Verlangen* nach einer Gefährtin nicht das ernste Thema, über das ich sprechen wollte. Es war vielmehr die unangefochtene *Notwendigkeit* eines Weibchens. Für unsere Art war ein Gefährte unerlässlich. Einem männlichen Drachen stand nur eine gewisse Zeit zur Verfügung, um ein Weibchen zu finden. Wenn diese Zeit einmal abgelaufen war und er immer noch keine Gefährtin gefunden hatte, würde sich sein Zustand immer mehr bis auf seine grundlegendste tierischste Form verschlechtern. Er würde abbauen. Und nicht nur das, denn so wie eine tickende Uhr, näherte sich auch unsere Zeit dem Ende. Wir hatten ausgerechnet, dass es für diejenigen, die bis zur nächsten Lunar Eklipse kein Weibchen finden würden, zu spät sein würde. Wir würden langsam aber sicher unseren Verstand verlieren und uns dann schlussendlich vollkommen in unsere Drachenform verwandeln, was bedeuten würde, dass wir für immer so bleiben und uns nie wieder in einen Menschen verwandeln konnten.

Als ich damals meine Brüder dazu überredet hatte von unserer alten Welt zu fliehen, hatte ich nicht allzu viel Zeit damit verschwendet, an diesen Teil unserer Existenz zu denken. Um ehrlich zu sein, wir hatten in dieser Hinsicht noch nie zuvor ein Problem gehabt, denn in der alten Welt hatte es mehr als genug Weibchen unserer Art gegeben. Dieses Problem, ob ein Männchen jemals seine Gefährtin finden würde, bevor dessen biologische Uhr auslief, war noch nie zuvor aufgetaucht.

Doch die Drachentöter hatten es irgendwie geschafft, ihre Anzahl mehr und mehr zu erhöhen und uns so dermaßen in die Enge zu treiben, dass wir ... nun, für uns war der einzige Ausweg gewesen ein neues Zuhause zu finden. Selbstverständlich war da noch so viel mehr, was passiert war und was die Umstände erklären würde, aber schlussendlich war es das, worauf es hinausgelaufen war. Eine Handvoll von uns – und soweit wir es wussten, die einzigen Überlebenden unserer Rasse – hatten das tun müssen, was wir tun konnten, um zu überleben.

Wenn wir nun in dieser Welt dahinsiechen und vollkommen als Drache durchdrehen sollten, dann blieb unseren Drachenbrüdern nichts anderes übrig, als uns – im wahrsten Sinne des Wortes – uns jeweils das Licht auszulöschen. Wir konnten die Bewohner dieser Welt schließlich nicht in Gefahr bringen.

„Uns bleibt nicht mehr allzu viel Zeit, um unsere Weibchen zu finden. Aber jetzt, da Biest Sky gefunden hat, besteht wenigstens Hoffnung für uns." Ich hielt mit dem Auf- und Abwandern inne und starrte hinauf in den mit Sternen übersäten Nachthimmel. „Das, was wir im vergangenen Jahrhundert getan haben – was nichts weiter war als herumzusitzen und zu warten – war offensichtlich nicht besonders … erfolgreich.“

„Was hätten wir denn stattdessen tun sollen?“ Blaise starrte gedankenverloren in das trübe Wasser neben ihm. Plötzlich schüttelte er seinen Kopf zu etwas, was sich direkt unter Wasseroberfläche befand, und fauchte leise. „Schwimm schön weiter, kleiner Alligator“, flüsterte er dann. „Meine Zähne sind ein bisschen größer als deine.“

„Ich habe ein paar Nachforschungen angestellt.“

Ein allgemeines Grunzen und Grummeln erhob sich unter den Männern. Sogar Ovide, der soeben mit einem dumpfen Stampfen gelandet war, ließ ein drachengroßes Stöhnen hören. Er verwandelte sich in seine menschliche Form und hielt seine Hand ausgestreckt mit der Handfläche nach oben. „Das schon wieder?“

„Wir müssen unsere Partner finden, Ovide.“

Ovide knurrte laut. „Dann verschwinde ich wieder. Ruf mich wieder her, wenn es Zeit ist sich mit Armands Gebräu das Hirn weichzusaufen.“

Ich fuhr fort und ignorierte die Tatsache, dass er sich augenblicklich wieder zurückverwandelte und davonflog. „Es gibt eine Menge Orte, wo menschliche Männer ihre Weibchen finden.“

Remy wurde hellhörig. „Ach ja? Wo?“

„Bars. Parks. Kirchen …“

„Jetzt sollen wir noch zur Kirche gehen, um dort ein Weibchen zu finden?“ Remy schüttelte seinen Kopf und blies einen dampfenden Atem aus. „Kirche? Komm schon, Cezar.“

„Ich sage euch nur, was ich gelesen habe. Was du mit dieser Information tun willst liegt ganz bei dir.“

„Wo sonst?“

„Supermärkte, Arbeitsplätze, verschiedene Veranstaltungen wie zum Beispiel Festivals und Jahrmärkte …“ Ich versuchte krampfhaft, mir noch weitere Orte in Erinnerung zu rufen, aber mir fiel nur noch einer ein. „Ach ja, Menschen lernen sich mittlerweile auch *online* kennen.“

Blaise verzog eine Miene, die alle Arten von Verwirrung darstellte. „On-*was*-line?“

„*Online*. Im Internet."

„Auf einem Computer? Wie trifft man sich auf einem Computer?"

Ich ließ meine Hand durch mein Haar gleiten. Das wusste ich selbst nicht so genau. Das hatte ich noch nicht herausgefunden. „Diese Sache muss ich noch mal genauer untersuchen."

„Mir gefällt nichts von alledem. Ich will nicht ständig überall hingehen und menschliche Dinge tun müssen, nur weil ich hoffe dort vielleicht mein Weibchen zu finden. Ich hoffe, dass sie zu mir kommen wird. Biests Gefährtin tauchte doch auch einfach in seiner Burg auf. Warum kann mir nicht dasselbe passieren?" Ohne auf eine Antwort zu warten verwandelte sich nun auch Armand und erhob sich mit kräftigen Flügelschlägen in die Luft, was mehr oder weniger allen von uns seine Meinung besonders klarmachte. *So. Eine. Scheiße.*

Remy und Blaise seufzten gleichzeitig und warfen sich vielsagende Blicke zu, bevor sie beide dann ebenfalls davonflogen. Ihre roten und orangefarbenen Schuppen leuchteten im Himmel wie Flammen, als auch sie ihre kraftvollen Flügel schlugen.

Allein mit meinen Gedanken hockte ich nun auf dem Rand des Schiffes und ließ meinen Kopf hängen. Ich konnte ihnen ihr Verhalten nicht einmal übelnehmen. Mir ging es nicht anders und ich spürte dieselbe Frustration und Verzweiflung wie sie. Es war fast so, als ob wir allesamt spüren konnten, wie die Eklipse immer näher rückte und wie sich unser Leben einem tragischen Ende näherte. Wie ein langsam kriechendes Insekt, das an unseren Rücken hinaufkroch, rückte diese Zeit näher. Wir alle hatten mitansehen müssen, wie unsere Art beinahe komplett ausgelöscht worden war, als man tausende von uns abgeschlachtet hatte. Solch ein verheerender Verlust machte es uns beinahe zu leicht einfach aufzugeben. Wo sich Verzweiflung viel zu einfach in Resignation verwandeln konnte.

Mir selbst gefiel dieser Gedanke auch nicht besonders, in einem Supermarkt herumhängen zu müssen, wo mir mein Weibchen vielleicht über den Weg laufen könnte, aber ein Drache musste tun was ein Drache tun musste.

Ich verwandelte mich und erhob mich in den Himmel – ein

gigantisches grünes Biest. Es erschien mir immer noch wie ein Wunder, dass wir schon so lange unsere Existenz vor den Menschen haben verheimlichen können. Aber wahrscheinlich sahen die Menschen nur das, was sie sehen wollten. Und die wenigen, die uns doch gesehen hatten, waren dann gleich als durchgedreht abgeschrieben worden. Für die meisten existierten wir also nur in der Folklore und in Märchen, wie Big Foot oder diese verdammten UFOs.

Ich musste mit meiner Suche beginnen. Aber zuerst musste ich nach Hause gehen und mir etwas anziehen. Die Menschen mochten es nicht, wenn man ohne Kleidung herumlief. Sie würden einen sogar verhaften, wenn man das tat. Also, Kleidung zuerst, und dann würde ich mit meiner Suche im Supermarkt beginnen. Ich musste eh noch ein paar Dinge fürs Abendessen besorgen. Ich hatte ein neues Rezept entdeckt, dass ich ausprobieren wollte. Wenn ich also mein zukünftiges Weibchen nicht im Save-and-Shop vorfinden sollte, dann würde ich aber wenigstens ein gutes Abendessen genießen können.

Auch wenn die anderen Drachen nicht allzu erpicht waren, ihre Weibchen zu suchen – ich war es. Ich konnte es kaum erwarten, endlich meine Gefährtin zu finden und mich mit ihr zu paaren. Ich konnte es kaum erwarten endlich Nachwuchs zu haben, der dann durch meine Burg herumtollte. Allerdings war mir auch bewusst, dass im Vergleich zu unseren die menschlichen Gewohnheiten im Bezug aufs Paaren vollkommen anders waren. Es war uns allen relativ schwergefallen, uns an diese neue menschliche Welt zu gewöhnen. Ich tat alles was ich konnte, um die Gepflogenheiten der Menschen besser zu verstehen und ich untersuchte und studierte ihre Literatur und Kultur so gut ich es konnte, um mich entsprechend anzupassen.

In Bezug auf das menschliche Paarungsritual und Bräuche hatte ich mir mittlerweile ein gutes Wissen zugelegt und wusste mehr oder weniger, was diese Menschen taten und was nicht. Ich war vollkommen dazu bereit alles auszuprobieren, was die Bücher rieten. Ich würde meine biestliche Natur unterdrücken und mich an deren

Vorgehensweisen halten – ich würde das tun, was notwendig war und meine Gefährtin finden.

Unglücklicherweise gingen ihre Rituale und Bräuche so sehr gegen meine eigene Natur, dass mir dieses Vorhaben manchmal fast unmöglich erschien. Und manchmal war es sogar beängstigend.

3

CHERRY

Cameron arbeitete nur an drei Tagen pro Woche in der Bibliothek. An den anderen zweieinhalb Tagen übernahm dann eine ältere Frau namens Marilyn den Posten. Es war etwas einfacher, mit Marilyn zusammen zu arbeiten, und ich hatte oft das Gefühl, dass sie selbst die Bibliothek genauso liebte, wie ich es tat. Die alte Furie vor mir hatte Marilyn nie erlaubt vorzulesen. Aber ich hatte aus eigener Erfahrung gelernt, dass sie ein Buch so wunderbar vorlesen konnte, wie kein anderer. Sie ließ die Charaktere regelrecht zum Leben erwachen und sie schaffte es beinahe spielerisch, die Aufmerksamkeit der Zuhörer ununterbrochen auf sich zu ziehen. Die Furie hatte jahrelang Marilyns Talent ignoriert, aber ich würde das mit Sicherheit nicht tun.

Am Freitagabend blieb die Bibliothek für gewöhnlich länger auf, weil dort dann ein Bücherclub für besonders alte Bücher tagte. Die Teilnehmerzahl war mittlerweile so niedrig, dass diese Meetings auch aus Budgetgründen längst hätten abgesagt werden sollen. Der einzige Grund, warum diese Einrichtung noch immer gestattet wurde war die Tatsache, dass dieser Bücherclub aus der Furie und vier ihrer Freundinnen bestand. Ich dachte nun darüber nach, diesen Club ein für alle Mal abzuschreiben, allerdings war es zutiefst mit mir verwurzelt dafür zu sorgen, das Lesen zu fördern und Bücher zu teilen.

Also rang ich mich dazu durch, das Programm beizubehalten und einfach ein paar Veränderungen vorzunehmen, um etwas frischen Wind in das Format zu bringen. Die erste Änderung war, dass wir nicht länger davon ausgehen sollten, dass es immer noch besonders hip und cool war an einem Freitagabend Jane Austen zu lesen. Selbstverständlich betraf dies nicht unbedingt mich, denn ich konnte Jane Austen immer lesen, inklusive Freitagabende, aber ich wollte eine größere Gruppe anlocken – vorzugsweise Frauen, die ein wenig Zeit *für sich selbst* verdient hatten, um sich zu entspannen und sie selbst zu sein. Deshalb mussten sich einige Dinge ändern. Und deshalb hatte ich auch Marilyn die freie Wahl überlassen, welches Buch denn nun ausgewählt und vorgelesen werden sollte. Ich hatte sie auch dazu ermuntert, ein paar Flyer vorzubereiten und diese dann überall in der Stadt zu verteilen, um neue Leute anzulocken.

Als Marilyn endlich die Freiheit gegeben worden war, die Dinge selbst in die Hand zu nehmen, hatte sie diese Chance mit beiden Händen ergriffen und schlichtweg einen herausragenden Job geleistet. Die Teilnehmerzahl war weitaus höher, als ich es erwartet hatte. Der Konferenzraum war voller neuer Gesichter, meist junge Frauen, aber auch älteren Gesichtern. Und obwohl sich die Furie tatsächlich anstrengte, um die meisten von ihnen wieder zu vertreiben, so sah es doch so aus, als ob sich viele von ihnen wirklich amüsierten und eine gute Zeit hatten. Ich selbst hatte ein paar Flaschen Wein und Saft besorgt, sowie einige Snacks dazu serviert, und die Damen schienen mehr als zufrieden damit zu sein, billigen Wein aus Papierbechern zu schlürfen, während ihnen Marilyn aus einem BDSM-Buch vorlas, welches sich mit den einzelnen Schwierigkeiten befasste eine lang anhaltende Beziehung in dieser Szene zu etablieren. Zugegeben, vielleicht hätte ich ja doch darauf bestehen sollen, ihre Buchauswahl zuerst zu *genehmigen*, bevor ich Marilyn komplett die Zügel überließ. Wer hätte denn auch erwartet, dass sie solche Vorlieben hatte?

Mein Gesicht war vor lauter Verlegenheit knallrot angelaufen, aber es war es trotzdem wert gewesen, die Freunde der Furie und sie selbst dabei zu beobachten, wie sie sich auf ihren Stühlen wanden, während Marilyn Worte vorlas, die sie wohl noch nie zuvor laut ausgesprochen gehört hatten. Ehrlich gesagt, hatte auch ich noch nie zuvor dieses Vergnügen gehabt. Das Beeindruckendste war, dass Marilyn sie nicht nur vorlas ... sie ging regelrecht darin auf. Sie führte sie vor. Allerdings – bis auf die Furie – schien genau das den meisten zu gefallen. Auch wenn mir selbst dieses spezielle Thema unangenehm war, so machte es mir doch einen riesen Spaß die Furie zu beobachten, denn sie mache ein Gesicht, als hätte sie soeben die Kerne aus einer Zitrone gesaugt.

Am Ende des Abends, als die Besucher dann entweder nach Hause getorkelt oder von ihren nüchternen Partnern abgeholt worden waren, sammelte ich dann die Papierbecher ein und schob die Stühle wieder in deren ursprüngliche Position. Ich hatte erwartet, dass alle bereits gegangen waren. Aber als ich dann das typische Räuspern der Furie hinter mir hörte, sprang ich fast einen Meter in die Höhe.

„Ach du meine Güte! Sie haben mich vielleicht erschreckt!“ Ich presste meine Hand auf meine Brust und schüttelte meinen Kopf. „Sie haben sich angeschlichen, Miss Slair.“

„Es gibt da etwas, was wir besprechen müssen, Cherry. Ich hatte nicht vor, dich in der ersten Woche in deinem neuen Job schon zu blamieren, aber ich fand den heutigen Abend wirklich sehr unangenehm und unpassend. Alkohol, schmierige Bücher ... Ich bin noch nicht einmal eine Woche weg und schon scheint die Bibliothek in den Abgrund zu verfallen. Ich bin zutiefst besorgt.“

Ich zwang mich zu einem Lächeln. Während ich meine höfliche Anrede nie abgewöhnt hatte, war es der Furie nie eingefallen, mich jemals als erwachsene Frau zu akzeptieren und mir den entsprechenden Respekt entgegenzubringen. In ihren Augen war ich immer noch ein Kind. „Sie müssen sich wirklich keine Sorgen machen. Ich kann ihnen versichern, dass es alles seine Richtigkeit hat.“

„Wie rechtfertigst du denn dann bitte diesen heutigen Abend?“

„Überhaupt nicht, Miss Slair. Wir hatten alle eine gute Zeit. Es waren so viele Leute hier, wie schon lange nicht mehr, und jeder ist mit einem Lächeln nach Hause gegangen. Sie alle schienen happy zu sein. Unsere Marilyn kann wirklich jede Geschichte zum Leben erwecken, nicht wahr?“

„Nicht *jeder* war happy. Die Mitglieder des ursprünglichen Clubs hatten bestimmt nicht erwartet hier heute Abend gezwungenermaßen der … der … der Pornografie zuhören zu müssen.“

Ich atmete langsam und tief ein und behielt mein Lächeln bei, denn schlussendlich hatte keine der Damen den Event frühzeitig verlassen. Sie hätten schließlich jederzeit gehen können. „Es tut mir leid, dass ihnen die neue Richtung, die dieser Buchclub eingeschlagen hat, nicht gefällt. Es ist wichtig, dass wir mehr Mitglieder anlocken und sich mehr Frauen jeden Alters engagieren, sowie etwas mehr Vielfalt miteinbringen. Wenn wir uns also nicht auf den Inhalt einigen können, dann sollten wir den Bücherclub vielleicht in zwei Gruppen aufteilen.“

„Und dann diese niederträchtigen Vorlesungen unter demselben Dach stattfinden lassen?“

„Sie können selbstverständlich jederzeit ihren Bücherclub gern zu ihrem Haus verlegen, Miss Slair.“ Mein Lächeln war wie aus Stahl. „Oder sie können sich hier am Samstagmorgen treffen.“

„Das ist doch wirklich unglaublich. Ich hätte diesen Ort niemals verlassen dürfen. Ich hätte nie in Rente gehen sollen. Es wird nicht lange dauern, bevor diese Bibliothek ganz in den Ruin verfällt.“ Sie stürmte an mir vorbei und warf mir einen letzten besonders böswilligen Blick zu. „Ich werde das mit dem Präsidenten der Gemeinde besprechen.“

Ich unterdrückte eine beleidigende Antwort und wandte mich der Bücherausgabe zu, wo Marilyn sich mit einem gutaussehenden Typen unterhielt. Als sie sich zu mir umdrehte und auf mich wies, verpufften augenblicklich alle Gedanken an die Furie. Ich trat einen Schritt vor und bedachte den Fremden mit einem Lächeln, das einer Bibliotheksleiterin würdig war. „Wie können wir ihnen helfen?“

Marilyn grinste mich von hinter seinem Rücken an und zuckte mit ihren Augenbrauen. „Nicht wir. Du. Er hat nach dir gefragt. Ich werde den Rest aufräumen.“

Ich wollte mich nach ihr ausstrecken und ihren Arm ergreifen, aber dieser Mann starrte mich von oben herab mit solch einer Intensität an, dass ich es nicht konnte. „Also gut, wie kann *ich* ihnen helfen?“

Er lächelte mich mit einem überaus selbstbewussten halben Grinsen an und ließ seine Augen wie ein Scanner an meinem Körper auf- und abwandern. Als er mir dann wieder ins Gesicht blickte, war ich mir ziemlich sicher, dass ich puterrot angelaufen war. Er war wirklich verdammt gutaussehend mit seinen hellen blauen Augen und jungenhaftem Stil. „Ich hatte gehofft, dass wir uns für eine Weile unterhalten könnten. Aber ich sehe, dass sie sehr beschäftigt sind.“

Plötzlich hatte ich die verrückte Eingebung, dass er mich auf ein Date einladen würde, und ich erwischte mich dabei, wie ich mit zitternden Fingern in meinem Haar herumspielte und eine Strähne um meinen Finger wickelte. Alles in mir schrie danach wegzulaufen, aber ich bekämpfte diesen Instinkt wie eine Gladiatorin. *Hör auf damit! Neue Seite, Cherry. Neue Seite.* Wenn ich jedes Mal davonrennen würde, wenn mir ein Mann auch nur das geringste Interesse zeigte, dann würde ich noch als Jungfrau sterben – was ich natürlich nicht wollte. *Als Jungfrau sterben?* Das war ja wohl vollkommen durchknallt. Ich verhielt mich wie ein Idiot. Ich kannte den Mann doch überhaupt nicht. Oder doch? Ich studierte sein Gesicht noch einmal etwas genauer. Nö. Hatte ihn noch nie zuvor gesehen. Warum wollte er mich also auf ein Date einladen? Weil das nun mal so in romantischen Büchern funktionierte? Ich betrachtete sein Gesicht und seinen Körper noch einmal. Könnte dieser Mann tatsächlich mein erster Liebhaber sein? „Ähm, ja ... ich habe ein wenig zu tun. Ich ... ähm, sollte Marilyn dabei helfen aufzuräumen.“ Marilyn räusperte sich etwas zu lautstark von nicht zu weit entfernt. „Mach dir keine Sorgen. Ich hab das hier im Griff. Kümmere dich um unseren Besucher. Ich schließe ab.“

Ich zögerte sofort. „Das musst du nicht ...“

„Geh schon!“ Sie warf mir einen ernsten Blick zu und knotete dann einen vollen Plastiksack zu. „Wir sehen uns dann morgen früh wieder.“

Der Mann lächelte auf mich herunter. „Mein Name ist übrigens Taylor. Darf ich dich nach Hause bringen?“

Eintausend Alarmglocken explodierten in meinem Kopf. „Ähm, … Ich glaube nicht, dass …“

„Ich kenne deine Schwester. Ich bin kein Freak. Versprochen.“ Er lachte leise und zuckte mit den Schultern. „Rufe Chyna an. Frag sie.“

Marilyn stupste mich gegen meine Schulter in Taylors Richtung und schnaubte spöttisch. „Natürlich bist du kein Freak. Sie braucht Chyna nicht anzurufen. Sie wäre dir sehr dankbar, wenn du sie nach Hause bringen würdest.“

Ich seufzte und nickte dann. „N-Na gut.“

Taylor grinste und sein jungenhafter Charme schien ihm aus jeder Pore zu triefen. „Super. Dann lass uns gehen.“

Ich schnappte mir meine Tasche, die hinterm Tresen stand, und zog mir die Riemen über die Schulter. „Dann mal los.“

Als wir dann aus der Bibliothek heraustraten und in die Richtung zu meinem Haus einbogen, warf ich einen Blick zurück. Die warme Beleuchtung der Bibliothek gegen den schwarzen Nachthimmel schien mich zurückzurufen. In der Gegenwart von Männern hatte ich mich noch nie besonders wohl gefühlt. Noch nie. Besonders dann, wenn diese Männer dann auch noch solch gutaussehende Männer mit einem solch strahlenden Lächeln daherkamen, dass sie damit ein ganzes Fußballstadion hätten beleuchten können. Denn normalerweise fragten mich solche Männer nicht, ob sie mich nach Hause begleiten durften.

In meinem Kopf spielten sich alle möglichen Szenarios ab – die Angst vor einer seriösen Verbindung, Unvertrauen, Angst vor dem Verlassenwerden. Hey, welches Kind, das im Pflegesystem von einer Familie zur nächsten weitergereicht worden war, hatte keine Probleme?! Allerdings hatte ich mir aber auch geschworen, eine neue Seite aufzuschlagen, was wiederum bedeutete, dass ich mutiger sein wollte und musste. Ich hatte insofern Glück, dass ich nicht allzu viel Wein aus Papierbechern getrunken hatte. Und meines Erachtens nach war Taylor ganz einfach zu süß, um als ein psychotischer Serienmörder durchzugehen.

„Worüber wolltest du also mit mir sprechen?“ Klang ich atemlos? Was war nur los mit mir?

„Nun … Ich bin schon eine ganze Weile mit Chyna befreundet.“ Er legte seine Hand auf meinen Ellenbogen und führte mich fürsorglich um die Wurzel eines Baumes herum, die sich durch den Bürgersteig gebohrt hatte. „Sie spricht die ganze Zeit von dir. Ich habe das Gefühl, dass ich dich schon sehr gut kenne.“

Ich biss mir auf die Lippe, als mir auffiel, wie weich sein kurzgeschnittenes Haar aussah, und diese Grübchen in seinen Wangen waren auch nicht gerade besonders abstoßend. Er war relativ groß. Ich liebte große Männer. „Ja?“

„Ich habe mich gefragt … Ok. Das wird sich jetzt vielleicht verrückt anhören.“ Er stoppte mitten im Gehen und ergriff meine Hand, um mich ebenfalls anzuhalten. Dann trat er näher zu mir und lehnte sich zu mir herunter. „Versprich mir, dass du nicht nein sagen wirst?“

Mein Herz klopfte mir bis zum Hals. Man hatte mich schon so lange nicht mehr gefragt, ob ich mit jemandem ausgehen wollte. Ich konnte mich kaum noch daran erinnern, was überhaupt beim letzten Mal geschehen war. Jedenfalls war ich noch nie mit jemandem ausgegangen, der so verdammt lecker aussah, wie dieser Taylor hier. Meine Güte, vielleicht war dies endlich der Moment, auf den ich schon so lange gewartet hatte. Meine neue Seite. „I-Ich werde nicht n-nein sagen.“

„Könntest du für mich bei Chyna ein gutes Wort einlegen? Ich will so gern mit ihr ausgehen, aber ich befürchte, dass sie mich bereits in die Freundeszone abgeschoben hat. Ich dachte, wenn du ihr gegenüber vielleicht erwähnst, dass wir uns kennengelernt haben, und dass du glaubst, dass ich ein guter Partner für sie wäre …“

Meine Schultern sanken und ich trat einen Schritt von ihm weg. War ja mal wieder klar. Chyna. Was hatte ich mir nur wieder eingebildet? Männer waren nicht an Frauen wie mich interessiert. Vor allen Dingen dann nicht, wenn sie meine fast gleich aussehende, aber definitiv sehr viel attraktivere Schwester kennengelernt hatten. Einfache, langweilige Frauen wie mich hatten nicht die geringste

Chance gegen die Chynas dieser Welt, die dann auch noch Single und zu haben waren.

Mit einem Mal war ich stinksauer, allerdings mehr auf mich selbst. Wie hatte ich nur so dumm sein und glauben können, dass ein supersüßer Typ wie Taylor tatsächlich mit *mir* ausgehen würde?

„Ist das seltsam? Ich meine, ich weiß, dass das total verrückt ist, aber ich mag sie wirklich sehr."

Ich entzog ihm meine Hand und steckte sie in meine Handtasche, wo ich nach meinem verdammten Schlüsselbund irgendwo in diesem verdammten Chaos herumkramte. Je früher ich diesen Kerl loswurde desto besser. „Chyna sucht sich ihre Männer selbst aus, Taylor."

„Aber ..."

„Es tut mir leid, aber ich habe ein Rendezvous mit ein paar Ramen-Nudeln und heißer Schokolade. Auf Wiedersehen!"

So viel zum Thema *eine neue Seite aufschlagen*.

4

CEZAR

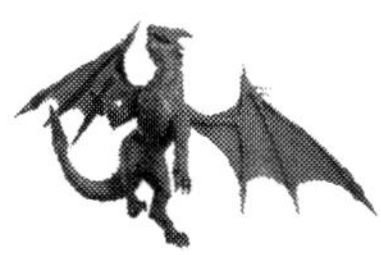

„Biest und Sky saugen sich ständig am Gesicht herum und es ist so ekelig – nur Zungen und Sabber. Es ist ekelhaft, wenn man seine Tante mit *irgendjemandem* beobachten muss, mit dem sie so rumknutscht.“ Casey tat so als müsste er würgen und ließ sich dann auf die Couch zurückfallen. „Außerdem gefällt es mir hier eh besser. Du hast wenigstens coole Spiele.“

„Aber du solltest dir wirklich einen Internetanschluss besorgen“, sagte Nick, sein älterer Bruder, als er sich dann neben Casey ebenfalls aufs Sofa fallen ließ. „Dann könnten wir auch gegen andere Leute spielen, nicht nur gegen dich, Cezar. Tut mir leid, dass ich so brutal ehrlich sein muss, aber du bist so furchtbar schlecht.“

Ich blies ihnen eine kleine Flamme Feuer entgegen. Gerade genug, um sie zum Aufspringen zu zwingen. „Ich bin nicht schlecht. Ich spucke Feuer.“

Casey jubelte laut auf und setzte sich aufrecht hin. „Das. War. Klasse! Kannst du uns später wieder für einen Aus-*Flug* mitnehmen?“

Ich grinste und zuckte mit den Schultern. „Vielleicht.“

Wenn ich ehrlich war, dann musste ich zugeben, dass ich diese beiden Jungen mochte. Sie waren angenehme Gesellschaft, obwohl sie mit ihren vierzehn und sechzehn Jahren eigentlich noch Babys waren. Ich hatte dieses Alter schon jahrzehntelang nicht mehr gesehen – oder vielmehr Jahrhunderte. Die Jungen hatten eine gute Energie an sich und waren leicht zu begeistern. Sie gehörten Biests neuem Weibchen Sky. Na ja, die beiden gehörten ihr nicht wirklich, aber sie war ihr Vormund.

„Was ist los, Cezar?" Nick ließ seinen Gamecontroller locker in seiner Hand hängen, als er zu mir rüber blickte. „Du bist heute irgendwie anders als sonst."

Ich leckte mit meiner Zunge über meine Zähne, als ich meinen heutigen Morgen dachte. Ich hatte mehrere Stunden in einem Park damit verbracht, Weibchen auszukundschaften, weil ich gehofft hatte, dass ich vielleicht auf meine Gefährtin stoßen würde. Aus irgendeinem Grund hatte mich eines dieser Weibchen mehrfach mit ihrem winzigen Beutel geschlagen, mich als einen Perversling beschimpft und dann angeschrien, dass ich gefälligst aufhören sollte, die Kinder anzustarren. Ich hatte nicht die geringste Ahnung, was sie so wütend gemacht hatte. Ich hatte keinerlei böse Absichten den Kindern gegenüber. Ich wünschte mir einfach nur, dass ich meine eigenen Jungen haben könnte. Ich sehnte mich regelrecht danach, mein eigenes Weibchen zu finden und endlich eine Familie zu gründen. In letzter Zeit, mit jedem Tag, der verging, fragte ich mich wieder und wieder, ob das jemals geschehen würde. Der ganze verdammte Morgen hatte meine Stimmung gehörig nach unten gezogen. Wie zum Henker sollte ich jemals meine Gefährtin finden, wenn all diese menschlichen Weibchen Angst vor mir hatten?

„Cezar?"

Ich schüttelte meinen Kopf und zuckte mit den Schultern. „Es ist nichts."

„Komm schon. Uns kannst du es ruhig erzählen. Du kannst alles mit uns teilen. Wir sind hier schließlich unter uns, wie Brüder. Wir würden es niemals weitererzählen. Großes Ehrenwort." Casey grinste, als er das sagte, und ich hätte schwören können, dass die Menschen diesen Gesichtsausdruck als *teuflisch* bezeichnet hätten.

Ich runzelte meine Stirn und ließ mich nun selbst ihnen gegenüber in meinen großen Sessel fallen. „Es geht um Weibchen."

„Ok. Ich nehme alles zurück, was ich gesagt habe. Ekelhaft.“

„Halt die Klappe, Casey. Du bist eh noch zu jung für sowas.“ Nick schob seine Brust hervor. „Ich bin schon fast siebzehn Jahre alt. Ich hatte schon ein paar Freundinnen.“

„Du hattest eine Freundin und die hat dich in den Wind geschossen, weil sie dich in ihrem Badezimmer dabei erwischt hat, wie du dir gerade einen rausrubbeln wolltest.“

„Casey! Das ist der Grund, warum dir niemand etwas anvertraut! Großes Ehrenwort? Wenn dich jedes Mal der Blitz treffen würde, wenn du alles weitererzählst, dann wärst du schon mindestens fünfzig Mal getroffen worden.“

Ich grinste. „In ihrem *Badezimmer*?“

Nick zuckte mit den Schultern, sein Gesicht so rot wie rote Beete. „Sie hat nicht einmal angeklopft. Es war nicht allein mein Fehler. Jedes Mal, wenn ich dort war, lief ihre Mutter immer in diesen viel zu kurzen und tief ausgeschnittenen Kleidern herum. Und sie hat sich immer wieder vor mir gebeugt.“

Ich nickte. „Zwei Dinge. Eins. Halte dich von dem Haus fern. Weibchen wie diese bringen nur Probleme. Zwei. Halte deine Hosen an, bis du wieder Zuhause bist.“

„Können wir endlich über was anderes reden? Ganz ehrlich. *Irgendwas anderes*?“ Er stöhnte und lehnte sich zurück auf die Couch, bis er mehr oder weniger einfach dort lag.

In dem Versuch, ihn aus seiner Lage zu retten, räusperte ich mich. „Es fällt mir schwer mein eigenes Weibchen zu finden.“

Casey schlurfte grollend in die Küche und rumorte dann lautstark in meinem Snack-Schrank herum, den ich mit Junkfood vollgestopft hatte, falls die Jungs hier waren, bevor er sich eine Tüte Chips schnappte. Auf dem Rückweg sah ich dann, wie er mit seinen Augen rollte. „Warum willst du überhaupt eine?“

Nick schüttelte seinen Kopf. „Du kapierst das alles noch nicht, Casey. Männer *brauchen* nun mal gewisse Dinge.“

Ich zog meine Augen zu schmalen Schlitzen zusammen. „Männer *brauchen* Dinge?“ Nick nickte und setzte sich aufrecht hin. „Oh ja. Mein Dad hat mir das gesagt. Männer sollten immer ein paar Frauen um sich haben, für … du weißt schon … gewisse Bedürfnisse, die ein Mann nun mal hat. Ist das nicht dasselbe mit euren Gefährten?“

Ich rieb mir den Nacken. „Nein, Nick, Frauen sind keine Objekte, nur um die Bedürfnisse eines Mannes zu stillen. Dadurch, dass ein Teil meiner Biologie ein männlicher Drache ist, brauche ich ein Weibchen, das geistig gesund, stabil und ausgeglichen ist, das stimmt schon. Aber Gefährten bedeuten auch eine große Verantwortung – eine Ehre. Es ist unsere Aufgabe als Männchen *ihre* Bedürfnisse zu erfüllen und *sie* glücklich zu machen. Eine Gefährtin zu haben sollte sich so anfühlen, als ob man einen besten Freund gefunden hat – einen allerbesten Freund.“

Ich schüttelte meinen Kopf. „Ein Mann sollte eine Frau niemals so behandeln, als sei sie einzig und allein nur dafür da, seine Bedürfnisse zu befriedigen. Gefährten sollten sich vollkommen ergänzen.“

Casey schwieg für eine Weile. Dann warf er Nick einen Blick zu und atmete tief aus. „Dann ist das also nicht so wie mit Mama und Papa, oder?“

Nicks Gesichtsausdruck sah ernüchtert aus. „Ganz bestimmt nicht so wie Mama und Papa. So sollte es eben nicht sein.“

Ich ging durch den Raum und setzte mich zwischen die beiden. Um das Thema zu wechseln schnappte ich mir einen Gamecontroller und grinste sie herausfordernd an. „Ich habe geübt. Ich wette ich kann euch jetzt beide schlagen.“

Für die nächsten zwanzig Minuten spielten wir eine angespannte Runde des Spiels *Call of Duty: Black Ops 4*, bis Casey dann auf den Pauseknopf drückte. „Ich habe eine Idee, Cezar, warum suchst du nicht online nach einer Gefährtin?“

Ich warf den Controller in meinen Händen hin und her. „Ja. Den Gedanken hatte ich auch schon, aber ich habe das noch nicht so richtig begriffen, wie das genau funktionieren soll.“

„Dude. Du gehst einfach ins Internet und auf eine dieser Dating-Seiten. Dann meldest du dich an und fängst an zu suchen.“ Nick zog ein Handy aus seiner Hosentasche, tippte mit dem Finger ein paar Mal auf den kleinen Bildschirm und reichte es mir dann. „Siehst du? Das hier ist Tender.“

„Warum hast *du* das?"

Er wurde verlegen und puterrot. „Ähm … Bedürfnisse?"

„Weiß deine Tante davon?"

„Ach du scheiße! Natürlich nicht! Bist du verrückt? Sie würde total ausflippen. Sie behandelt mich immer noch wie ein Baby!"

Ich seufzte. Er *war* immer noch fast wie ein Baby. Allerdings würde ich es vor ihm nicht unbedingt so laut sagen, um seine Gefühle nicht zu verletzen. „Du erscheinst mir noch ein wenig zu jung, um bereits nach Gefährten zu suchen."

„Ich suche nicht nach einer Gefährtin. Ich suche nur nach einem Date." Er grinste. „Aber es hat mir bisher noch nicht viel gebracht. Anscheinend benutzt kein einziges Girl in dieser Umgebung diese App und wenn doch, dann sind die Mädels schon alt und über dreißig. Und ich steh nicht so auf alte Weiber."

Ich tippte auf eine blinkende Taste und in der nächsten Sekunde tauchten Bilder von Frauen auf. Auf einem dieser Bilder entdeckte ich sogar einen niedlichen Welpen mit lockigem Fell. Ich hatte noch nie zuvor ein Haustier besessen, aber ich hatte schon unzählige Menschen damit gesehen. Es war wirklich sehr liebenswert.

„Die?" Nick runzelte die Stirn. „Im Ernst?"

Ich blickte zu ihm auf und war doch etwas verwirrt. Er starrte auf das Handy. „Warum nicht?"

„*Das* ist der Typ Frau, den du suchst?"

Ich betrachtete das Bild noch einmal und sah nun die Frau darin an. Ich zuckte die Schultern. Sie schien akzeptabel zu sein, allerdings fühlte ich keinerlei Drang mich ihr zu nähern, was ein Drache unweigerlich spüren würde, sobald seine Gefährtin in der Nähe war. „Ich mag ihren Hund."

„Oh Gott. Das wird schwieriger werden, als ich dachte."

Ich schüttelte meinen Kopf und betrachtete dann noch ein paar weitere Fotos. Keine dieser Weibchen weckten mein Interesse und nach einer Weile gab ich Nick das Handy wieder zurück. „Nicht beeindruckt."

„Dies sind ja auch die Frauen, die anhand meiner Vorlieben ausgewählt wurden. Du musst dir dein eigenes Konto einrichten und dann deine eigene Auswahl ansehen.“ Er steckte sich sein Handy wieder in die Hosentasche und grinste. „Wenn du willst, kann ich dir ein Konto einrichten.“

Obwohl er derzeit noch der vernünftigere der beide Jungen war, so hatte ich trotzdem meine Bedenken, ihn mit solch einer wichtigen Aufgabe zu betrauen. „Das werde ich selbst tun.“

„Wie? Du hast ja nicht einmal Internetanschluss und dein Handy ist hundert Jahre alt. Es wird wirklich Zeit, dass du in das 21. Jahrhundert einsteigst, Dude.“ Casey schnappte sich mein Klapphandy vom Couchtisch. „Hat dieses Ding überhaupt Instagram?“

Ich strich mir mit meinen Händen durchs Haar. Die neumodische Welt war so verwirrend und unübersichtlich. Ich versuchte es ja, aber jedes Mal, wenn ich etwas Neues dazulernte, tauchten gleich zehn neue Dinge auf, die mich daran erinnerten, wie unwissend ich tatsächlich war. Was zum Teufel war Instagram und wie beschaffte man sich das?

„Ganz ehrlich, Cezar. Du bist wie ein alter Opa, der einfach nicht mithalten kann.“

Ich knurrte Casey an und schnappte meine Zähne, als würde ich ihm drohen ihn aufzufressen. Er konnte von Glück sagen, dass ich mir vor langer Zeit diese Regel auferlegt hatte, die mich davon abhielt Menschen zu verspeisen.

5

CHERRY

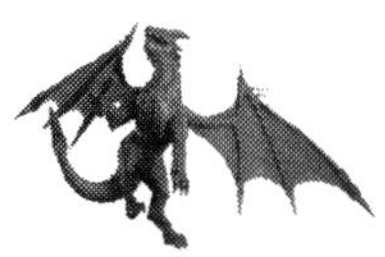

Montagmorgen und die zweite Woche, in der ich nun den Titel Bibliotheksleiterin der Brasseaux Public Library stolz vor mir hertrug, und Cameron starrte mich mit einem fragenden Blick an. Ich konnte nicht anders und tat es ihr gleich, indem ich sie mit einem kühlen Blick aus zusammengekniffenen Augen anstarrte und sie mehr oder weniger herausforderte auch nur ein Wort zu sagen. Heute war ich zu spät zur Arbeit erschienen und wir hatten gleich von Anfang an ziemlich viel zu tun gehabt. Dabei wusste ich ja, was sie mich so unbedingt fragen wollte. Sie wollte wissen, was zum Teufel mit mir los war. Ich wünschte, ich wüsste es selbst. In dieser letzten Woche hatte ich mich die ganze Zeit irgendwie gefühlt, wie … nun, wie *aus der Bahn geworfen.* Wenn ich abergläubisch wäre und an Hokuspokus glauben würde, dann könnte ich wenigstens sagen, dass ich eine Art Vorahnung hatte. Aber das tat ich nun mal nicht. Das war also kompletter Unsinn.

Wie dem auch sei, jedenfalls war ich in letzter Zeit nicht ich selbst. Ich hatte meine Brille zerbrochen und sie dann mit Isolierband wieder zusammengeklebt. Und dann kam ich auch noch zu spät zur Arbeit? Es war das allererste Mal gewesen, dass ich mich verschlafen hatte. Das allererste Mal. Ich hatte kaum genug Zeit gehabt, mich anzuziehen, bevor ich dann gleich zur Tür rausrannte. Jetzt hatte ich einen riesigen Flecken auf der einen Seite meiner weißen Bluse, weil ich mir in meiner Eile meinen ganzen Kaffee darüber geschüttet hatte. Hinzu kam noch, dass ich in der Nacht zuvor mit nassen Haaren eingeschlafen war und nun so aussah, als ob ich meinen Finger in eine Steckdose gesteckt hatte. Ich war heute wirklich ein absolut chaotischer Anblick der übelsten Sorte und dabei war es noch nicht einmal Mittag.

Selbst, wenn ich darüber hätte sprechen wollen – was ich nicht wollte – dann hätte ich nicht einmal gewusst, was ich hätte sagen sollen. Ganz besonders nicht zu Cameron, die ausgerechnet heute ganz besonders perfekt aussah. Und auch nicht zu meiner geradezu göttlich-aussehenden Schwester, die in die Bibliothek geschlendert war und aussah, als wäre sie einer Modezeitschrift entsprungen.

„Cherry! Hallo!" Chyna eilte zur Bücherausgabe herüber und lehnte sich über den Tresen, um mich zu umarmen. „Es tut mir leid, dass wir uns am letzten Wochenende nicht gesehen haben. Ich musste arbeiten, in diesem winzigen Sumpf, in dem es sogar eine Stelle mit Treibsand gab … Du hast ja keine Ahnung. Wie war dein Wochenende?"

Ich saugte an meinen Lippen und zeigte auf das Klebeband, das nun meine Brille zusammenhielt. „Ich versuche gerade, jede Art von Freak-Stereotyp zu verkörpern, die mir einfällt."

Sie zuckte verständnisvoll zusammen. „Kein so gutes Wochenende?"

„Nichts Besonderes. Ich blieb zu Hause und habe mir Netflix reingezogen. Mein Höhepunkt war, als ich mir meine Brille beim Fußnagellackieren aus Versehen von der Nase gehauen habe. Irgendwie habe ich es dann geschafft, auf meine Brille zu treten, als ich danach gesucht habe, und gleichzeitig mein Sofa mit Nagellack vollzuschmieren."

„Klingt aufregend."

„Ja, ich weiß. Erzähl mir mehr von diesem Treibsand im Sumpf."

„Wie gesagt, du hast ja keine Ahnung, wie schlimm das war. Aber ich wollte trotzdem vorbeikommen und dich sehen. Vielleicht können wir zusammen Mittagspause machen?“ Sie strich ihre Hände über mein Haar und wackelte ihre Augenbrauen in meine Richtung. „Dann ist das hier also kein Kater?“

Ich schlug ihre Hände zur Seite. „Hör auf mich zu ärgern. Geh und mach da weiter, was du vorher gemacht hast, bevor du hierhergekommen bist, um mich zu ärgern.“

„Eigentlich bin ich auch geschäftlich hier. Ich muss ein paar Nachforschungen in Bezug auf diese Moos-Spezies anstellen, die ich gefunden habe.“

„Und du machst dich über mein un-aufregendes Leben lustig?“

„Ja ja. Geh wieder zurück an die Arbeit. Ich werde bis zum Lunch beschäftigt sein. Und dann darfst du mich zum Mittagessen einladen.“ Sie blickte auf meine Bluse und schüttelte dann ihren Kopf. „Du bist heute wirklich ein totales Chaos.“

„Ich hasse dich.“

Sie warf mir einen Handkuss zu. „Ich liebe dich auch, Schwesterherz.“ Dann winkte sie mir mit ihren Fingern zu, als sie in Richtung Computerecke lief und überließ mich meiner Arbeit. Während sie zum hinteren Teil der Bibliothek ging, wo sich ein Raum befand, indem sie gern arbeitete, folgten ihr fast alle Blicke der anwesenden Besucher. Sie verdrehte fast immer allen den Kopf, wo immer sie auftauchte, aber sie bemerkte das kaum. Mittlerweile war es zu einem privaten Joke zwischen uns geworden, dass unsere Mutter uns beiden Stripper-Namen gegeben hatte, dabei waren wir noch nie besonders verworren und promiskuitiv gewesen. Allerdings hätte Chyna als Stripperin eine Menge Geld machen können, denn sie sah ganz einfach super aus. Mit ihrer Schönheit hätte sie dann möglicherweise längst in Rente gehen können. Aber glücklicherweise war sie genauso prüde, wie ich es war.

In einem Versuch, mein Vogelnest auf dem Kopf ein wenig herunterzudrücken, ließ ich meine Hände verlegen über mein Haar gleiten und seufzte dann leise. Ich würde es wohl nie verstehen, wie mein Zwilling jede freie Minute im Sumpf verbringen und trotzdem immer noch so unglaublich gut aussehen konnte. Ich schaffte nicht einmal den kurzen Weg von meinem Haus bis zur Bibliothek, ohne wie eine Umweltkatastrophe auszusehen.

Ich schlich in mein kleines Büro, schloss die Tür und betrat das kleine angrenzende Badezimmer. Dort nahm ich dann für ein paar Sekunden mein Aussehen in Augenschein, um zu sehen, ob ich vielleicht das Chaos ein wenig zähmen konnte.

Meine Naturlocken standen stellenweise sprichwörtlich vom Kopf ab. Kraus und unbezähmbar war mein Haar ganz offensichtlich ein kreolisches Erbe. Obwohl Chyna und ich unsere Vorgeschichte nicht kannten und Kreole nur eine Vermutung war, schien das allerdings ziemlich offensichtlich, denn wir hatten beide dickes, lockiges, schwarzes Haar und kakaobraune Haut.

Meine Bluse war ebenfalls ruiniert. Alles war ruiniert. Mit meiner mit Klebeband provisorisch reparierten Brille hätte ich problemlos in irgendeinen der Teen-Movies der 80er Jahre gepasst. Aber natürlich nicht als die dümmlich-aber-scharfe underdressed Hauptdarstellerin. Nee. Ich war vielmehr das Vorzeigebild für die typische und klassische Streberin, die immer keuchend im Hintergrund steht.

Ich stöhnte lautstark und kramte dann genervt in meiner Handtasche nach einem Haarband oder wenigstens einem Reifen oder einer Spange. Irgendetwas. Aber natürlich war da nichts zu finden. Nichts, außer einer kleinen Reisebürste, mit der ich aber wiederum nichts anfangen konnte, denn zu versuchen jetzt durch meine verfilzten Locken zu kämmen würde das Ding in Sekundenschnelle in tausend Stücke zerbrechen. Stattdessen stopfte ich die wuschelige Menge in einen Zopf am Hinterkopf und sicherte ihn mit einem Gummiband aus meiner Schreibtischschublade. Nun sah es so aus, als hätte ich mir einen Duschschwamm an meinen Hinterkopf geklebt, oder wie der buschige Schwanz eines Osterhasen, was nur eine geringe Verbesserung war, aber es war wenigstens etwas.

Ich ging wieder zurück in den Hauptraum der Bibliothek, machte meine Runden und fragte den oder anderen Besucher, ob sie Hilfe brauchten. Nachdem ich einem Kind, das ununterbrochen auf das Klebeband an meiner Brille starrte, dabei geholfen hatte, ein Buch zum Thema Monstertrucks zu finden, kehrte ich wieder zur Bücherausgabe zurück. Das war der Moment, als sich beide Eingangstüren gleichzeitig öffneten und, als wäre es in Zeitlupe, eine riesige, Hulkartige Figur eintrat.

Ich hielt augenblicklich inne. Der Luftstrahl, der vor der Tür heraufströhmte, blies sanft sein sonnengebleichtes Haar aus seinem Gesicht. Ach du heilige Scheiße! Er sah aus wie einer dieser unglaublich gutaussehenden Hauptdarsteller in einem Hollywood-Blockbuster, die man manchmal auf diesen riesigen Plakatwänden sehen konnte. Für eine romantische Komödie. Der Mann im Eingang war zu groß, zu schön, zu fit, zu *alles*, um nicht mindestens ein Model oder Filmstar zu sein. Als Antwort auf die Brise aus der Belüftung, griff er lässig nach oben und ließ seine Finger durch sein Haar gleiten. Wow. Selbst seine Bewegungen waren sexy. Eine Lederjacke dehnte sich eng über dicke Arme und mein gesamter Körper wurde schwach. *Wie gern ich diese Lederjacke wäre, um mich auch so an seinen Körper schmiegen zu können*, dachte ich mit einer verzweifelten Hitze, die südlich meines Bauchnabels erblühte. Sogar von der anderen Seite des Raumes war er atemberaubend anzusehen. Und ich war nicht die einzige, der er auffiel. Es war so, als hätte eine unheimliche Stille die Bibliothek befallen. Jeder Kopf drehte sich zu ihm, um ihn anzusehen. Totenstille. Es war so still, dass man eine Nadel hätte fallen hören können. Die Furie hätte das zu schätzen gewusst.

Ich beobachtete, wie er innehielt, seine Augenbrauen zusammenzog und seinen Kopf leicht zurückkippte, beinahe so, als ob er die Luft beschnupperte. Dann schwang sein Kopf sogleich in meine Richtung, als ob er bemerkt hatte, dass ich ihn anstarrte. Mit blitzschnellen Reflexen drehte ich mich um und verdrückte mich sofort hinter einem Bücherregal, wo er mich nicht mehr länger sehen konnte. Was zur Hölle war los mit mir? Wenn dieser Mann Hilfe benötigte, dann würde ich ihm helfen müssen. Das war mein Job. Wovor versteckte ich mich, also? Schließlich hatte ich hier das Sagen.

Aber der Gedanke, aus meinem Versteck hervorzukommen und ihm meine Hilfe anzubieten, machte mich fertig. Er war zu attraktiv und was immer in meinem Körper gerade vor sich ging – und da ging auf jeden Fall etwas in meinem Körper vor – jagte mir die allergrößte

Angst ein. Ich hätte mich ja nicht einmal an einem normalen Tag dazu bringen können, mit ihm zu sprechen, aber noch viel weniger heute, wo ich aussah wie ein am Straßenrand liegendes vor drei Tagen totgefahrenes Tier.

Alptraum.

Ich blickte an mir herunter und fand das gleiche Kind vor meinen Füßen stehen, das zuvor ständig auf mein Klebeband an meiner Brille gestarrt hatte. Er betrachtete mich nachdenklich. Mit einem aufgesetzten Lächeln, von dem ich sicher war, dass es eher wie eine Grimasse aussah, schnappte ich mir ein Buch vom Regal und öffnete es. „Oh, da ist es ja. Genau das Buch, nach dem ich gesucht habe."

Ich lugte verstohlen um das Bücherregal herum und sah, dass der unglaublich gutaussehende Mann es sich vor einem unserer Computer in unserer Internetecke bequem gemacht hatte. Er war mir immer noch zugewandt. Meine Füße waren immer noch schwer wie Blei. Ich konnte mich nicht von meiner Stelle bewegen. Mir blieb nichts anderes übrig, als genau hier an diesem Platz zu bleiben, bis er wieder ging. Hoffentlich war das bald.

6

CEZAR

Irgendetwas an diesem Ort war seltsam. Es fiel mir auf, sobald ich ihn betrat, aber ich konnte nicht genau sagen, was es war. Ich starrte auf den Computer vor mir und rollte meinen Nacken. So sehr ich mich auch bemühte, mich anzupassen, mit dieser Technologie stand ich immer noch auf dem Kriegsfuß. Außerdem war ich für diese winzigen Geräte ganz einfach zu riesig. Meine Finger waren zu groß für die Tastatur und ich verstand die ganzen Optionen nicht. In diesem Augenblick verstand ich zum Beispiel nicht, warum diese Maschine keines meiner Kennwörter akzeptieren wollte, die ich eingab.

Mein bereits genervter Drache in meinem Kopf blies tosende Flammen um sich. Irgendetwas in dieser Bibliothek hatte ihn wachgerufen. Normalerweise würde er friedlich den Tag verschlafen, während ich tat was immer ich zu tun hatte, aber jetzt war er hellwach und wanderte unruhig hin und her. Da war ein Duft in diesem Gebäude, welcher ihn aufregte – erregte, das war vielleicht das bessere Wort. Der Duft war frisch und süß. Ich konnte nicht ausmachen, was es war, aber mein Drache schien diesen Duft zu erkennen. Vielleicht war es etwas aus unserer alten Welt. Allerdings schien das fast unmöglich.

Selbst, als ich mir verschiedene Kennwörter überlegte und diese eingab, wanderte mein Verstand und versuchte diesen unglaublichen Duft zu platzieren. Ich sah mich am Tisch um und lächelte die Menschen an, die dort saßen. Sie alle starrten mich an, als wäre mir mein Schwanz hinten aus der Hose gewachsen, besonders ein Junge mit einem Gesicht voller Sommersprossen.

„Computer, nicht wahr?“ Ich zuckte mit den Schultern und konzentrierte mich wieder auf meine Arbeit. Der Computer piepte und informierte mich, dass er auch dieses Kennwort, das ich eingetippt hatte, nicht mochte. Nochmal. Mein Ärger multiplizierte sich. Ich rieb mit meinen Händen über mein Gesicht und atmete langsam aus. Dieses Ding mochte kein einziges meiner Kennwörter. Was wollte diese verdammte Maschine von mir? Woher sollte ich wissen, was ich eingeben musste?

Die Haare in meinem Nacken standen auf und ich versuchte es mir auf dem viel zu kleinen Stuhl etwas bequemer zu machen. Ich konnte spüren, dass man mich beobachtete. Ich blickte mich erneut um und sah, dass es stimmte. Ich wurde immer noch intensiv von den Menschen um mich herum angestarrt. Aber das war es nicht, was sich so komisch anfühlte. Das war etwas anderes. Mein Blick suchte weiter in den Raum hinein und bemerkte eine flüchtige Bewegung hinter einem der Bücherregale. Ein wildes, schwarzes Haarbüschel. Ich konnte es immer noch sehen, wo es hervorlugte. Eine Frau?

„Benötigen sie Hilfe, mein Herr?“

Die Frau, die neben mir stand, lächelte. Als sie von meinem Bildschirm zu meinem Gesicht blickte, zog sie fragend ihre Augenbrauen hoch. Mein Drache zog sich zurück und versuchte vor ihr zurückzuweichen. Alles an ihr war falsch. Sie *roch* falsch. Es gab etwas in diesem Raum, das ausgesprochen köstlich war, aber diese Frau war es nicht. Glücklicherweise hatte ich meinen Drachen immer gut unter Kontrolle. „Ich, ähm… finde das Kennwort nicht.“

„Oh, das ist doch hier.“ Sie zeigte auf ein winziges Stück Papier, dass auf dem Tisch festgeklebt worden war. „Jeder Computer hat ein anderes Kennwort. Das System wurde aus irgendeinem Grund so eingestellt. Dieses hier ist Bibliothek, Raute und die Nummer 6. Großbuchstabe L."

Ich las das Papier, sackte auf meinem Stuhl zusammen und fühlte mich wie ein feuerspuckender Idiot. Dann versuchte ich, das Kennwort einzugeben. Wieder negativ. Ich stöhnte. „Es funktioniert nicht."

Sie lehnte sich näher zu mir. „Lassen sie mich mal."

Ihre kleinen Finger tippten schneller, als ich es je bei jemandem gesehen habe, und dann machte der Computer ein glückliches Geräusch und zeigte mir ein neues Bild. Es war ein Foto mit einer langen schmalen Straße und bunt-blättrigen Bäumen auf beiden Seiten. Dies war eine Interpretation der aktuellen Jahreszeit in dieser neuen Welt. Herbst. Ich lehnte mich vor, um es genauer zu betrachten. Es war ein ausgesprochen hübsches Bild. In der alten Welt hatte es keine Jahreszeiten gegeben. Es war immer heiß gewesen, es sei denn, alles war zugefroren. Nichts in der Mitte, so wie dieser neuweltliche Herbst.

„Brauchen sie sonst noch etwas?"

Ich schüttelte meinen Kopf, um sie so schnell wie möglich loszuwerden. Es war demütigend, seine Unfähigkeiten vor aller Welt zur Schau zu stellen. Ich wollte ja nur herausfinden, wie diese Dating-Webseite funktionierte und dann vielleicht noch ein bisschen hier herumschnüffeln, um herauszufinden, wo dieser köstliche Duft herkam.

„Lassen sie mich wissen, wenn sie Hilfe brauchen."

Ich schnappte mir das Kontroll-Ding und beobachtete, wie der Pfeil sich auf dem Bildschirm bewegte. Jetzt musste ich nur noch herausfinden, wie ich nun zu diesem Internet kam. Vielleicht musste ich einfach nur den Namen der Webseite eingeben? Ich tippte auf die Tastatur, Buchstabe für Buchstabe, aber nichts passierte. Grummelnd blickte ich mich erneut um. Ich wollte nicht schon wieder diese Frau um Hilfe bitten, aber ich wusste auch nicht, was ich tun musste, damit dieser Computer funktionierte.

Wieder bemerkte ich die Bewegung hinter dem Bücherregal, eine schwarze, weiche Haarmasse, die sich schwebend hin und her bewegte. Es erinnerte mich an den buschigen Schwanz einer kleinen

Kreatur, die man hier Kaninchen nannte. Ich starrte es weiterhin an, bis es schlussendlich ganz hinter einer Wand von Büchern verschwand. In mir regte sich der unglaubliche Drang, ihm zu folgen, um herauszufinden, was es war. Dieser Drang allein war schon genug, um mich neugierig zu machen, aber ich war aus einem speziellen Grund hier in die Bibliothek gekommen. Ich hatte eine extrem wichtige Aufgabe zu erfüllen – man konnte es sogar als eine Mission bei der es um Leben und Tod ging bezeichnen.

Ich tippte auf ein paar Tasten am Computer, bis etwas neues auf dem Bildschirm erschien, was die wunderschöne Herbstszene verdeckte. Es war ein Balken, in dem das Wort „Suche" angegeben war, und ich tippte weiterhin auf der Tastatur herum, wobei ich den Namen der Webseite eingab, von der Nick mir erzählt hatte, und ich hoffte, dass das, was ich tat, richtig war. Ein paar Sekunden vergingen und dann tauchte ein Fenster mit viel Text auf, mit manchen Zeilen in verschiedenen Farben, aber alles vollkommen zusammenhangslos für mich. Ich lehnte mich auf meinem Stuhl zurück und stöhnte. Es sah wie Kauderwelsch aus. Vielleicht sollte ich einfach zum Park zurückgehen und dort mein Glück versuchen. Ich schauderte, als ich mich an das schrille Gekreische der kleinen Frau erinnerte, die mich mit ihrer Handtasche verprügeln wollte.

Ich griff erneut nach dem Controller und versuchte mich auf der Seite zu bewegen. Aber als sich der kleine Pfeil nicht bewegte, schloss ich meine Augen und atmete tief ein. Das konnte doch nicht so schwer sein. Ich musste herausfinden, wie dieses Ding funktionierte. Schließlich hatte ich am Ende auch herausgefunden, wie der Fernseher arbeitete. Allerdings hatte ich dafür auch das Handbuch zweimal durchlesen und alles mehrfach ausprobieren müssen, bis das Gerät dann endlich vernünftig funktionierte.

Dieses kleine Kontroll-Ding würde ich auch noch erlernen. Allerdings gab es für dieses kleine Ding keine Anleitung. Ich bewegte es herum und versuchte alles, damit es funktionierte. Als nichts passierte, schlug ich das Teil gegen meinen Oberschenkel, um es aufzuwecken.

Das knackende Geräusch verursachte überraschtes Keuchen,

offene Münder und weit aufgerissene Augen am ganzen Tisch. Anstatt mir einfach nur den Kopf zuzuwenden, drehten sich ganze Körper zu mir um. Ich zuckte und blickte auf den Controller in meiner Hand herab. Ich hatte das Ding zerschmettert. Aber natürlich nur aus Versehen.

„Das petze ich!“ Der sommersprossige Junge zeigte mit seinem kleinen Finger auf mich und wedelte ihn in der Luft hin und her. Mein Drache wollte mich dazu zwingen, ihm einfach die ganze Hand abzubeißen. Stattdessen reduzierte ich meine Reaktion zu einem niedrigen drohenden Knurren. Dem Jungen fielen fast die Augen aus dem Kopf, er sprang von seinem Stuhl und rannte davon.

Ich machte ein finsteres Gesicht und erinnerte mich daran, dass es in dieser Welt nicht erlaubt war, den Nachwuchs an den Füssen hochzuheben und zu schütteln, um ihnen Benehmen beizubringen. Ich ließ die Teile des Controllers auf den Tisch rieseln und rieb meine nun feuchten Handflächen an meinen Oberschenkeln ab. Zwischen dem unglaublich verlockenden Duft in diesem Raum und dem verdammt komplizierten Computer war mein Drache kurz davor, hervorzubrechen und die Bibliothek in Brand zu setzen.

Dann beobachtete ich interessiert, dass der sommersprossige Junge genau dorthin rannte, wo ich den schwarzen Haarball gesehen hatte. Ich lausche angestrengt in der Hoffnung, dass ich etwas Gesprochenes hören würde, oder – was noch besser wäre – dass sich vielleicht sogar der Eigentümer dieses Haarbüschels zeigen könnte.

7

CHERRY

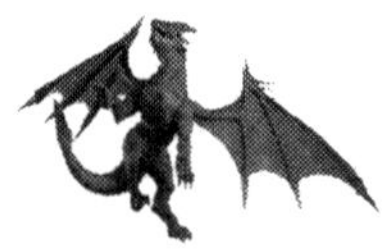

Ich schwörte zum Himmel, wenn dieser Jimmey Long nicht endlich verschwand, dann würde ich ihm beim nächsten Mal ein Bein stellen, wenn er vorbeikam. Der kleine Junge war ständig über jemanden am Lästern, und hier kam er schon wieder an. Dieses Mal beschwerte er sich über einen erwachsenen Mann. Genau den erwachsenen Mann, der mich zu einem zitternden, feigen Häufchen Elend reduziert hatte. Ich versteckte mich. Immer noch. Wie ein verängstigtes Kätzchen. Allerdings nicht gut genug, denn Jimmy hatte mich problemlos gefunden.

Ich hatte gesehen, dass der Mann offensichtlich mit unserem Computer zu kämpfen hatte. Aber ich hatte nicht erwartet, dass er die Mouse zerstören würde, obwohl er wirklich sehr groß war. Und stark. Ich wedelte mir etwas Luft zu und drückte meinen Rücken gegen die Wand in der kleinen Ecke, in der ich mich hinter dem Regal versteckt hatte. Was war nur los mit mir? Warum war mein Körper scheinbar überhitzt und warum reagierte ich wie ein verängstigtes kleines Kind?

„Nun, Miss Cherry, wollen sie nichts dagegen tun?"

Ich lugte einmal kurz um die Ecke und sah gleich, dass der heiße Typ genau in meine Richtung sah. Ich zuckte zurück, kniff für eine

Minute meine Augen zu und schüttelte meine Hände, um sie zu lockern.

„Miss Cherry?"

„Lass es gut sein, Jimmy." Die zerknirschten Worte kamen gröber heraus, als ich es beabsichtigt hatte, und ich zwang mich zu einem Lächeln. „Entschuldige. Ich suche nur gerade nach etwas. Warum fragst du nicht Cameron, um dem Mann zu helfen?"

„Cameron hat schon versucht, ihm zu helfen."

„Dann schicke sie noch einmal hin." Ich sprach durch zusammengepresste Zähne.

Jimmy schmollte, marschierte dann aber los, um Cameron zu finden. Ich vermutete, dass sie sich von diesem Mann nicht allzu weit entfernt aufhalten würde. Cameron liebte Männer und war eine Expertin darin, mit dem anderen Geschlecht zu flirten. Es war vollkommen klar, dass sich dieser Typ längst voll und ganz auf ihrem Radar befand.

Ich drückte mich tiefer in mein Versteck und rieb mir den Stress aus meiner Stirn. Meine Brille rutschte mir von der Nasenspitze und ich fing sie grob auf, als sie fiel. Ich spürte sofort, wie sich die Teile in meiner Hand in entgegengesetzte Richtungen verbogen und stöhnte auf, als sie sich aus dem Klebeband lösten, das ich darumgewickelt hatte. Meine Brille würde das auf keinen Fall länger durchstehen.

Es war so dumm von mir, dass ich mich versteckte, aber es war gleichzeitig so ungewöhnlich und überwältigend alarmierend in der Art, wie mein Körper auf diesen gutaussehenden Mann reagierte, dass ich sicher war, dass ich es nicht aushalten würde ihm noch näher zu sein. Er war so schön, wie eine römische Statue oder so etwas in der Art, und ich sah aus wie aufgewärmter Auflauf. Ich brauchte Hilfe. Ich verhielt mich wie eine Verrückte, aber ich konnte mir irgendwie nicht helfen.

Nach wenigen Sekunden erschien Cameron an meiner Seite. „Einer unserer Besucher braucht dich. Oder besser gesagt, er *verlangt* nach dir."

Ich friemelte mit einem Buch herum. „Kannst du dich nicht

darum kümmern? Ich bin gerade sehr beschäftigt. Ich arbeite ... an Etwas."

„Du arbeitest an gar nichts. Und wenn ich es nicht besser wüsste, dann würde ich sagen, dass du dich hier versteckst." Sie schnippte an meinem Haarball, der mir vom Hinterkopf abstand. „Auch, wenn ich es verstehen kann, dass du dich versteckst."

„Cameron." Ich atmete laut aus und schüttelte meinen Kopf. „Nun geh schon und hilf ihm."

Während sie daraufhin mit einem Augenrollen verschwand, blieb ich wo ich war und betete, dass sie ihm helfen konnte und er dann so schnell wie möglich wieder gehen würde. Cameron war durchaus fähig, ihm alles zu zeigen, was er über den Computer wissen musste. Er brauchte mich nicht. Kein bisschen.

Ich streckte meinen Kopf gerade genug hervor, um zu ihnen rüberschauen zu können, und ich atmete scharf ein, als ich sah, dass sich Chyna nun zu ihm und Cameron gesellte. Sie lächelte den Mann an und ich spürte eine immer größer werdende Welle des Ärgers, als sie sich dann auch noch mit ihrer Hand durch ihre wunderschöne und perfekt frisierte Mähne fuhr. Ihr Hemd zog sich hoch und zeigte ein paar Zentimeter ihres flachen Bauches, und obwohl ich meine Schwester gut genug kannte, um zu wissen, dass sie nie absichtlich so offen flirten würde, so machte mich das alles aus irgendeinem Grund wütend.

Aber als ich dann wieder zu dem Mann blickte, sah ich, dass er weder Chyna und ihre glatte, mokkafarbene Haut, noch ihren flachen Bauch oder ihr perfektes Haar wahrnahm. Tatsächlich schien er kaum zu bemerken, dass Cameron oder Chyna sich im Raum befanden. Er starrte direkt mich an. Als sich unsere Augen trafen, erschrak ich so sehr, dass ich ungewollt einen seltsamen jaul-kreisch-krächz-Laut herausließ, und ich warf mich sofort wieder in die Ecke hinter dem Bücherregal. *Mist. Das war verdammt laut gewesen.*

Ein paar Sekunden später standen dann Cameron und Chyna beide mit vor der Brust verschränkten Armen vor mir. Cameron schürzte ihre Lippen und bedachte mich mit einem harten Blick.

„Der Mann dort drüben besteht darauf, dass du ihm hilfst, und du versteckst dich hier vor ihm. Was ist los?“

„Kennst du ihn?“ Chyna runzelte ihre Stirn und beobachtete aufmerksam meine Reaktion. Ich zuckte nur mit den Schultern und schüttelte meinen Kopf, aus Angst, wie meine Stimme klingen würde, wenn ich versuchen würde sie zu benutzen.

„Willst du, dass ich ihn rausschmeiße?“ Camerons mahlte ihre Zähne and ihre Hände flogen zu ihrer Hüfte. „Du musst es nur sagen.“

Chyna warf Cameron ein finsteres Gesicht zu und kam mir etwas näher, was Cameron aus unserem kleinen Kreis ausschloss. „Warte mal eine Sekunde, das bist doch nur wieder du, die vor jedem Mann, der Interesse an dir zeigt, wie ein verängstigtes Kaninchen wegrennt, richtig?“

Nun, wenn das Haar nicht so … Ich strich meine Hände noch einmal über meinen Kopf und friemelte mit meinem Hemd herum. „Chyna …“

Sie schnippte gegen meine Nasenspitze. „Tut mir leid, Schwesterherz.“

Bevor ich fragen konnte, wofür sie sich entschuldigte, packte sie mich und schob mich mit beiden Händen hinter dem Bücherregal hervor. Ich stolperte, ließ erneut ein komisches Jaul-Kreischen hören und wedelte mit meinen Armen wie eine Windmühle in der Luft herum, um mich aufzufangen. Als ich mich dann endlich gefangen hatte, war jedes Auge in der Bibliothek auf mich gerichtet.

Meine Wangen waren feuerrot und ich drehte mich mit einem extrem angepissten Blick zu meiner Schwester um. Nach dem Auftritt konnte ich dem Mann nun nicht mehr länger ausweichen. Sein Mund war vor Überraschung leicht geöffnet und er starrte regelrecht ein Loch durch mich hindurch. Mein Kopf drehte sich ganz von allein in seine Richtung. Es war, als ob ich es nicht verhindern konnte. Meine Augen blickten hoch und dann, von der anderen Seite des Raumes, trafen sich unsere Blicke und hielten einander fest. Meine Knie wurden augenblicklich weich wie Pudding.

Meine Haut brannte noch heißer und für eine Sekunde vergaß

ich sogar, dass ich aussah, wie eine Vogelscheuche. Mir stockte der Atem und ich fragte mich, ob ich überhaupt dazu in der Lage sein würde, meine Beine durch den Raum bewegen zu können. Meine Füße waren scheinbar mit dem Holzboden verschmolzen.

„Was machst du?" Chynas scharfes Flüstern brach durch meinen Nebel. „Geh endlich zu ihm!"

Ich schloss meine Augen und atmete tief ein. Ich hatte nicht die geringste Ahnung, was mit mir los war. Es war ja nicht so, dass ich vor ihm in meinen 29 Jahren noch nie einen gutaussehenden Mann gesehen hatte. Aber während ich mich nun dazu zwang, einen Schritt nach dem anderen in seine Richtung zu gehen, so konnte ich doch mit absoluter Sicherheit sagen, dass er der *absolut attraktivste* Mann war, den ich je gesehen hatte. Blondes Haar, das ein wenig zu lang war, fast schon blendend grüne Augen, und dann hatte er etwas Gefährliches an sich, das ihn so gar nicht in diese reizende kleine Bibliothek passen ließ.

Ich zwang mich dazu weiter zu gehen und hielt einen Meter vor ihm an. Mir ein Lächeln aufzwingend konzentrierte ich mich auf einen Fleck an der Wand hinter ihm direkt oberhalb seiner linken Schulter. Ich fing an zu sprechen und meine Stimme hörte sich an wie ein Krächzen, also räusperte ich mich und versuchte es erneut. „W-Wie kann ich ihnen helfen?"

Meine Augen flogen zu seinem Computerbildschirm und ich verzog meine Miene, bevor ich es verhindern konnte. Er war auf einer Dating-Webseite. Warum zum Teufel war ein Mann, der so aussah wie er, auf einer Dating-Webseite? Ich hatte den Eindruck, dass er in einem Kartoffelsack die Straße entlanglaufen könnte und trotzdem alle paar Meter angemacht würde.

„Hallo." Natürlich hatte er eine tiefe männliche Stimme, die mich durch und durch kribbeln ließ. Natürlich. Tief, samtig und weich, wie ein wörtliches Streicheln.

Ich traf seinen Blick und schwankte ein winziges bisschen. Wärme rollte an meiner Wirbelsäule herunter und sammelte sich in meinem Unterleib. Ich trat einen Schritt zurück und war vollkommen überwältigt von all diesen Empfindungen, die ich spürte. „Hey."

Er stand auf und verkürzte die Distanz zwischen uns. Seine Augen wanderten über meinen Körper und mein Gesicht, bevor er an meinem Haar anhielt. Seine Mundwinkel zuckten. Na toll. Er machte sich über mein Haar lustig.

Ich zog einen scharfen Atemzug ein und trat einen weiteren Schritt zurück. Er hatte eine extrem raubtierhafte Ausstrahlung an sich und ich fühlte mich plötzlich wie eine Gazelle, die von einem Löwen gejagt wurde. Es war beängstigend. Was mir aber noch viel mehr Angst einjagte war, wie sehr es mir gefiel.

„Nun, Miss Cherry, werden sie ihn nun dafür anschreien, dass er die Maus kaputt gemacht hat, oder nicht?"

Zum ersten Mal war ich dankbar für Jimmys große Klappe. Ich fuhr zu ihm herum und nickte. „Ja. Ja, das sollte ich."

Der hübsche Mann machte ein langes Gesicht. „Du sollst mich anschreien?" Seine Stimme sank sogar noch tiefer und seine Augen verdunkelten sich. Seine Zunge schlängelte sich heraus, als er sich über seine volle Unterlippe leckte. Die Tatsache, dass er mich geduzt hatte, ignorierte ich.

„Ja, Mister, man kann nicht einfach rumlaufen und Sachen in der Bibliothek kaputtmachen, richtig, Miss Cherry? Sagen sie's ihm."

„Ich ... ähm ..." Ich leckte mir selbst über meine trockenen Lippen und bemerkte, dass seine Augen meiner Zunge folgten. Ich dachte, dass ich ein leises Knurren in seiner Brust hören konnte. Aber das wäre verrückt. In genau diesem Augenblick hatte ich all meine Reserven an Tapferkeit ausgeschöpft. „Ehrlich gesagt habe ich etwas zu tun. Wiedersehen!"

Dann rannte ich.

8

CEZAR

Ich hatte sie gefunden!

Zierlich, kurvig, braune Haut und wunderschön, aber sehr schüchtern. Sie war vor mir zurückgewichen, hatte sich tatsächlich auf den Fersen umgedreht und war weggerannt. Seltsam. Aber wenn sie glaubte, dass mich ein Davonlaufen abhalten würde, dann würde sie große Augen machen. Ohne einen weiteren Gedanken daran zu verschwenden, ließ ich den Computer zurück. Glücklicherweise war diese Dating-Webseite nun eine Sache der Vergangenheit. Ich brauchte das nicht mehr. Ich hatte meine Gefährtin gefunden. Sie war alles, was ich mir je wünschen konnte, und mehr.

Ich ging hinter ihr her und meine langen starken Beine verkürzten den Abstand zwischen uns sehr schnell. „Ich bin Cezar."

Sie zuckte, da ihr nicht bewusst gewesen war, dass ich direkt hinter ihr herlief, und warf dann einen Blick zurück zu mir. „Ähm ... ja."

Ich ging um zwei kleine menschliche Kinder herum und sah, dass mein Weibchen, Miss Cherry, sich nun einen Stapel Bücher schnappte. Ich nahm diesen sanft von ihr. Solange ich hier war, brauchte sie nichts zu tragen. Hoffentlich würde ich nie wieder zu weit von ihr entfernt sein. „Bitte, darf ich?“

Sie sah verwirrt aus. „Ich kann das auch allein …“

„Bitte erlaube mir zu helfen.“ Ich lächelte sie an und zuckte mit den Achseln. „Es ist mir eine Ehre, einer so hübschen Frau wie dir zu helfen.“

Sie hielt inne und ich stieß beinahe gegen sie. „Was tun sie da?“

„Ich trage deine Bücher?“

Sie schüttelte ihren Kopf und wedelte mit ihrem Finger in meine Richtung. „Nein. Das hier. Sie tragen meine Bücher? Nennen mich hübsch? Ich habe einen Spiegel und ich habe da heute schon reingesehen. Ich habe keinerlei Illusionen über mein Aussehen. Versuchen sie etwa, mich abzulenken, weil sie unsere Maus zerbrochen haben?“

„Ich habe keine Maus zerbrochen.“ Das war nun das zweite Mal, dass ich von einer zerbrochenen Maus hörte und das verwirrte mich. „Ich bin ein ausgezeichneter Jäger. Ich hätte es gewusst, wenn eine Maus in meiner Nähe gewesen wäre.“

Sie runzelte ihre Stirn. „Die Computer-Maus. Das Ding, das sie zerbrochen haben?“

„Der Controller?“

„Was?“ Sie lief weiter und führte uns in einen Korridor voller Bücher.

„Was?“ Ich folgte ihr.

„Was?“, wiederholte sie. „Ja, die Maus. Vielleicht nennen sie das den Controller. Ist auch egal, sie haben es zerbrochen. Warum?“

„Ich habe es nicht mit Absicht getan. Ich glaube, dass es kaputt war, bevor ich es zerbrochen habe. Es hat nicht funktioniert.“

Sie nahm ein Buch von meinem Stapel und schob es in eines der Regale. „Es war nicht kaputt.“

„Warum hat es dann nicht funktioniert?“

„Vielleicht, weil sie es in der Luft gehalten haben, als wäre es eine Art Spielflugzeug.“

„Bitte erlaube mir, dich heute Abend auf ein Date einzuladen. Oder jetzt sofort?“

„Wie bitte?“ Cherry blickte zu mir auf, ihr Gesicht war knallrot. An ihr sah das verführerisch aus.

„Was?“ War das nicht das, was menschliche Männer taten? Sie brachten ihre Weibchen an verschiedene Orte und nannten das dann ein Date. Ich wollte zwar nicht zu aufdringlich sein, aber es lag mir nahe, das Gespräch von dem zerbrochenen Controller auf uns zu wechseln und über uns beide zu sprechen. Vielleicht hatte ich es falsch formuliert. „Darf ich dich zum Abendessen einladen? Auf ein Date? Oder, wenn du es vorziehst, können wir auch einen Kaffee trinken gehen, oder uns einen Film anschauen oder ein Konzert.“

Sie wich zurück bis sie gegen das Regal hinter ihr stieß und biss sich auf ihre Unterlippe. „*Was?*“

Was für ein feuriger Narr ich doch war! Ich setzte die Bücher auf dem Boden ab und trat näher zu ihr. Natürlich! Jetzt war es mir vollkommen klar. Mein Weibchen konnte nicht gut hören. Ich erhob meine Stimme. „Darf ich dich auf ein Date einladen?“

„Warum schreien sie so?“, fauchte sie und starrte mich mit einem leicht verärgerten Gesichtsausdruck verwirrt an. Ich war ihr so nahegekommen, dass mir ihr buschiges Haar gegen meine Brust schlug, als sie sich abwandte und erneut vor mir zurückzog. Es sah nicht nur interessant aus, sondern es roch fantastisch. Sie roch sauber und frisch, wie Morgentau auf jungen Grassprossen.

„Ich dachte, dass du mich vielleicht nicht gut hören kannst. Du fragst mich immer wieder ‚was‘.“ Aus dieser Nähe konnte ich sehen, dass sie in der Mitte ihrer braunen Augen goldenen Flecken hatte. Faszinierend. Ihre Haut war so seidig, wie ich es noch nie zuvor gesehen hatte. Sie hatte die Farbe von süßem Kaffee. Ich wollte sie mit meinen Fingerspitzen berühren und sie spüren, alles an ihr – oder noch besser – mit meinen Lippen. Ihre Kurven machten mir den Mund wässrig und ich konnte mir gut vorstellen, dass sie ohne all diese lose weite Kleidung sogar noch viel verführerischer aussah.

Ich trieb mir meine Hände durch mein Haar, um mich davon abzuhalten, sie zu begrapschen. Das war ja angeblich ein großes Tabu im menschlichen Paarungsritual, auch wenn es für einen Drachen instinktiv war. Ich hatte endlich meine Gefährtin gefunden.

Ich war so aufgeregt und erpicht darauf, endlich unser gemeinsames Leben zu beginnen, alles über sie zu erfahren und alles miteinander zu erleben. „Ich fragte, ob du mit mir zusammen ausgehen willst. Ich werde dich ausführen, wo immer du willst."

„Hören sie auf." Sie drehte sich um und hob die Bücher vom Boden auf, was mir wiederum einen wunderbaren Blick auf ihr wohlgeformtes rundes Hinterteil gab, bevor sie dann schon wieder davoneilte. „Ich habe keine Ahnung, was für ein Spiel sie hier spielen, mein Freund, aber ich werde mich nicht daran beteiligen."

Ich folgte ihr, was ich von heute an für immer tun würde. „Es ist kein Spiel. Ich würde gern mit dir ausgehen."

„Nein."

Ich blieb wie festgefroren stehen und das eine Wort lähmte mich vollkommen. Ich hatte das Gefühl, als wäre mir mein Herz vor meine Füße gerutscht und um meine Zehen in tausend Stücke zerfallen. „W-Warum?"

„Darum. Darum, das ist alles."

Lag es daran, weil ich eine Dating-Webseite angeschaut hatte? Vielleicht war das der Grund für ihre Abweisung. Vielleicht konnte ich es ihr erklären... „Ich war ganz einfach nur auf der Suche nach meinem Weibchen. Ich meine, ein Date. Ich habe versucht, ein Date zu finden. Aber als ich dann dich sah, wusste ich sofort, dass du das Weibchen bist, wonach ich gesucht habe. Du bist perfekt. Alles, was sich ein Dra-... Männchen nur wünschen könnte. Bitte erlaube mir, um dich zu werben. Ist das nicht das, was Männchen und Weibchen tun?"

Sie bog um eine Ecke und wir standen in einem anderen Korridor voller Bücherregale. Es war etwas dunkler hier und sie musste sich strecken, um ein weiteres Buch wegzulegen. Ich hielt meinen Atem an, als ihr Hemd ein wenig hochrutschte und mir nur den kleinsten Streifen ihrer glatten Haut an ihrer Taille preisgab.

„Sie sind zu viel. Lassen sie mich allein."

„Sie ... *allein* lassen?" War das ihr Ernst? Sie akzeptierte mich nicht? Konnte sie denn die Magie zwischen uns nicht spüren? Meine

Brust schmerzte und mein Drache brüllte seine Missbilligung heraus. „Das ist ein Witz, oder?"

„Nein. Das ist mein Ernst. Ich habe keine Ahnung, was sie hier abziehen wollen, aber das ist nicht mehr lustig. Es ist mir todernst. Lassen. Sie. Mich. In. Ruhe."

Ich wollte sie nicht noch mehr aufregen, als ich es bereits getan hatte, und zog mich langsam vor ihr zurück. „Es tut mir sehr leid, was immer ich getan habe, dass es dich so verärgert hat. Ich verspreche dir, dass ich lernen werde, dich zufriedenzustellen. Ich habe nur die allerbesten Absichten."

Sie runzelte ihre Stirn und schüttelte ihren Kopf. „Gehen sie endlich."

Meinen Körper dazu zu zwingen, sich von ihr fortzubewegen, war die reinste Folter. Ich hatte das Gefühl, als hätte ich Betonsteine als Füße, als ich mich von dort wegschleppte, wo mein Weibchen stand. Alles in mir, Mann und Drache, verlangten danach, bei ihr und in ihrer Nähe zu bleiben. Durch meine Nachforschungen wusste ich, dass moderne menschliche Weibchen es nicht mochten, wenn sich ein Männchen einfach nahm, was es wollte. Menschliche Weibchen wollten, dass man ihnen zuhörte und *sie* hörte. Ich würde mein Weibchen so behandeln, wie sie es von mir verlangte. Ich drehte mich um und ging, und es fühlte sich an, als ob die Welt um mich herum zusammenbrach.

Ich hielt draußen vor der Tür zur Bibliothek an und versuchte, meinen Drachen zu beruhigen. Ich würde es wiedergutmachen. Alles würde gut werden. Wenigstens hatte ich sie gefunden – jetzt wusste ich, dass sie existierte und wer und wo sie war. Jetzt musste ich nur noch herausfinden, wie ich sie für mich gewinnen konnte. Sie gehörte auf jeden Fall mir. Ich hatte nicht den geringsten Zweifel. Ich hatte es gewusst, sobald ich sie gesehen hatte. Jetzt musste ich sie nur noch von dieser Tatsache überzeugen. Dummerweise hatte ich geglaubt, dass sie dieselbe Anziehungskraft spüren würde, wie ich, aber das war nicht so. Vielleicht würde ich Biests Gefährtin Sky um

Rat fragen müssen, wie solche Dinge bei menschlichen Weibchen funktionierten.

Wahrscheinlich musste ich selbst meine Nachforschungen vertiefen. Ich dachte, dass ich wusste, wie ein moderner menschlicher Mann seine Weibchen anlockt, aber ich hatte es nicht richtig gemacht. In meiner Burg hatte ich einen ganzen Stapel an Büchern zu diesem Thema und ich hatte bisher so viel ich konnte darüber nachgelesen. Ich würde sie noch einmal lesen müssen und dann genau das tun, was darin geschrieben stand. Ich würde alles tun, um ihr zu beweisen, dass sie zu mir gehörte.

Ein Weibchen zu finden war in dieser Welt nicht so einfach, wie es das in unserer alten Welt gewesen war. Hier mussten wir uns offensichtlich mehr bemühen. Ich dachte an mein wunderschönes, kurviges, braunes Weibchen mit dem flauschigen Haar. Sie war es wert. Biest hatte hart um Sky kämpfen müssen, aber nun war er glücklicher als es ein anderer Drache jemals gewesen war. Jemals.

Ich würde dasselbe tun.

9

CHERRY

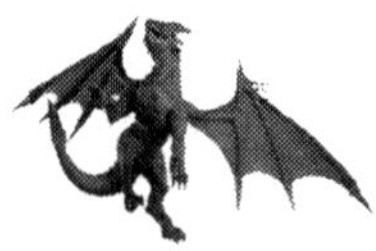

Die nächsten Tage vergingen wie in einem Nebel von überwältigendem Wahnsinn. Es schien, als ob mir jede Stunde, die verging, mehr Geschenke brachte. Ich fing schon an zu glauben, dass dieser Mann nicht ganz dicht sein konnte. Cezar. Was für ein Name war das überhaupt? Cajun? Kreol? Alles an ihm war ungewöhnlich. Die Art, wie er mir durch die Bibliothek gefolgt war und mich um ein Date gebeten hatte. Seine vertraute Anrede. Die Art, wie er solch eine körperliche Reaktion von mir provoziert hatte. Plus, ich hatte den Mann vollkommen niedergemacht. Das war nicht etwas, was ich normalerweise tat, aber es hatte mich fast wahnsinnig gemacht, wie mein Körper auf ihn reagiert hatte. Alles war so verrückt, aber das Verrückteste war die Tatsache, dass er scheinbar tatsächlich davon überzeugt war, dass ein Mann, der so aussah wie er, Mr. Hollywood, mit einer Frau, die so aussah wie ich, Miss Nerd-Girl, ausgehen wollte.

Jedes neue Geschenk, das ankam, gab mir das Gefühl, dass ich in einem unwirklichen Traum feststeckte. Zuerst kamen Blumen. Riesige Bouquets. Der erste Strauß überragte fast die gesamte Bücherausgabe. Dann kamen noch zwei weitere. Diese musste ich in kleinere Sträuße aufteilen, die ich dann auf mehreren Tischen in der

Bibliothek verteilte. Ich konnte nicht sagen, dass mich ihre Schönheit und der wunderbare Duft, den sie verbreiteten, störte.

Nach den Blumen folgten riesige Plüschtiere. Diese gefielen mir ebenfalls. Sie sahen super in unserer Kinderecke aus. Dann kamen die Süßigkeiten. Schachteln, Körbe und Bouquets voller Leckereien belagerten alle offenen Oberflächen – von verschiedenen Schokoladen, mit Schokolade überzogene Erdbeeren, Trüffel, Körbe voller Nüsse und Früchte und Delikatessen, Fruchtbouquets. Die Nüsse und Früchte fütterten Cameron, Marilyn und mich während unserer Pausen und zwischendurch. Chyna nahm sich ebenfalls ein ganzes Tablett voller Schokoladen-Erdbeeren mit nach Hause. Jede Frau, die das sah, schien außer sich zu sein, und sie sprachen davon, wie viel Glück ich doch hatte, und dass ich mir diesen Cezar so schnell wie möglich unter den Nagel reißen sollte, solange er noch zu haben war.

Auch, wenn ich es niemandem gegenüber zugeben wollte, aber ich fühlte mich doch wie etwas Besonderes und war von all diesen Aufmerksamkeiten ziemlich angetan. Noch nie zuvor, in meinem ganzen Leben, hatte irgendjemand so etwas für mich getan. Und trotzdem war da immer wieder dieses Nagen am Rande meines Verstandes, das mir sagte, dass das alles viel zu unheimlich und stalkerisch war, denn schließlich war er praktisch ein Fremder, der hunderte von Dollar ausgegeben hatte, um mich mit all diesen Geschenke weichzuklopfen. Noch dazu, ein besonders scharf aussehender Fremder.

Die ganze Situation wurde regelrecht lächerlich. Zwar hatte ich mir geschworen, dass ich in Bezug auf Männer und Beziehungen aus meiner Komfortzone heraustreten und eine neue Seite aufschlagen wollte, aber das hier war eine Stufe zu hoch. Es war ein Zirkus. Sprichwörtlich ein Zirkus mit einem gigantischen Kuchen und einem männlichen Sänger, der als Clown verkleidet war. Jawohl, noch mehr Geschenke. Diese letzte Überraschung hatte mir am wenigsten gefallen. Ich war kein großer Fan von Clowns oder singenden Telegrammen. Und dann warf er am Ende auch noch Glitter über mich. Glitter! In der Bibliothek. Hatte er überhaupt eine Ahnung, wie schwierig es war, Glitter wieder loszuwerden? Es gab einen Grund, warum man es das Herpes der Bastlerwelt nannte.

Als dann eine Schachtel mit einem Diamantenarmband geliefert wurde, hatte ich genug. Das brachte das Fass zum Überlaufen. Ich wollte die Auslieferung verweigern, aber das führte dann nur zu einem Streit mit der empört schnaubenden Lieferantin. Ich gab Chyna das Schmuckstück. Ich würde auf keinen Fall Diamanten behalten.

Bis zum Ende der Woche hatten ich und alle um mich herum die Nase voll von Schokoladen und all den Blumen, die nun anfingen zu welken. Es war mir peinlich und ich war müde, immer neue Plätze für all die Geschenke finden zu müssen. Außerdem fing ich auch an mir Sorgen zu machen, dass Cezar vielleicht gefährlich sein könnte. Obwohl er seit dem ersten Tag nicht mehr in der Bibliothek aufgetaucht war, so hatte er doch ein kleines Vermögen für all diese Geschenke ausgegeben.

Ich hätte gern behauptet, dass ich mich nicht einmal mehr an das Gesicht dieses Mannes erinnern konnte, aber das wäre gelogen. Sein gutaussehendes Gesicht hatte sich in die Erinnerungsbank meines Gehirns eingebrannt. Jedes Mal, wenn ich meine Augen schloss, sah ich diese strahlenden grünen Augen, wie sie mich anstarrten, und dann all der Schmerz und die Enttäuschung darin, als ich ihn abgewiesen und weggestoßen und ihm gesagt hatte, dass er endlich gehen sollte.

Wahrscheinlich hatte er das nicht verdient, aber auf der anderen Seite war ich zu dem Zeitpunkt ein wenig angespannt gewesen und ich fragte mich schon, ob ich ihn wegen Stalking anzeigen sollte. Dabei machte es nicht einmal Sinn, dass ein Mann, der so verdammt gut aussah, wie er, *mich* stalken würde. Mittlerweile tauchten Besucher in der Bibliothek auf, nur um zu sehen, was wohl als nächstes geliefert würde. Es herrschte absolutes Chaos.

Der Buchclub am Freitag fing genauso an, wie in der vergangenen Woche. Marilyn bereitete sich darauf vor, den letzten Teil des Buches vorzulesen, das wir in dieser Woche teilten, und ich holte für alle den Wein. Aber anstatt der kleineren Gruppe von Frauen, die wir normalerweise hatten, schien sich diese Gruppe vervierfacht zu haben. Interessanterweise waren die Furie und ihre Anhänger ebenfalls darunter.

Das konnte ich bewältigen. Aber was ich nicht bewältigen konnte war Cezar, der plötzlich so überaus sexy und scharf aussehend hereinspaziert kam, mit einem gewaltigen Grinsen auf seinem Gesicht und einer großen, köstlich riechenden Tasche voller Essen zum Mitnehmen in seiner Hand. Ich hatte ihn seit dem ersten Tag nicht mehr gesehen und aus irgendeinem Grund schien er im Verlauf von nur wenigen Tagen sogar noch schöner geworden zu sein. In seinen niedrig geschnittenen Jeans und einem einfachen weißen T-Shirt, welches sich eng über seine Brust und Bizepse dehnte, hatte er eine Ausstrahlung wie James Dean. Nur, dass Cezar so viel größer war. Und noch viel besser aussah. Sein honigblondes Haar, was gerade lang genug war, hatte er in einem Schwanz zurückgesteckt. Seine Augen schienen geradezu in diesem strahlenden Grün zu glühen, als sie nach mir suchten und dann innehielten, als er mich fand.

Ich war fassungslos betäubt. Als er auf mich zukam wollte ich wegrennen, aber wie beim letzten Mal wollten meine Beine mir nicht gehorchen.

„Hallo Cherry." Er stoppte direkt vor mir und lächelte. „Du siehst heute Abend wunderhübsch aus. Dein Haar ist besonders schön."

Unsicher griff ich nach oben und berührte es. Es war wie immer, mit Klammern aus meinem Gesicht zurückgesteckt.

„Was tun sie hier?"

„Ich wollte Dinner vorbeibringen und mit dir zu Abend essen. Mit Wein."

Marilyn tauchte hinter mir auf. „Sie sind also der Weiberheld, der diese unglaublichen Geschenke geschickt hat."

Sein Blick wich nicht von mir ab, als er nickte. „Ich versuche Cherry meine Zuneigung zu zeigen und hoffe, dass meine Geschenke sie dazu bringen werden, mir zu erlauben, um sie zu werben."

Ich verzog mein Gesicht. Wer sprach so? „Schauen sie, das muss aufhören. Diese Geschenke sind zu viel."

„Unsinn, Cherry.“ Marilyn nahm ihm die Flasche Wein aus der Hand. „Er hat uns gerettet. Wir brauchten eine weitere Flasche.“

„Dir gefallen die Geschenke nicht?“ Er sah ehrlich verwirrt aus – und verletzt. Verdammt. „Ich dachte, dass Frauen solche Geschenke als Zuneigungsbeweis zu schätzen wissen.“

„Nein. Das alles ist nicht richtig.“

„Warum nicht?“

„Weil es verrückt ist. Sie schicken mir Diamanten. Dabei kennen sie mich überhaupt nicht.“

„Ich weiß genug, um zu wissen, dass du Diamanten verdienst.“

„Was glauben sie denn über mich zu wissen, dass es Diamanten rechtfertigen würde?“

„Das du mein ... ähm ..., dass ich dich mag. Sehr sogar. Warum ist das nicht genug?“

„Was versuchen sie hier zu erreichen? Ich vertraue dieser ganzen Sache nicht. Sie wollen kein Date mit mir. Sie wollen etwas anderes. Ich weiß nur nicht was.“

Er trat näher zu mir hin. „Dich. Ich will nur dich.“

Ich wollte mich noch weiterhin behaupten, aber Marilyn kam zurück, schnappte sich seinen enormen Bizeps und entführte ihn. „Kommen sie, sie Riese. Auch, wenn dies technisch gesehen eigentlich ein Buchclub für Frauen ist – sie haben Wein mitgebracht – also sind sie heute unser Ehrengast. Sie sitzen hier, direkt neben unserer wundervollen Bibliotheksleiterin.“ Sie zeigte auf einen Klappstuhl, der magischerweise neben dem Stuhl erschienen war, wo ich zuvor gesessen hatte, bevor er aufgetaucht war. „Setzen sie sich. Ich werde in Kürze mit dem Vorlesen anfangen.“

Oh, Himmel steh mir bei! „Nein ...“

„Das werde ich sehr gern. Vielen Dank.“ Er lächelte das größte, breiteste Lächeln, das ich je gesehen hatte, und nickte dann zum Stuhl neben ihm, auf den ich mich dann fallen ließ, natürlich verlegen. Er lehnte sich dicht zu mir und flüsterte: „Ich verstehe nicht, warum du glaubst, dass ich dich nicht wirklich will, denn das tue ich. Wenn du nur endlich einem Date zustimmst, würdest du mich zu einem wirklich glücklichen Männchen machen, Cherry.“

Marilyn räusperte sich und begann mit dem Vorlesen.

„Als Darius Bethany gegen die Schlafzimmerwand warf, umklammerten ihre Beine ihn und seine pulsierende Männlichkeit bettelte um Zugang zu ihrem feuchten Liebeskanal."

Meine Wangen standen in Flammen. Wenn sich die Erde jemals auftun sollte, um mich zu verschlingen, dies wäre ein herausragender Moment dafür. Während Marilyn vor dem Fremden, der behauptete mit mir ausgehen zu wollen, und von dem ich glaubte, dass er der sexigste Mann der Welt war, explizite Erotik vorlas, rutschte und wandte ich mich auf meinem Klappstuhl hin und her. Die anderen Frauen in der Gruppe warfen ständig hitzige Blicke über ihre Schultern in Cezars Richtung. Flittchen. Und er bemerkte es auch noch, denn er lehnte sich noch dichter zu mir herüber und flüsterte in mein Ohr.

„Warum starren die mich alle so an?"

Ich schauderte als Antwort auf das tiefe Timbre seines Flüsterns, aber auch wegen der Blicke, die uns zugeworfen wurden. Was zum Teufel? Es war wie Fütterungszeit in der Höhle der Löwen und Cezar war das frische Fleisch. Ich befürchtete fast schon, dass dies das Ende von etwas war, was noch gar nicht richtig begonnen hatte, und aus irgendeinem Grund missfiel mir dieser Gedanke. Diese Frauen sahen so heißhungrig aus, aber dieser Mann gehörte *mir*. Ich blitzte sie an, jede einzelne von ihnen, und fühlte mich untypischerweise extrem besitzergreifend über ihn. Der Mann war *mein*. Moment mal, was? Ich meinte damit nicht, dass er *mein* mein war ... oder doch?

Sie sollten eh lieber Marilyn zuhören, die einen wirklich ausgezeichneten Job leistete, einen Orgasmus nachzuerzählen, inklusive erschreckend realistischem Stöhnen und Grunzen. Ich lehnte mich in meinem Stuhl zurück und bohrte meine Fäuste in meine Oberschenkel.

Cezar bewegte sich in seinem Stuhl und lehnte sich wieder zu mir. „Du hast wirklich einen sehr interessanten Zeitvertreib."

Ich drehte mich zu ihm, um ihm zu sagen, dass er mit dieser Flüsterei aufhören sollte, denn es tat etwas mit meinem Inneren – und meinem Äußeren – und fand sein Gesicht gerade mal zwei Zentimeter von meinem entfernt. Sein Atem streichelte über meine Lippen und der Geruch von frischer Minze reizte mich. Er war so verdammt gutaussehend *und* er hatte einen frischen Atem. Und, Gott hilf mir, er starrte mich genauso an, wie die anderen Frauen im Raum ihn anstarrten. Als ob er kurz davor war, mich zu verschlingen.

„… schrie in lustvoller Ekstase, die sie erzittern ließ, während er noch weiterhin in sie hineinstieß, bis er sie dann endlich mit dem Saft seiner Leidenschaft in warmen Stößen füllte."

ICH BLINZELTE und lehnte mich zurück. Was zum Teufel passierte hier eigentlich? Cezar lehnte sich ebenfalls in seinem Stuhl zurück und räusperte sich. Er warf mir einen weiteren Blick zu, aber ich drehte mich schnell um und wandte mich Marilyn zu. Nach ihrer Vorlesung kam nun die Zeit, das Buch zu diskutieren, aber ich glaubte nicht, dass ich dazu in der Lage war. Ich fühlte mich wie eine Stange Dynamit, die jede Sekunde explodieren würde.

10

CEZAR

Ich hatte getan, was in dem Buch über menschliche Paarungsrituale geraten wurde. Ich hatte ihr jedes der Geschenke geschickt, die vorgeschlagen worden waren, bis ich dann endlich entschied, dass es an der Zeit war, selbst zu ihr zu gehen. Ich wollte schlau sein und brachte das Dinner Date zu ihr. Sie musste ja irgendwann etwas essen. Abgesehen davon hielt ich es keinen Tag länger ohne sie aus.

Also ging ich los, kaufte etwas zu essen und fand mich dann mitten in einer Gruppe von Frauen wieder, während eine von ihnen uns eine Geschichte darüber vorlas, wie zwei Menschen fickten. Viele dieser Frauen hatten mich angestarrt, als ob *ich* das Dinner war. Es hatte sich ein wenig unangenehm und peinlich angefühlt, aber auch nur, bis ich das süße und reizende Aroma von Cherrys Erregung roch, als ich mich zu ihr lehnte und ihr zuflüsterte. Der Geruch war himmlisch und es zeigte mir, dass sie mich trotz ihrer Worte begehrte.

Da wusste ich, dass ich mich einfach nur weiterhin gedulden musste. Das, was die Bücher rieten, schien zu funktionieren. Nachdem die Frau dann mit dem Vorlesen fertig war, stand Cherry schnell auf und rannte von der Gruppe davon. Ich folgte ihr. Mein

Drache kämpfte um seine Dominanz. Ich hatte diesen angeborenen Instinkt, sie zu überwältigen und sie mir zu nehmen, sie mit meinem Samen und meinen Zähnen zu markieren, sie zu besitzen, damit die ganze Welt wusste, dass sie mir gehörte. Und trotzdem bekämpfte ich mein Verlangen. Sie war kein weiblicher Drache und ich wusste, dass ich so fortfahren musste, wie es die Menschen tun würden, wenn sie jemanden umwerben wollten – meinem Weibchen zuliebe. Aber zuerst musste ich mir eine Kostprobe von ihr holen. Nur eine Kostprobe.

Sie verschwand in einen weiteren Gang voller Bücherregale und ich folgte ihr. Sie wirbelte herum und öffnete ihren Mund, als ob sie etwas aus Wut sagen wollte, aber ich hatte den Duft ihrer Erregung eingeatmet und würde mich diesmal nicht abweisen lassen. Ich schloss die Distanz zwischen uns, griff nach ihr, zog sie an mich und lehnte mich zu ihr hinunter, fing ihre süßen Lippen mit meinen ein. Dieses Mal, dieses eine Mal würde ich mein Verlangen stillen. Sie stolperte zurück und ich folgte ihr, führte sie langsam rückwärts, bis wir die feste Wand erreichten. Ich drückte sie gegen die Wand, presste meinen Körper gegen ihren und vertiefte unseren Kuss. Den Kopf zur Seite gelehnt, ließ ich meine Zunge über ihre Lippen gleiten, während meine Hände an ihrer Taille herabwanderten, bis sie ihre volle Hüfte zu fassen bekamen. Ihr Mund schmeckte so süß wie Honig, als ich meine Zunge hineintauchte – und dieser Geschmack explodierte hinter meinen Augen. Mein Gehirn konnte die Situation dieser unglaublich immensen Lust, die ich spürte, kaum verarbeiten.

Die schüchterne kleine Bibliothekarin, die jedes Mal so tat, als wollte sie nicht das geringste mit mir zu tun haben, trieb nun ihre Finger durch mein Haar und ergriff meinen Kopf, als hätte sie Angst, dass ich ihr entgleiten könnte. Ihr Nägel vergruben sich in meine Kopfhaut und ihre Zunge verschlängelte sich mit meiner. Sie war eine heißblütige Füchsin. Sie wickelte ein Bein um meinen Oberschenkel und zog mich noch näher an sich heran, während sie sich gegen meine Härte rieb. Ihre weichen Kurven verschmolzen mit mir, von ihren Schultern bis zu den Knien, und ich hatte noch nie zuvor solch ein Gefühl von Glückseligkeit oder Erregung gespürt. Als ich ihren runden Hintern mit meinen Händen umfasste und sie hochhob, um sie mit ihrer Mitte über meinen steifen Schwanz zu reiben, bissen ihre Zähne auf meine Lippe und sie stöhnte in meinen Mund.

Mein Drache brauste an die Oberfläche. Mein Körper drohte sich mit der Verwandlung zu vergrößern. Glühende Hitze ging von mir aus, als mich der Drang mein Weibchen zu besitzen überwältigte. Das war eine reine Blutlust, eine Lust wie keine andere, die mich dazu zwang, meine Zähne in ihr weiches Fleisch zu bohren. Ich wollte es. Ich musste es tun.

„Cezar ... Cezar, hör auf." Cherrys heisere Bitte riss mich aus meinem Dunst. Als ich mich zurückzog, blinzelte sie ein paar Mal zu mir auf und schüttelte dann ihren Kopf. „Es sind Besucher hier. Kunden ..."

Ich brauchte einen Moment, um zu begreifen was sie sagte, aber dann ließ ich sie sanft heruntergleiten und zog mich zurück. „Ja. Du hast recht."

Sie stolperte etwas, aber sie streckte ihre Hand aus, um mich davon abzuhalten ihr zu helfen. „Ich muss noch aufräumen. Ich habe ... Ich muss noch arbeiten."

Ich betrachtete ihren Hintern, der in ihren weiten Hosen, die sie trug, hin und herschwang. Diese große, lose Kleidung konnte mich nicht täuschen. Ich wusste, dass sich darunter ein wunderschöner Körper versteckte. Allerdings war ich froh darüber, dass sie ihn vor anderen Männchen versteckte. Sie war mein.

Dieser Gedanke löste etwas in meinem Kopf aus und ich fühlte mich etwas beschämt. Ja, sie war mein, und ich hatte beinahe meine Kontrolle verloren. Ich musste mich besser um sie kümmern. Menschen funktionierten nicht so wie Drachen. Ich konnte ihr nicht einfach mitteilen, dass sie mein war, und sie würde auf ihre Knie fallen und mich anflehen, mich mit ihr zu paaren, wie es die Drachenweibchen in der alten Welt getan hätten.

Menschliche Weibchen waren sehr verwirrend, aber mein Weibchen war es wert und ich würde alles dafür tun, dass sie mich als ihren Gefährten akzeptierte. Ich würde einen Weg finden und ich würde es durchziehen. Als sie um die Ecke bog, verlor ich sie aus meinem Blickwinkel, also folgte ich ihr. Der Drang sie in meiner Nähe zu haben war überwältigend. Ich ging ihr hinterher und konnte meine Augen nicht von diesem schüchternen kleinen Weibchen abwenden, die mir soeben gezeigt hatte, dass sich unter ihrer Oberfläche eine brennende Leidenschaft verbarg. Ich wollte sie mehr als jeden Schatz, der je existiert hatte. Sie war mein Schatz, den ich verstecken und beschützen musste, wertvoller als Gold oder die feinsten Edelsteine.

Ich wartete auf sie, während die anderen Frauen nach und nach gingen, bis ich mit Cherry in der Bibliothek allein war. Sie war in ihrem Büro und arbeitete an ihrem Computer, aber es dauerte nicht lang, bis sie wieder zurückkam.

„Oh." Sie schien überrascht zu sein, als sie mich an der Tür lehnen sah. „Sie ... du bist noch hier."

„Ich werde dich nicht allein lassen. Es ist dunkel draußen. Ich werde dich nach Hause bringen." Ich bemerkte, dass sie dagegen protestieren wollte und räusperte mich. „Bitte. Erlaube es mir. Bitte."

Sie zögerte für einen Moment und zuckte dann mit den Schultern. Na gut. Ok. Aber es ist nicht weit."

Ich hielt ihr die Tür auf und folgte ihr nach draußen. „Der heutige Abend war ... interessant."

„Diese ganze Woche war interessant, deinetwegen. Du hast meine ganze Welt auf den Kopf gestellt. Wenn ich daran denke, dass ich erst vor einer Woche mit einem Typen nach Hause gegangen bin, der ..."

Ich unterdrückte ein Knurren. „Es gibt einen anderen Mann?! Ein anderes Männchen wetteifert um deine Aufmerksamkeit?"

Sie schnaubte. „Nein. Du hast mich nicht ausreden lassen. Er hat mich nach Hause gebracht, damit er mich davon überzeugen konnte, bei meiner Schwester ein gutes Wort für ihn einzulegen. Chyna. Du hast sie bereits kennengelernt."

Ich schüttelte meinen Kopf. „Ich glaube nicht."

„Doch, das hast du. Sie ist mein Zwilling. Sie sieht genauso aus wie ich, nur dünner und hübscher. Sie war an dem Tag, als du die Maus zerbrochen hast, auch da, um dir zu helfen."

„Ich habe es dir schon einmal gesagt, ich habe keine Maus

zerbrochen. Da war keine Maus.“ Ich seufzte. „Ich erinnere mich daran, dass an dem Tag noch andere Menschen dort waren, aber ich kann mich an keine Einzelheiten von ihnen erinnern. Weil du dort warst.“

Cherry hielt inne und stand nun mit vor ihrer Brust verschränkten Armen da. „Was willst du von mir?“

War das eine Fangfrage? Was meinte sie damit, was ich wollte? Ich rieb mir die Stirn. „In diesem Moment? Oder meinst du später?“

„Warum sagst du all diese unglaublichen Dinge und schickst mir all diese wunderbaren Geschenke? Warum bist du heute Abend mit Dinner aufgetaucht ... Essen, das wir übrigens in der Bibliothek haben stehen lassen.“

„Weil ich mit dir ausgehen will. Habe ich das nicht verständlich erklärt?“

„Und warum sprichst du manchmal so seltsam? Und warum weißt du nicht, was eine Maus ist?“

Ich trieb meine Hände durch mein Haar, frustriert von all den Fragen, mit denen sie mich bombardierte. „Ich weiß, was eine Maus ist. Ein kleines Nagetier. Ganz unten auf der Nahrungskette.“

„Ach, du heilige Scheiße!“ Sie fing wieder an zu laufen, schneller diesmal. „Das ist alles so unheimlich. Männer wie du wollen keine Frauen wie mich. Vielleicht Frauen wie meine Schwester, aber nicht mich. Ganz zu schweigen von der Tatsache, dass du mich an einem Tag kennengelernt hast, als mein Haar aussah, als wäre ich durch eine Autowaschanlage spaziert, und als meine Brille mit Isolierband zusammengeklebt war. Ich glaube das alles einfach nicht. Und übrigens stehe ich weder auf Perverses, noch gehe ich Clubbing, und meine Vorstellung von einem schönen Abend ist zu Hause zu bleiben, mich auf meiner Couch zusammenzurollen und entweder Fernsehschauen oder ein gutes Buch zu lesen.“

Ich ergriff sanft ihren Arm und zog sie zurück, um sie aufzuhalten. „Auch wenn mir dein Haar heute Abend besonders gut gefällt, es sah auch vorher hübsch aus.“

„Jetzt weiß ich, dass du nur scheiße redest!“

Ich hatte keine Ahnung, was ich dieses Mal gesagt hatte, das sie so wütend machte, aber ihre schlechte Laune schien wieder einmal durchzubrechen. „Warum sagst du so etwas?“

„*Warum sagst du so etwas?*“ Sie ahmte mich mit einem weinerlichen Ton nach, was mich an den Rand des Wahnsinnes trieb.

„Ich spreche nicht so.“

„*Ich spreche nicht so.*“ Sie ging ein paar Meter weiter und drehte sich dann, um ein paar Stufen zu einem sehr kleinen Haus, das zwischen zwei anderen sehr kleinen Häusern eingequetscht war, hinaufzugehen. „Danke, dass du mich nach Hause gebracht hast. Du kannst jetzt gehen. Die Sache ist hiermit beendet.“

Ich stampfte die Treppe zu ihr hoch, als mein eigener Ärger die Oberhand gewann. „Du verspottest mich und jetzt willst du von mir weglaufen und mir die Tür ins Gesicht zuschlagen?“

„Ähm ... ja, das hatte ich so vor. Ja.“

„Gibt es einen Grund, warum du mich so schlecht behandelst? Gibt es einen Grund, warum du mich nicht magst?“

Sie fing erneut an, sich über mich lustig zu machen, aber ich griff nach ihrem Gesicht und küsste sie, was sie schlussendlich zum Schweigen brachte. Ich trieb sie bis an die Tür zurück und küsste sie, bis wir uns beide keuchend voneinander lösen mussten, um zu atmen.

„D-Das. Du bringst mich dazu, mich ... so ... zu fühlen. Das ist zu viel.“ Sie leckte sich über ihre Lippen und starrte zu mir auf, ihre Brust in einem schnellen Rhythmus vor Atemlosigkeit bebend. „Ich muss gehen.“

Ich nickte langsam und zog mich zurück. Ihr Körper sagte etwas vollkommen anderes, als ihr Mund, aber in all diesen Büchern stand, dass ich darauf hören musste, was ihr Mund sagte. Auch, wenn ich es nicht wollte, und auch nicht, wenn sie es nicht so meinte. „Dann gute Nacht.“

Cherry verschwand im Haus und ich konnte hören, wie sie auf der anderen Seite der Tür hechelte, aber ich zwang mich trotzdem dazu, die Treppe hinabzugehen. Es würde noch andere Augenblicke geben. Ich würde niemals aufgeben. Zwar würde es nicht früh genug passieren können, um mich zu trösten – oder meinen Drachen, aber es würde passieren.

Ich wandte mich ab, um zu gehen, als ich das Geräusch der sich öffnenden Tür hörte. Ich schwang herum. Zeit schien still zu stehen. Cherry stand oben auf der Treppe mit angespannten Schultern, geballte Fäuste an ihren Hüften und ihre Unterlippe zwischen ihren Zähnen.

Der Anblick ihrer Augen sagte mir, dass sie ihre Meinung geändert hatte.

11

CHERRY

Verrückt oder nicht, ich wollte nicht, dass Cezar ging. Der wahre Grund, warum ich ihn so mies behandelte war, weil ich mich zu ihm hingezogen fühlte wie eine Motte zu einer Flamme, und jeder wusste, was für ein Ende die Motte erwartete.

Ich wollte ihn. Aber ich wollte nicht, dass ich ihn wollte. Ich war noch nie zuvor in meinem Leben auf solch eine Weise berührt oder geküsst worden, wie er mich küsste und berührte, und mein Körper reagierte mit der unsagbaren Hitze eines Infernos. Ich war vollkommen außer Kontrolle, wenn er in der Nähe war und ich hasste es. Aber ich liebte es auch.

Ich stand oben auf der Treppe, blickte zu ihm herab, oder besser gesagt, *zu* ihm, denn er war so groß, dass wir uns fast auf Augenhöhe befanden. Ein Teil von mir hatte die Tür verschlossen halten und abschließen wollen, damit er sicher aus meinem Leben ausgeschlossen war. Das Stichwort war *sicher*. Es war so verlockend, sich in mein sicheres geschütztes und bescheidenes Leben zurückzuziehen, das ich mir aufgebaut hatte. Cezar bedrohte das. Der andere Teil von mir war von seiner Leidenschaft, der Gefahr, die er ausstrahlte, und seinem Feuer angezogen.

Ich hatte mir selbst versprochen, eine neue Seite aufzuschlagen, ganz besonders was meine Jungfräulichkeit anging, und als ob das Universum allem Anschein nach sehr gut zugehört hatte, bot sich mir nun die Gelegenheit, die vor mir stand und mich im Mondlicht mit einem unglaublich wilden Hunger in den Augen anstarrte. Eine heiße, scharfe, sexy, unwiderstehliche Gelegenheit.

Allerdings nur, solange er seine Meinung nicht geändert hatte. Ich öffnete meinen Mund, um ihn zu fragen, ob er mich immer noch wollte, doch Cezar erklomm die Stufen in einem einzigen Schritt und stand in weniger als einer Sekunde vor mir, packte mit beiden Händen mein Gesicht, ließ seinen Kopf zu meinem fallen und reizte mich dann mit seinen weichen samtigen Lippen, während seine Zunge kühn und fordernd in meinen Mund eindrang.

Mein Rücken schlug gegen die Tür. Seine Hände glitten zu meinem Hintern und er hob mich mit Leichtigkeit in seine Arme, wo er mich dann an meinen Oberschenkeln hochhielt. Wir klebten aneinander, wie zwei perfekt zusammenpassende Puzzleteile. Er trug mich in mein Haus und entzog sich nicht einmal meinem Mund, um die Tür zu schließen.

„Schlafzimmer." Seine Stimme war grob und heiser.

Das Engelchen auf meiner Schulter flüsterte mir zu, dass ich die Dinge vielleicht etwas langsamer angehen sollte. Schließlich wusste ich rein gar nichts über Cezar. Er war ein vollkommener Fremder und möglicherweise ein besitzergreifender Stalker und, wenn es so war, warf ich wohl gerade Öl ins Feuer. Gleichzeitig feuerte mich jedoch das Teufelchen auf meiner anderen Schulter an, meinem nach Sex hungrigen Körper, der sich offensichtlich nach diesem Mann verzehrte und dessen Leidenschaft mich überwältigte und mich so scharf machte, wie ich noch nie zuvor scharf gemacht worden war, endlich nachzugeben. „Rechts."

Mit meinen Oberschenkeln um seine Hüfte fest umschlossen, bog er rechts ab und trug mich in mein Schlafzimmer, ohne seinen Mund von meinem zu lösen. Nur als wir gegen den Tisch im Korridor stießen, brachte er seinen Mund an meinen Hals und bedeckte ihn mit Küsschen. „Du schmeckst so köstlich."

Ich vergrub meine Hände in seinem Haar und hielt mich in der quälenden Lust dort fest. Mein ganzer Körper fühlte sich an, als ob Lava durch meine Adern floss. Die Stellen, wo mich seine Lippen am Hals berührt hatten, sandten brennende Hitzewellen an meiner Wirbelsäule auf und ab. In mir tobte ein Tornado voller Empfindungen. Ich würde endlich herausfinden, was es mit dieser Sex-Sache auf sich hatte, und ich wollte das. Ich wollte das so sehr.

Cezar ließ seine Zähne über mein Schlüsselbein reiben und knurrte. „Zieh deine Kleidung aus."

Als Antwort auf seine Forderung ließ ich meine Beine sinken und rutschte an seinem Körper herunter. Sobald meine Füße den Boden berührten, zog ich an meiner Bluse und zerrte sie über meinen Kopf. Ich schob die Hose herunter und stand nun nur in meinem BH und meiner Unterhose vor ihm. Es war nicht unbedingt nur mein Selbstbewusstsein, dass mich erfüllte, sondern eher das verzweifelte Verlangen mehr von seinen Berührungen auf meiner Haut zu spüren.

Er stöhnte tief in seiner Kehle und riss sich sein T-Shirt über den Kopf. Plötzlich sah ich so viele gebräunte Muskeln vor mir, dass mir der Mund wässrig wurde. Ein breiter Streifen aus blondem Haar dekorierte seine Brust, wovon dann eine dünne Linie bis hinunter in seine Hose verschwand.

„Zieh deine Brustabdeckung aus."

„Zieh deine Hose aus."

Eine Seite seines Mundes zuckte in ein schiefes Grinsen. „Du bist so viel mehr als eine unschuldige kleine Bibliothekarin, nicht wahr, meine Cherry?"

Ich war gerade dabei, meinen BH zu öffnen, aber als er das sagte, hielt ich inne. Dann, locker, als wäre es keine große Sache, ließ ich den BH fallen und befreite meinen Busen.

„Ehrlich gesagt ... bin ich noch eine Jungfrau. Aber das ist nicht so wichtig. Ich will daraus keine große Sache machen, okay?"

Er schob sich mit den Zehen seine Schuhe ab und zog dann seine Hose herunter, bevor er sie wegstieß, sich wieder gerade aufstellte und seine Arme um meine Taille legte. „Ich weiß, dass du unberührt bist. Und es ist eine große Sache. Ich werde sehr vorsichtig mit dir umgehen."

Ich schüttelte den Kopf. „Ich brauche keine Vorsicht."

Cezar nahm meine Hand und legte sie auf seine Erektion. „Du brauchst Vorsicht."

Meine Augen weiteten sich, als ich seine enorme Größe fühlte. „Oh. Ich weiß nicht ob das da in das hier hineinpassen wird. Ähm, Vorsicht ist dann wohl gut."

Er fasste mit seinem Daumen in das Bündchen meines Slips und zog ihn herunter, als er dann vor mir auf die Knie fiel. Ich zog scharf den Atem ein und suchte nach etwas, wo ich mich festhalten konnte. Schlussendlich griff ich in sein Haar, was sich mittlerweile längst aus dem Pferdeschwanz befreit hatte, in dem es zu Beginn des Abends noch sorgfältig zurückgebunden worden war.

„Du riechst so unglaublich gut. Ich kann deinem unwiderstehlichen Aroma einfach nicht länger widerstehen. Um seiner Aussage mehr Ausdruck zu verleihen, vergrub er sein Gesicht zwischen meinen Beinen und atmete tief ein. Ich keuchte und wollte mich von ihm fortbewegen, aber er packte meine Hüfte fest mit beiden Händen und hielt mich dort fest. „Cezar ..."

Er hob seinen Kopf und traf meinen Blick. Der war heiß und intensiv. „Ich muss dich schmecken, meine Cherry."

„Ich habe noch nie ..."

Er vergrub sein Gesicht erneut und legte eines meiner Beine über seine Schulter, um mich zu spreizen. Ich balancierte unsicher und zerschmolz dann förmlich, als ich zum ersten Mal spürte, wie seine Zunge über meine empfindlichste Stelle leckte. Die Art und Weise, wie er mich erforschte und dann die wilde Sensation seines heißen Mundes auf mir drohte mich von den Füßen zu reißen.

Seine Zunge glitt tiefer und tauchte zwischen meine Lippen mit kreisenden Bewegungen. Dann liebkoste er mich mit langen Zügen, rauf und runter, bis mir die Knie versagten. Der Hauch seiner Bartstoppeln rieb grob gegen meine Oberschenkel und Schamlippen, was allerdings nur noch zu den wilden Gefühlen beitrug, die in mir erwachten. Mit meinen Händen fest in seinem Haar verschlossen merkte ich, wie ich seinen Mund noch härter gegen mich drückte. Ich war außer Kontrolle. Als seine Zunge noch tiefer in mich eindrang, wölbte ich meinen Rücken und zog noch stärker an seinem Haar. Es fühlte sich so an, als ob seine Zunge überall gleichzeitig war, wo er jeden meiner empfindlichen Nervenenden reizte.

„Cezar …“ Ich stöhnte seinen Namen und schwankte, als sich in mir etwas aufbaute. Anspannung, die immer mehr und mehr angezogen wurde und sich weiter aufbaute, bis es beinahe schmerzte. All meine Muskeln zogen sich zusammen, mein Herz schlug so heftig, als ob ich sterben würde, bevor ich meinen Höhepunkt erreichte.

Glücklicherweise umschloss dann Cezars Mund meine Klitoris und er saugte daran. Seine Zähne kratzten an den Seiten meiner überempfindlichen Knospe und ich kam mit einem lauten, ungehemmten Schrei. Die mitreißende Hitze in meinen Adern ersetzte die Anspannung und floss direkt zu meiner pulsierenden erschütternden Mitte. Meine Zehen verkrampften sich in meinen Teppich unter meinen Füßen und ich keuchte nach Luft, als eine Welle der Lust nach der anderen über mich hinwegrollte. Und trotzdem war es nicht genug. Selbst in diesem machtvollsten aller Orgasmen, den ich jemals erlebt hatte, war ich noch nicht befriedigt. Das pulsieren wurde zu einem Suchen … nach etwas, nach jemandem. Nein, nicht jemandem, Cezar.

„Mehr, Cezar. Bitte.“

Er hob mich hoch und warf mich aufs Bett, als wäre ich leicht wie eine Feder. Ich hüpfte und landete auf meinen Wurfkissen. Sie stützten mich genug, dass ich Cezar problemlos dabei beobachten konnte, wie er seine Unterhosen herunterschob und dann in seiner ganzen Pracht vor mir stand, nackt und prächtig. Groß, gebräunt, muskulös und überraschenderweise ebenfalls sonnengebräunt stand sein hartes Glied stolz von ihm ab. Er war wunderschön.

„Du schmeckst wie der süßeste Nektar, wenn du kommst.“ Er legte ein Knie aufs Bett und nahm seinen Schwanz, der so viel größer war als der Durchschnitt, in seine Hand. „Alles an dir macht mich hart, Cherry.“

Immer noch erschüttert rollte ich mich auf meine Knie und griff mit meinen zitternden Händen nach ihm. Als ich sein Glied berührte, spürte ich einen Puls, der vor Leidenschaft so stark war, dass es mir den Atem verschlug. Dick und schwer, er war überraschend hart, wie Stahl, und doch weich. Die Venen, die hervorstanden, ließen mich erneut erzittern, als ich sie mit meinen Fingern nachzeichnete. Es war mir nicht einmal peinlich, dass es für mich das allererste Mal war, dass ich einen Mann auf diese Weise berührte. „Darf ich?"

Er stöhnte und schüttelte seinen Kopf. „Ich kann mich nicht kontrollieren, Cherry."

Mutig und leichtsinnig zuckte ich nur die Schultern. „Dann tue es halt nicht."

12

CEZAR

Mein süßes kleines Weibchen sah alles andere als unschuldig aus, wie sie nun mit ihren großen braunen Augen, die nur teilweise von dem dunklen Rahmen ihrer Brille versteckt wurden, zu mir aufsah. Ihr dunkles, lockiges Haar fiel bis auf ihre Schultern und ihre Brüste herab. Sie sah aus wie eine Sirene. Eine Sirene, die mich für immer mit ihrem verlockenden Ruf verführen würde.

Es fiel mir schwer, mein Biest unter Kontrolle zu behalten. Ich durfte nicht vergessen, dass Cherry ein Mensch und eine Jungfrau war. Ich musste sanft mit ihr umgehen und es langsam angehen lassen. Das würde mir nicht leichtfallen. Ich wollte nichts mehr, als meinen Schwanz tief in ihr zu vergraben und spüren, wie sie um mich herum pulsierte, wenn ich dann meine Zähne in ihren Hals versinken und ihre süße Lebenskraft kostete.

Allerdings hatte Cherry eine andere Vorstellung. Sie beugte sich vor auf ihre Ellenbogen und blickte zu mir auf, ihren Hintern hoch in die Luft gestreckt, und ohne es zu wissen quälte sie mich damit, während ich darum kämpfte meine Kontrolle nicht zu verlieren. „Sag mir, wenn ich es nicht richtig tue."

Ich zog eine Augenbraue hoch und wollte sie fragen, was sie

damit meinte, als sie ihre Zunge über die Spitze meines Penis zog. Augenblicklich schoss all mein Blut zu dieser einen Stelle, wo ihre Zunge mich berührte. Meine Hände waren an meiner Seite in harte Fäuste geballt. Ich musste ein paar Mal blinzeln, um mich zu vergewissern, dass ich mich noch immer auf dieser Erde befand. „W-Was tust du da, mein kleines Weibchen?"

Sie schob ihre Lippen über meinen Schwanz und die weichen Wände ihres Mundes umschlossen mich wie warmer Samt, als sie Zentimeter für Zentimeter über mich glitten. Dann zog sie ihren Mund zurück und saugte gleichzeitig an mir, und ich folgte ihr beinahe mit meiner Hüfte.

„Na ja, ich habe das noch nie zuvor getan und ich weiß nicht genau, was ich tue, aber ich versuche dir einen Blowjob zu geben. Ist es furchtbar?"

„Furchtbar? Es ist ... *fantastisch.*" Meine Augen überkreuzten sich, als sie mich erneut in ihren Mund nahm. *Einen Blowjob*, hatte sie gesagt. Ich hatte davon gelesen, aber ich hatte beim Lesen gedacht, dass es seltsam war. In unserer alten Welt hatte es solch einen Akt nicht gegeben. Aber als Cherry es nun mit mir tat, änderte das meine Ansicht. Gar nicht seltsam – sondern wunderbar!

Sie streichelte die Unterseite meines Glieds mit ihrer Zunge und saugte und streichelte den Rest von mir mit ihrem Mund, während sie mit einer Hand meinen harten Bolzen festhielt. Ich beobachtete, wie sie ihre vollen Lippen über meinen Schwanz zog. Ich würde es nicht viel länger aushalten können.

„Cherry, stopp."

Sie entzog sich mir und schmollte. „Tut mir leid. Es ist nicht gut, nicht wahr?"

Ich schüttelte meinen Kopf, voller Bewunderung. „Nein ... nein. Ich meine ja! Ja! Es ist gut. Es ist sogar sehr sehr gut! Ich habe so etwas Wunderbares noch nie zuvor gespürt."

Sie legte ihren Kopf schief und verzog ihr Gesicht. „Was meinst du damit?"

„Dass... ich ... das spielt jetzt keine Rolle. Ich bin dir sehr dankbar. Ich fühle mich geehrt, dass du mir diese Freude bereitet hast.

Aber ich habe einen anderen Plan was dich betrifft." Um ihr zu zeigen, was ich meinte, hob ich sie in meine Arme und küsste sie, die Kombination unserer beider Geschmäcker schmeckend, als sich unsere Zungen berührten. „Ich will mich richtig mit dir paaren. Ich will in dich eindringen."

Sie erzitterte und nickte. „Ja, bitte."

Irgendetwas an der Art, wie mein hübsches kleines Weibchen *bitte* sagte, sprach die fundamentalsten Instinkte meines Drachens an, was eine regelrechte Welle animalistischer Ekstase heraufbeschwörte.

Meine Arme verschränkten sich um sie und ich spannte meinen Mund über ihren Hals und der zarten Haut über ihrer pulsierenden Vene. „Sag noch einmal bitte", knurrte ich. Ihre Fingernägel wanderten über meinen Rücken und ihr Körper erschütterte gegen meinen, ihre harten Nippel rieben über mein Brusthaar. „Cezar ... *biiiiitte*."

Ich warf sie zurück aufs Bett und war sogleich über ihr. Ich stützte mich auf meinen Armen ab, blickte auf sie hinunter und spürte, wie sich meine ganze Welt veränderte. Ich hätte dem Weibchen unter mir alles in der Welt geben können, aber *sie* verlangte nach *mir*. Mein Drache wollte, dass ich sie schnell und hart nahm – sie markierte, meine Zähne in ihr zartes Fleisch bohrte und die Tropfen Blut, die fließen würden, aufleckte.

Aber sie war delikat und ich konzentrierte mich voll und ganz darauf, meine wahre Natur ihr zuliebe im Zaum zu halten. Ich zwang mich dazu, es langsamer anzugehen und mir Zeit zu lassen, sie mit Küssen an ihrem Hals und ihrer Schulter zu bedecken, ihre Brüste mit meiner Zunge zu verzehren und ihre Nippel zwischen meinen Lippen hin- und her zu rollen. Ich knabberte an ihrem Brustkorb, bis sie mich erneut anflehte. Es war eine lange, vorzügliche Folter für uns beide.

„Bitte, in mich. In mich, jetzt." Cherry warf ihren Kopf hin und her, wandte sich unter mir und ihre weichen Kurven rieben gegen mich.

Meine Küsse wanderten zu ihrem Mund zurück und ich hielt dann ihren Blick mit meinem. „Versichere mir, dass du es willst."

„Ich will es. Bitte."

Während ich sie küsste, ließ ich mein Glied langsam in sie eindringen. Sie war so eng, dass ich dachte ich würde sterben, bevor ich ganz in ihr versunken war. Cherrys süßes Zentrum melkte mich, ihr Puls raste und ihre Atmung wurde immer unkontrollierter, je tiefer ich in sie eindrang, Zentimeter für Zentimeter. Sie warf ihre Arme und Beine um mich, hielt mich fest und stöhnte in meinen Kuss. Als ich dann halb in ihr versunken war, hielt ich es nicht mehr länger aus. Ich stieß hart zu und brach mir den Rest des Weges frei in nur einem einzigen Stoß. Ich stöhnte vor Lust, als sich meine Welt voll und ganz auf das Weibchen unter mir auf dem Bett konzentrierte. *Mein* Weibchen.

Cherry löste sich aus dem Kuss und bohrte ihre Zähne in meine Schulter, um einen Schrei zu unterdrücken. Ihre Mitte pulsierte um mich herum und ihr Körper überflutete mit ihrem natürlichen Saft, als sie kam.

Der Biss ihrer kleinen stumpfen Zähne trieb mich über das Kliff. Ich entzog ihr meinen Schwanz langsam und stieß ihn dann schnell wieder in sie hinein. Ich schnappte mir ihren Hintern mit einer Hand und hielt sie still, während ich wie wild in sie hineinstieß und mich dann wieder herauszog. Der süße Nektar ihres Höhepunktes, der Duft unserer Paarung, der den ganzen Raum erfüllte, war berauschender als irgendeines von Armand starken Gebräuen. Und trotzdem brauchte ich mehr. Ich hörte nicht auf, bis ich hörte, dass sie meinen Namen schrie, mich aufforderte – anflehte – nicht aufzuhören, während ich ihre Brüste küsste und daran saugte, und dann die Haut an ihrem Hals, wo ich sie kennzeichnen wollte. Ich wollte so sehr, dass sie mein Zeichen trug, was sie als mein markierte, aber sie war noch nicht soweit. Also gab ich mich damit zufrieden an ihrer Haut zu saugen und markierte sie so, wie die Menschen es wohl tun würden.

Cherrys Körper verkrampfte sich wieder und wieder um mich herum, umfing meinen Schwanz jedes Mal mit einer köstlichen

Enge, als ich in sie hineintrieb. Als sie mich küsste, knabberte sie an mir und ihre Zähne bissen auf meine Unterlippe und dann zog sie sich zurück, um mir in die Augen zu sehen. Die Hitze und das Verlangen in ihrem Blick war das Schönste, was ich je gesehen hatte. Sie biss sich auf die Unterlippe, als ich meine Hüfte verdrehte und nun mit einem anderen Winkel in sie eindrang, wo ich sie von innen an einer höheren Stelle reiben konnte. Eine Stelle, die sie sofort wieder zu einem Orgasmus trieb. Eine Stelle, die ich mir für die Zukunft merken wollte. „Ja, Cezar!"

Ich konnte mir ein stolzes Grinsen nicht verkneifen, das mir übers Gesicht blitzte, bevor ich meinen Mund wieder auf ihren legte. Lust wallte in mir auf, baute sich höher und höher, bis ich spüren konnte, wie sich mein gesamter Körper verkrampfte. Ich wollte, dass sie noch einmal kam, mit mir, also ließ ich meine Hand zwischen uns nach unten gleiten und rieb meinen Finger über ihre kleine empfindliche Knospe.

Cherry biss mir in die Lippe, diesmal allerdings unbeabsichtigt, und grub ihre Fingernägel in meinen Rücken. Ihr inneren Wände zogen sich um mich herum zusammen, bis ich sicher war, dass ich mich nicht einen Zentimeter mehr bewegen konnte, und dann schrie sie meinen Namen auf eine Weise, nach der ich mich für den Rest meines Lebens sehnen würde. Ich beobachtete, wie die Muskeln in ihrem Hals arbeiteten, sich zusammenzogen und dann entspannten, als sie schrie. Mein ganzer Körper hielt bei diesem Anblick inne und mein Samen schoss in sie in einem heißen pulsierenden Strahl.

Ich vergrub mein Gesicht zwischen ihrem Busen und ließ meine Zähne an ihren harten Schokoladennippeln entlangschrammen. Ich wollte sie so unbedingt markieren. Aber stattdessen vergrub ich meine Finger in die Laken neben ihrem Kopf. Ein Teil meiner Seele hatte in Cherry sein Zuhause gefunden.

Wir blieben beide dort, wo wir waren, zitternd und wir hielten uns gegenseitig. Ich war mir nicht sicher, wie viel Zeit vergangen war, aber ich war immer noch hart und sie war mit Sicherheit wund. Ich wollte sie schon wieder, aber ich war bereits gröber mit ihr umgegangen, als ich es vorgehabt hatte. Meine Priorität war für sie zu sorgen und ich konnte warten.

Aber als ich mich aus ihr herausziehen wollte, stöhnte Cherry sanft und streichelte mir mit ihrer Hand über meinen Rücken bis hinunter zu meiner Pobacke. Ich hob meinen Kopf und betrachtete ihr Gesicht, als sie zu mir aufblickte, mit einer Art Bewunderung und Verwirrung in ihren Augen, als sie über mein Gesicht wanderten. Dieser Blick wurde schnell von Lust ersetzt.

„Ich habe Angst, dass ich dir wehtue, Cherry."

Ihre feuchte, enge Mitte drückte mich und ihre bereits geröteten Wangen brannten nur noch mehr. „Du bist immer noch hart."

„Weil du das sexigste Weibchen bist, das ich je gesehen habe."

Sie rollte mit ihren Augen, keuchte dann aber, als ich ihr Kinn hochhielt und meine Hüfte gegen sie drückte. Sie versuchte wegzuschauen, aber ich hielt sie fest. „Was ..."

„Du glaubst mir nicht."

„Nein."

Ich rollte uns beide herum und stöhnte, als ihre süßen Oberschenkel auf beiden Seiten meiner Hüfte zum Liegen kamen. „Dann werde ich es dir beweisen."

13

CHERRY

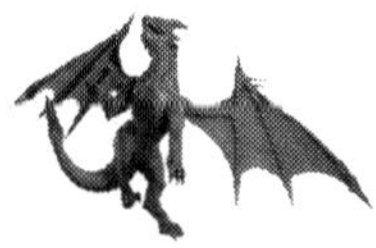

Ich umklammerte das Buch in meinen Händen fester und starrte blindlings quer durch die Bibliothek in die Luft. Etwas machte keinen Sinn und ich war fest davon überzeugt, dass ich es herausfinden würde. Ich konnte immer noch Cezars Gesicht von der vorherigen Nacht sehen, wie es sich langsam veränderte und transformierte, während ich ihn beobachtete. Unter seiner Haut waren goldfarbene Venen erschienen, seine grünen Augen hatten sogar in einem noch helleren Grün geleuchtet und seine Zähne schienen ebenfalls in der Länge gewachsen zu sein. Aber nicht nur seine Zähne. Ich war immer noch ziemlich wund und lief mit einem leichten Humpelschritt herum, denn wenn er nicht so schon extrem groß war – als er dann seinen Höhepunkt erreichte wuchs sein Glied sogar noch. All das klang vollkommen verrückt, oder zumindest würde es das, wenn ich nicht selbst dort gewesen wäre und es mit eigenen Augen gesehen hätte. Aber ich war dort gewesen und ich wusste, was ich gesehen hatte. Und gespürt hatte.

Eigentlich hätte es mich verängstigen oder ausflippen lassen müssen, aber die ganze Sache war so wunderschön gewesen. Selbst, als seine Haut sich mit etwas kräuselte, was aussah wie grüne Schuppen, war ich fasziniert von ihm. Außerdem hatte ich einfach nicht genug bekommen können. Er befriedigte mich noch zweimal, bevor er es mir dann verweigerte, weil er bemerkte wie steif und schmerzhaft ich mich bereits bewegte. Ich war wie ein Fanatiker gewesen. Eine Nymphomanin. Was vielleicht das seltsamste von allem war, weil Sex nie zuvor so wirklich auf meinem Radar gewesen war. Jedenfalls hatte ich es nie zuvor in dieser nymphomanischen Weise gebraucht.

Ich hatte immer gehört, dass das erste Mal unangenehm und peinlich sein sollte. Aber nichts am Sex mit Cezar hätte ich auf diese Weise beschreiben können. Und ich konnte einfach nicht genug von ihm bekommen.

Ich zwang mich dazu, auf das Buch hinunterzublicken. Als ich durch die Seiten blätterte war ich mir nicht einmal sicher, wonach ich suchte oder wo ich es finden konnte. Ich hielt einen Billigroman in meiner Hand, eine Shapeshifter-Romanze, etwas was wir normalerweise nicht einmal hier in der Bibliothek aufgelistet hatten. Es kam von einem meiner Regale zu Hause. Ich hatte es mir geschnappt, bevor ich dann heute Morgen hinausrannte. Ich wusste, dass es verrückt war, aber ich hatte da eine Theorie ... nun, etwas in Bezug auf Cezar war nicht *normal* gewesen, dessen war ich mir sicher. Ich blätterte also weiterhin durch das Buch und suchte nach Hinweisen in den jeweiligen Sex-Szenen. Vielleicht war er gar kein Mensch.

„Was hast du denn vor?"

Ich sprang fast einen halben Meter in die Luft und keuchte. Chyna stand vor mir mit einem vielsagenden Grinsen, weil sie es mal wieder geschafft hatte, sich an mich ranzuschleichen und zu erschrecken. Ich schloss schnell das Buch und versteckte es unter meinem Schreibtisch.

„N-Nichts. Was machst du denn hier? Solltest du nicht irgendwo was Grünes retten?"

Sie betrachtete mich mit neugierigen Augen. „Etwas ist anders an dir."

Ich schüttelte meinen Kopf. „Nö. Nichts. Gar nichts ist anders."

„Doch, da ist etwas. Ich komme nur gerade nicht darauf. Aber es ist da. Es ist keine neue Frisur ... Hast du etwas verändert?"

„Warum befindest du dich nicht auf der Suche nach unentdeckten Arten der Pteridophyten, Chyna?“

„Hast du überhaupt eine Ahnung, was ich tue?“

Ich grinste. „Klar. Ich weiß, welchen Titel du trägst.“

Sie rollte mit ihren Augen und betrachtete mich dann aber weiter von Kopf bis Fuß. „Ich werde es schon rausfinden, was an dir anders ist. Aber jetzt muss ich mich wieder um meine Nachforschungen kümmern.“

Ich beobachtete sie, wie sie ging und dabei aber noch einmal kurz den Raum absuchte. Für einen Samstagmorgen befanden sich außergewöhnlich viele Menschen hier in der Bibliothek. Die Dinge liefen wirklich gut und niemand schien Hilfe zu brauchen. Die einzige Person, die ruhelos war, war ich selbst.

Wieder ließ ich mir noch einmal alles, was ich über Cezar wusste, durch den Kopf gehen, inklusive jeder unserer Interaktionen, die wir gehabt hatten. Meine Schlussfolgerung war, dass Typen, die so aussahen, als ob sie die Hauptrolle in einer Blockbuster-Romanze spielen konnten, nicht einfach so aus dem Blauen heraus auftauchten und sich dann in die sonderliche strubbelige Bibliothekarin verknallten. Und sie würden diese besagte Bibliothekarin noch viel weniger mit teuren Geschenken überhäufen, die besagte Bibliothekarin um ein Date anbetteln oder dann im Verlauf dessen der besagten Bibliothekarin mehrfache Orgasmen schenken. Ich wusste, dass all das ein simpler Fakt war. Ich meine, ich war ja nicht aus moralischen Gründen bis zu meinem 29. Lebensjahr eine Jungfrau geblieben.

Ich holte das Buch wieder aus seinem Versteck hervor und starrte auf die Seiten. Vielleicht verlor ich meinen Halt zur Realität. Ich rollte meine Schultern. Ich war in der letzten Zeit sehr gestresst, oder nicht? Mein Leben war seit der Beförderung und allem anderen etwas anstrengender gewesen, als es das normalerweise war. War es möglich, dass ich aufgrund von Stress eine Psychose erlitt? Ich hatte mal etwas darüber gelesen. Jedenfalls machte das mehr Sinn, als die Idee, dass Shapeshifter tatsächlich existierten. Allerdings war wiederum die Idee, dass Cezar nicht echt sein könnte, mehr als deprimierend.

Als ob meine Gedanken ihn aus der Luft heraufbeschworen hätte, erschien Cezar plötzlich an meiner Bücherausgabe. Ich zuckte zusammen und warf das Buch hinter mich. „Hey."

Er lächelte und zog eine Augenbraue hoch. „Was hat dir das arme Buch denn nur getan?"

„Nichts!" Ich zwang mich zu einem Lächeln und trat ein paar Schritte zurück, weg von ihm. Was wäre, wenn er gar nicht wirklich dort stehen würde? Was wäre, wenn er eigentlich nur eine Ausgeburt meines ausgemergelten und überarbeiteten Gehirns war? „Bleib hier stehen. Ich habe etwas zu erledigen."

Bevor er sich beschweren konnte, war ich schon um den Tresen herumgelaufen und eilte nun ins Hinterzimmer, in dem Chyna für ihre Nachforschungen verschwunden war. *Dann wollen wir mal sehen.* Ich stand vor ihr mit meinen Händen auf meinen Hüften und versuchte ruhig, rational und vor allen Dingen vernünftig auszusehen. „Ich brauche Hilfe."

Sie nickte. „Das weiß ich schon seit Jahren."

„Ha. Ha. Ha. Ich brauche deine Hilfe jetzt sofort." Ich zog sie am Arm. „Und zwar jetzt gleich."

Sie seufzte und stand auf. „Was willst du?"

Ich zog sie bis zur Tür und deutete auf die Bücherausgabe, wo Cezar auf mich wartete. „Siehst du irgendjemanden an der Buchausgabe?"

Sie verzog ihr Gesicht in eine Grimasse, die mir sogleich bestätigte, dass ich meinen Verstand verloren hatte. „Worauf willst du hinaus?"

Diesmal zeigte ich mit dem Zeigefinger. „Der Tresen. *Siehst* du dort irgendjemanden? Es ist mir ernst, Chyna."

„Ja. Ich sehe den scharfen Typen, der vor eine Weile schon hier war. Der Kerl, der dir Millionen Geschenke geschickt hat. Was ist los. Cherry?"

Ich sank gegen die Tür. „Du kannst ihn *sehen*?"

„Himmel, Cherry. Ja, ich sehe ihn. Er ist nicht unsichtbar. Geht es dir gut?" Sie legte ihre Hand auf meine Stirn, aber ich schlug sie weg.

„Es geht mir gut. Es ist nur ..." Ich zog sie wieder in den Raum zurück und ließ mich dann auf einen der Stühle fallen, bevor ich laut ausatmete. „Ich habe mit ihm geschlafen."

Sie kreischte. „Nee, echt?!"

Ich nickte. „Genau! Das ist genau das, was ich meine! Es ergibt keinen Sinn. Auf gar keinen Fall würde *er* mit *mir* schlafen wollen. Sieh ihn dir an. Sieh mich an. Ich ..."

„Hey, was zum Teufel? Was meinst du mit *sieh mich an*? Du bist wunderhübsch. Jeder Mann, der was auf sich hält, würde mit dir ausgehen wollen."

Ich schob meine Brille meine Nase herunter und starrte sie über den Rand an.

„Chyna, ich bin nicht blind. Du bist der hübsche Zwilling. Ich bin der unansehnliche Nerd-Zwilling. Das ist okay. Ich akzeptiere das. Aber ich, die mausgraue Bibliothekarin, hat mit einem Mann geschlafen, der aussieht, als wäre er einem Hollywood-Blockbuster entsprungen. Ich meine, was sind seine Absichten?!"

Vielleicht hatte ich die letzten Worte etwas zu laut herausgeschrien. Jedenfalls laut genug, dass das normale Summen in der Bibliothek verstummte. Nichts außer Fußschritte, die sich uns näherten. Und ich wusste bereits, wessen Schritte das waren, bevor ich aufblickte.

Er trat in den Raum und grinste von einem Ohr zum anderen. „Mr. Hollywood-Blockbuster zu ihren Diensten."

Chyna kicherte und ich hätte ihr am liebsten eine Ohrfeige verpasst. „Ich bin Cherrys Schwester, Chyna."

Cezar schüttelte ihre Hand und trat dann neben mich. Er legte einen Arm um mich herum und zog mich dann hoch auf meine Zehen, während er seinen Mund an mein Ohr hielt. „Auch, wenn ich es wirklich sehr zu schätzen weiß, dass du der ganzen Welt erzählen willst, dass wir miteinander schlafen – ich mag nicht, wenn du so schlecht von dir selbst sprichst."

„Was ..."

„Ich bin derjenige, der sich geehrt fühlt, dass du ein Bett mit mir teilst. Die einzige Absicht, die ich habe, ist zu versuchen der Mann zu sein, den du verdienst."

„Sie neigt manchmal dazu, die Dinge etwas zu dramatisieren." Chyna lachte und zwinkerte mir zu. Ich warf ihr einen finsteren Blick zu. „Also, ich muss mich wieder auf meine Arbeit konzentrieren, wenn es dir nichts ausmacht."

Ich lebte das Leben einer anderen – eines fiktionalen Charakters aus einer Shifter-Romanze. Selbstverständlich konnte ich Chyna kaum erzählen, dass ich glaubte, dass dieser heiße Typ, mit dem ich ins Bett gehüpft war, eine Art Shapeshifter war, und noch weniger vor ihm. Oder vielleicht war er ein Alien. Der Gedanke war mir noch gar nicht gekommen. Was, wenn er ein Außerirdischer war?

Ich hatte ihn noch nicht einmal ein Kondom tragen lassen. Warum hatte ich nicht an die Sicherheit beim Sex gedacht? Heilige Scheiße, was war nun, wenn er mir seinem außerirdischen Nachwuchs implantiert hatte? „Ich glaube, ich brauche etwas frische Luft."

Chyna nickte Cezar zu. „Ich gehe mal davon aus, dass du das im Griff hast? Wenn ich davon ausgehe, dass du meine Schwester nicht mehr aus den Augen gelassen hast, seit du sie das erste Mal gesehen hast?"

„Das habe ich."

Daraufhin wurde ich dann von jemandem durch die Hintertür der Bibliothek nach draußen geführt, von dem ich überzeugt war, dass er ein Außerirdischer war. Mir war schwindelig, ich atmete schwer – hyperventilierte. Höchstwahrscheinlich hatte mich dieser Alien bereits mit seinem Samen geschwängert und man würde es schon in wenigen Stunden sehen können.

Der Parkplatz. Wir waren auf dem Parkplatz und alles drehte sich. Ich erinnerte mich an den Film *Alien* mit Sigourney Weaver. Wie lange würde es dauern, bevor mir ein außerirdisches Baby wie ein mit Reißzähnen ausgestatteter Springteufel aus meinem Brustkorb springen würde?

Wir hatten es gerade noch nach draußen geschafft, als ich spürte, wie sich der Boden unter meinen Füßen veränderte. Das war's. *Es geschieht schon jetzt*, dachte ich, bevor die Welt um mich herum schwarz wurde.

14

CHERRY

Ich erwachte zu unterdrückten Geräuschen, seltsamen Gerüchen und weißen Kreisen. Runde Formen. Es war eine Zimmerdecke. Ich starrte an die Decke, auf der ich ein Muster mit weißen Kreisen erkennen konnte. Mein Kopf fühlte sich schwer an, als ich ihn vom Kissen heben wollte und mich im Zimmer umsah. Es sah so aus, als ob ich mich in einem modernen, stilvollen Ausstellungsraum befand. Die Wände bestanden aus Glaspaneelen, die von der Decke bis zum Boden reichten. Der Boden war aus weiß- und beigefarbenem Marmor und das elegante Mobiliar war ein gebrochenes Weiß mit Akzenten aus dunkelblau und burgunderrot. Eine riesige Wendeltreppe, ebenfalls mit weißem Marmor, führte ins obere Stockwerk. Durch die riesigen Fenster fiel Licht in den Raum, was mir mitteilte, dass es draußen immer noch hell war, und dann sah ich die atemberaubendste Aussicht auf das sumpfige Feuchtgebiet des Louisiana Bayou.

Ich stand auf. Die Küche war zum Rest des Hauses offen, oder mit anderen Worten, die Wände bestanden aus einem dicken, klaren Glas. Cezar stand an der Küchentheke auf der anderen Seite des Glases mit einem Messer in der einen und einer Tomate in der anderen Hand.

Er blickte sofort zu mir auf, als ich mich in seine Richtung bewegte. Seine Lippen verzogen sich zu einem Lächeln, doch dann verschwand es wieder. Seine Augen weiteten sich und sein Blick fiel auf etwas vor mir. Verwirrt blickte ich nach unten, gerade noch rechtzeitig, um mich davor zu bewahren in einen Swimmingpool hineinzulaufen. Ich keuchte und trat einen Schritt zurück. Meine Güte, ein Schwimmbecken direkt im Zimmer! Vielleicht war es so eine Art Teich im Inneren des Hauses oder so etwas in der Art, aber es war kein Wunder, dass ich es übersehen hatte. Es sah aus wie klares blaues Glas. Ich hatte gedacht, dass dies Teil des soliden Fußbodens war. Dieser Ort war einfach zu viel des Guten.

Als ich wieder aufblickte, hielt Cezar das Messer nicht mehr in seiner Hand, aber sein Finger tropfte mit Blut. Ich ging schnell um den Pool herum, oder Teich, was auch immer das war, und eilte zu ihm.

„Cezar, ist alles in Ordnung?" Ich nahm sanft seine Hand und zog ihn mit mir zum Waschbecken. „Das sieht schmerzhaft aus."

Er stand hinter mir, ließ mich seinen Finger unter fließendes Wasser halten, aber er schien keinerlei Schmerzen zu spüren. Tatsächlich brachte er seinem verletzten Finger nicht die geringste Aufmerksamkeit entgegen. Er rieb seine Nase an meinem Nacken hinauf und stöhnte leise. „Du riechst so verdammt gut." Ich blickte zu ihm zurück und hielt augenblicklich inne. Sein Blick war intensiv. Seine Augen glühten regelrecht und er war vollkommen erregt. Das wusste ich, weil sich seine steinharte Erektion oberhalb meiner Hüfte in meinen Rücken bohrte.

„Es tut mir leid. Ich sollte mich nicht wie ein wildes Tier verhalten, wenn du dich von deiner Ohnmacht erholst. Du hast mir Angst eingejagt."

Ich ließ meinen Kopf nach unten fallen und fokussierte wieder auf seinen Finger, wobei ich ein wenig verlegen und befangen war, aber dann sah ich, dass sein Schnitt verschwunden war. Ich drehte seine Hand in meiner hin und her. Aber da war kein Schnitt. „Was ... Wo ist die Wunde?"

Cezar runzelte seine Stirn. „Es gibt da etwas, was wir besprechen müssen."

Diese ursprüngliche Alien-Idee sprang mir wieder ins Gedächtnis, zusammen mit der Angst und der Panik. Wie hatte ich nur die Schwangerschaft mit einem Außerirdischen vergessen können? Ich stieß ihn von mir weg, rannte zur anderen Seite des Raumes, presste mich flach gegen die Wand und schüttelte meinen Kopf. „Du hast dich soeben selbst geheilt. Du bist ein Alien und es ist deine Aufgabe, mich zu entführen, mich zu versklaven und mich zu deinem Planeten zu transportieren, um mich dort zum Züchten zu zwingen, um deine außerirdische Rasse zu vermehren, oder nicht? Oder etwa nicht?! Ich wusste es! Warum mich? Warum hast du mich ausgewählt? Es ist wegen meiner kinderfreundlichen breiten Hüfte, ist es nicht so?"

Cezar zog seine Augenbrauen voller Verwirrung zusammen und trat einen Schritt näher auf mich zu. „Wovon redest du da, Cherry? Ich würde dich niemals entführen oder versklaven."

„Das ist *genau* das, was ein Alien, der mich entführen will, auch sagen würde! Ich kann es einfach nicht fassen, dass ich meine Jungfräulichkeit an einen menschenentführenden Alien verschwendet habe. Wie konnte ich nur!"

„Drache, Cherry. Ich bin ein Drache."

Ich hielt mitten in meinem Schimpfen inne und starrte ihn an. „Was?"

Er kam einen weiteren Schritt näher. „Ich bin ein *Drache*."

Ohne darüber nachzudenken, flippte ich aus. „Beweise es."

Er rieb seine Handflächen über sein Gesicht, dann zuckte er mit den Schultern und warf seine Hände in die Luft. „Also gut. Draußen."

Ich folgte ihm nach draußen auf eine große Marmorterrasse, von der man eine wunderbare Sicht auf den Sumpf hatte. Die Natur, die diesen Ort umgab, war wunderschön – wild und unberührt, rau. Ich bemerkte, wie in mir der Wunsch aufkeimte, etwas länger hierbleiben zu können, selbst dann, wenn er sich als menschenentführender Alien entpuppen sollte.

Cezar zog sich methodisch seine Kleidung aus und drehte sich dann zu mir um. „Bist du bereit? Ich will nicht noch einmal mitansehen müssen, wie du wieder ohnmächtig wirst."

„Ich glaube schon. Allerdings habe ich auch noch nie zuvor einen Drachen gesehen, deshalb weiß ich nicht so genau, wie ich mich darauf vorbereiten soll."

Ich hatte kaum meine Worte ausgesprochen, als er auch schon bis zum Rand seines Hinterhofes rannte und in die Luft sprang. Wie verzaubert verschwand Cezar und an seiner Statt erschien diese riesige grüne Kreatur – ein Drache mit in Gold getauchten smaragdgrünen Schuppen. Er entfaltete seine massiven Flügel und deren Unterseite schimmerte goldfarben. Er flog hoch in die Luft und dann warf er seinen Kopf zurück und blies einen Feuerstrahl heraus, der so heiß war, dass die Flamme in blau brannte.

Ich stand da mit weit aufgerissenem Mund. *Drache.* Er war tatsächlich ein verdammter Drache. Das, was nicht weniger verwunderlich war, war die Tatsache wie mein Körper darauf reagierte einen Drachen zu sehen ... erregt. Ich keuchte und wich zurück, als ob mein Entsetzen dieser Situation irgendwie etwas Normales verleihen würde.

Cezar, der Drache, schoss herab und schwebte dann neben mir über dem Sumpf. Er neigte seinen Kopf herunter und drehte sich dann zu mir, um mich anzusehen.

„Was?"

Er blies einen kleinen Feuerstrahl heraus und machte dann ein Geräusch, das sich wie Lachen anhörte. Er bewegte seinen Kopf auf und ab und nickte dann zu seinem Rücken. Als ich ihn immer noch nicht verstand, ließ er sich halb ins Wasser sinken, stieß mich mit seinem riesigen Kopf an und wartete dann, während er mich anstarrte, ohne zu blinken.

„Was willst du? Was versuchst du mir zu sagen?" Als ich endlich dahinterkam, schüttelte ich energisch den Kopf und hielt meine Hände hoch. „Ich werde nicht auf dir reiten. Ich bin ein Mensch und du bist ein Drache. Die Füße dieser Frau gehören fest auf den Boden."

Er schickte einen weiteren kleinen Feuerstrahl in meine Richtung und schnaubte.

„Hey Mister, wenn du mich verbrennst werde ich nicht von ganz allein magisch wieder heilen.“

Ich hätte schwören können, dass er mit den Augen rollte, bevor er mir zunickte und dann erneut auf seinen Rücken wies.

Ich schüttelte wieder meinen Kopf, langsamer diesmal. „Komm schon... ich kann dich nicht reiten.“

Er schlug mit seinem Flügel und mit unglaublicher Präzision warf er eine Ladung Wasser über mich. Ich konnte dem nicht zeitig genug ausweichen und das Wasser klatschte gegen meine Beine. Wieder ertönte das lachende Geräusch und ich stampfte in seine Richtung. Ich wedelte meinen Finger in sein Gesicht und wollte ihm gerade die Leviten lesen, als er mich erneut mit seinem Kopf anstupste. Er stupste mich wieder und wieder, bis ich dann plötzlich irgendwie auf seinem Rücken landete und er sich dann in die Luft erhob, während ich mich voller Todesangst an ihn klammerte.

Zuerst war ich entsetzt, aber dann entspannte ich mich und nach einer Weile genoss ich es mehr und mehr. Je länger er über den Sumpf um sein Zuhause herumflog, desto begeisterter wurde ich ob des Abenteuers, das ich erlebte. Ich saß fest an seinem Nacken, mit meinen Beinen fest um ihn geschlungen. Nachdem ich meinen Platz gefunden hatte, entspannte ich mich überraschend schnell, und nun konnte ich den Schlag seinen Herzen zwischen meinen Beinen pulsieren fühlen. Durch das stetige Pochen gegen meine Mitte und dann der Nervenkitzel, so hoch in der Luft zu fliegen – noch dazu auf dem Rücken eines *Drachens* – hatte ich eine fantastische Zeit.

Ich konnte mich nicht mehr daran erinnern, wann ich das letzte Mal so viel Spaß hatte. Wann immer er hinabschoss und dann wieder steil in die Höhe flog, warf ich meinen Kopf zurück und konnte kaum aufhören zu kichern. Es fühlte sich an, als wäre ich auf einer Achterbahn. Ich wollte, dass es nie aufhörte. „Schneller!“

Wieder ertönte dieses drachenschnaubende Lachen und Cezar tat, wie ich ihm befohlen hatte. Er flog schneller und sogar niedrig genug, dass er seine Flügel ins Wasser tauchen und uns beide mit den feinen Tropfen besprenkeln konnte.

Ich hielt mich enger an seinem Nacken fest und lachte laut ob der Verrücktheit, die ich gerade erlebte. Als er dann irgendwann landete und sich wieder zurückverwandelte, war ich so mit Energie vollgepumpt und so aufgekratzt und angefeuert, dass ich kaum gerade laufen konnte. Und ich war scharf wie noch nie.

In der Sekunde, als er sich wieder in einen heißen nackten Mann verwandelt hatte, sprang ich auch schon in seine Arme und wickelte meine Beine um seine Hüfte. Er musste meine Geilheit gespürt haben, denn meine Klamotten waren in Sekundenschnelle in Fetzen quer auf seiner Terrasse verstreut noch bevor ich einmal blinken konnte. Sein Glied drang genauso schnell in mich ein und das war, wie wir uns paarten, als er mich in der Luft festhielt und mich schnell und hart ausfüllte. Wir beide kamen in nur wenigen Minuten.

Später, nachdem wir beide zufrieden nebeneinander auf der Couch in seinem wundervollen Herrenhaus lagen, was er als seine Burg bezeichnete, und er seine Finger sanft über meine Schultern streicheln ließ, blickte ich ihn an und seufzte. „Ein Drache, häh?!"

Sein Finger wanderte über meinen Bauch und tauchte sanft in meinen Bauchnabel, bevor er ihn wieder hinaufwandern ließ. „Es missfällt dir also nicht?"

Ich lachte. „Na ja, bevor ich das wusste dachte ich noch, dass du ein Alien bist, aber ich glaube, dass ein Drache viel besser ist."

„Verdammt richtig!"

Ich rollte näher zu ihm und vergrub mein Gesicht an seiner Brust, wo ich dann seinen dunklen, berauschenden und maskulinen Duft einatmete. Missfallen? Wie konnte man mit so jemandem wie ihm ungehalten sein? Er war großartig. Er war sogar noch beeindruckender, als es meine histrionische Vorstellungskraft hätte heraufbeschwören können. Gutaussehend, wohlhabend, ein Meister im Bett und ein übernatürliches Wesen, mit dem sich niemand, der ein wenig Gehirn besaß, anlegen würde.

Jetzt – mehr als zuvor – war ich mir sicher, dass wir nicht zusammengehörten, und es war an der Zeit, dass ich dieser Farce ein Ende setzte, bevor mein Herz in eine Million Stücke zerbrach.

15

CHERRY

„Du hättest ihn hereinlassen sollen.“ Chyna ermahnte mich von ihrem Stuhl aus, der vor meinem Bett stand. „Er klang sehr besorgt.“

Ich zuckte zusammen, als ich mir meine schmerzende rote Nase mit einem Tissue betupfte. „So, wie ich jetzt aussehe?“ Ich zeigte mit einer Handbewegung meinen ganzen Körper entlang, der mit einem alten T-Shirt und ausgeblichenen Yogahosen bekleidet war. Oh, und zwei Paar dicker flauschiger Socken. „Es grenzt wirklich an Wahnsinn zu glauben, dass Mr. Hollywood tatsächlich mit so jemandem wir mir zusammen sein will. Ich werde es nicht zulassen, dass er mich so sieht.“

Ich war krank und ich benutzte das als eine Ausrede, zwischen uns etwas Distanz zu schaffen. Nachdem wir den fantastischsten Tag meines Lebens zusammen verbracht hatten, hatte Cezar mich darum gebeten, in seiner ... ähm ... Burg zu übernachten, aber ich hatte das Unvermeidbare nicht länger hinauszögern wollen und ihm gesagt, dass er mich nach Hause fliegen sollte. Als ich dann angekommen war, sagte ich ihm, dass ich etwas Abstand brauchte. In Wahrheit hatte ich gehofft, dass er meinen Hinweis verstehen und sich mehr oder weniger davonmachen würde, damit ich mich wieder auf mein langweiliges Leben konzentrieren konnte.

„Cherry, was ist nur los mit dir? Ich habe dich noch nie so niedergeschlagen gesehen."

„Du hast auch noch nie gesehen, dass so ein scharfer Typ wie Cezar Interesse an mir gezeigt hat. Oder irgendein Mann, wenn man es genau nimmt. Es ergibt einfach keinen Sinn. Nicht einmal ein durchschnittlicher Kerl wäre an einer Frau wie mir interessiert, also noch weniger ein Mann, der so wahnsinnig gutaussehend ist, dass er sich jede Frau schnappen kann, die er haben will. Und dann ist er auch noch supersüß. Und so lustig. Er ist so ... *unglaublich umwerfend*, und ich bin nur ... ich, ein seltsamer und introvertierter Bücherwurm. Ich traue dem Ganzen nicht. Es muss ganz einfach ein anderes Motiv geben. Warum sonst würde er mir so viel Aufmerksamkeit schenken? Es ergibt keinen Sinn."

„Was?! Cherry, du bist wunderhübsch. Du bist intelligent, lieb und auch lustig. Und das, was du als seltsam bezeichnest, nennen manche einzigartig. Diese Einzigartigkeit ist eine wundervolle Eigenart. Ich glaube, dass er verrückt wäre, wenn er dich nicht haben wollte."

„Komm schon, Chyna." Ich schüttelte meinen Kopf. „Du sagst all das nur, weil du meine Schwester bist."

„Aber ich lüge nie. Das weißt du. Ich würde es nicht sagen, wenn es nicht die Wahrheit wäre."

„A-häm. Als ob du deiner eigenen Schwester sagen würdest, dass sie dumm, langweilig und hässlich ist. Ja klar."

Chyna zögerte. „Nun ..., wenn das so wäre, dann würde ich das. ABER DAS IST SIE NICHT!"

Ich wollte lachen, aber daraus wurde ein trockener Husten. „Es ist nur ... Ich kann mir das alles einfach nicht erklären und das gefällt mir nicht. Ich habe das Gefühl, als ob das alles nur ein Scherz ist oder so etwas in der Art."

Chynas Gesicht wurde lang. „Glaubst du tatsächlich, dass er keine Gefühle für dich hat? Sondern dass er stattdessen versucht, dich dazu zu bringen auf ihn hereinzufallen, damit er dir den Boden unter den Füßen entziehen und sagen kann ‚Überraschung, nur ein Scherz. All das war nur ein Scherz.‘? Glaubst du das wirklich?“

Ich schnäuzte mir die Nase und schmollte. „Nein, das ist es wohl nicht. Es sei denn, er ist ein *wirklich* guter Schauspieler.“

„War der Sex wirklich so gut?“

Ich lachte und brach erneut in einen Hustenanfall aus. Bis ich mich wieder beruhigte, hatte mir Chyna meinen Rücken gerieben und ein Lied gesummt, was wir als Kinder immer dann gesungen hatten, wenn wir uns gegenseitig trösten wollten. Als das Husten endlich aufhörte, legte ich meinen Kopf auf ihre Schulter und seufzte.

„Ja, der Sex war *so* gut.“

Sie grinste auf mich herunter und streichelte mein Haar. „Wenn du also weißt, dass es echt ist, warum bekämpfst du es dann?“

„Das habe ich dir doch gesagt. Er ist zu gut für mich, zu besonders. Warum soll ich um etwas mit ihm kämpfen, wenn wir beide wissen, dass es enden wird und ich am Ende doch Recht hatte? Dann kann er wenigstens jemanden finden, der genauso perfekt ist, wie er – ein perfektes Supermodel oder so etwas – und dann können sie zusammen in den Sonnenuntergang spazieren und perfekte Kinder machen und in ihrem perfekten Zuhause wohnen und ein perfektes Leben leben. Es bringt ganz einfach nichts, ein gebrochenes Herz zu pflegen.“

Chyna versteifte sich. „Was hast du gerade gesagt?“

„Ich habe sehr viel gesagt. Soll ich wirklich alles noch einmal wiederholen?“ Sie schüttelte ihren Kopf. „Du hast gesagt, dass es nichts bringt ‚ein gebrochenes Herz zu pflegen‘. Warum hast du das gesagt?“

Ich zuckte mit den Schultern. „Keine Ahnung. Weil es wahr ist?“

„Ist dir bewusst, dass die furchtbare Frau im Pflegeheim das immer zu uns als Kinder gesagt hat?“ Sie schubste meinen Kopf von ihrer Schulter und ergriff meine Oberarme, als sie mir direkt in die Augen blickte. „Die alte Hexe, die immer dann da war, wenn wir von einer Pflegefamilie zur nächsten verfrachtet wurden? Mrs Harold oder Harris oder so ähnlich? Sie hat das immer gesagt. Zu uns. Immer wieder."

Ich runzelte die Stirn. „Und?"

„Komm schon, Cherry. Du bist eine intelligente Frau. Zähle eins und eins zusammen. Erinnerst du dich an jedes Mal, wenn wir die Möglichkeit hatten, eine richtige Familie für uns zu finden, wo wir für immer bleiben könnten? Jedes Mal, wenn potenzielle Adoptiveltern kamen, um uns alle anzusehen, haben wir unsere Brust herausgestreckt, wie zwei kleine aufgeplusterte Vögelchen. Erinnerst du dich daran, wie wir davon geträumt haben, eine Mutter und einen Vater zu haben, die uns beim Schmücken des Weihnachtsbaums helfen würden und uns eine Aufgabenliste geben würden und uns für schlechte Zeugnisse Stubenarrest geben würden? Sie würde uns ständig dasselbe sagen – wieder und wieder – dass es keinen Sinn machte, ein gebrochenes Herz zu pflegen, denn aus all den verfügbaren Kindern würde sich niemand jemals für zwei kleine braune dünne Mädchen entscheiden, wo doch sogar deren eigene Mutter sie wie Abfall herausgeworfen hat."

Ich starrte an die Decke und blinzelte meine Tränen zurück. „Darum geht es jetzt aber nicht."

„Bist du dir da sicher? Denn meiner Meinung nach fühlt es sich genauso an. Du tust die ganze Zeit so, als ob du nicht gut genug für ihn bist, und egal wie sehr sich dieser Mann auch anstrengen wird, dir das Gegenteil zu beweisen, du wirst ihm niemals eine faire Chance geben. Du hast sprichwörtlich genau die gleiche Phrase ausgesprochen, die diese Hexe immer gesagt hat, Cherry."

Ich setzte mich aufrecht hin und rutschte mit meinem Rücken gegen meine Wand. „Es ist nur ein Spruch, Chyna. Ich glaube nichts von dem, was die alte Hexe uns immer gesagt hat. Das habe ich nie. Sie war grausam und bösartig und mit ihrem eigenen unglücklichen Leben unzufrieden."

Chyna schüttelte ihren Kopf und in ihren Augen schimmerten Tränen. „Wir wussten beide, dass sie unglücklich war, und dass sie uns so manipulieren wollte, dass wir uns ihrer Unzufriedenheit anschließen würden, aber trotzdem glaubten wir ihr irgendwie.

Wenn auch nur ein wenig. Sie hat uns so sehr beeinflusst und ich werde es nicht zulassen, dass dir diese alte Hexe deine Chance auf Glück ruiniert. Ich weigere mich einfach, das zuzulassen.“ Chyna wischte sich mit ihrem Handrücken über ihre Wangen und die Tränen weg, die nun frei über ihr Gesicht flossen. „Steh auf. Wir werden ihn finden und zu ihm gehen.“ Sie zupfte an meinem Arm und fing an mich aus dem Bett zu zerren. Für ihre Größe war sie außergewöhnlich kräftig und ich war bereits halb aus dem Bett und berührte fast den Boden, als ich ausrastete.

„Stopp! Es ist mein Ernst, wenn ich sage, dass er einfach zu unglaublich ist. Er ist ein Drache! Er ist im wahrsten Sinne des Wortes etwas verdammt Besonderes, Chyna. Er kann sich tatsächlich in eine 200-tonnenschwere Kreatur verwandeln und durch den Himmel fliegen. Schuppen, Flügel, Klauen – das komplette Paket.“

Sie hörte auf, an mir herumzuzerren und runzelte die Stirn. „Oh, Süße, ich glaube dein Fieber ist gestiegen.“

„Nein, nein. Hör mir zu.“ Ich hielt für einen Moment inne und wollte dann mit meiner Hand durch mein Haar fahren, aber es zu verworren und ich zuckte, als sie festhing. „Er ist wirklich ein Drache, Chyna. Ich habe es selbst gesehen. Er hat sich für mich verwandelt. Und dann ist er mit mir zusammen über dem Sumpf geflogen, während ich mich an seinem Hals festhielt.“

„Du bist im Delirium.“

Ich nickte. „Ja. Ich meine, nein. Ich bilde es mir nicht nur ein. Ich habe auch gesehen, wie er sich in den Finger geschnitten hat und wie es von ganz allein geheilt ist – in Sekunden. Ich habe gesehen, wie seine Augen glühen und wie goldene Venen unter seiner Haut erscheinen. Ich weiß, dass das total verrückt klingt, aber ich schwöre es dir, Chyna, all das ist die Wahrheit.“

Sie rieb sich mit ihren Händen übers Gesicht. „Ein Drache? Du meinst die mythische Kreatur aus mittelalterlicher Folklore und Legenden?“

„Ja. Genau den meine. Außer der Tatsache, dass diese Gruppe noch nicht allzu lang hier ist und tatsächlich von einem anderen Planeten stammt.“

Sie nickte, ihre Mundwinkel hochgezogen, als ob sie kurz davor war ihr Handy herauszuholen und mich aufzunehmen, damit sie dann später ein virales Video von mir ins Internet setzen konnte, in dem ich all diese verrückten Dinge sagte während ich mich im Fieberwahn befand. „Welcher Planet?"

„Welcher Pl...? Das weiß ich doch nicht! Du verstehst nicht, was ich sage. Du kennst doch diese Romanzen über Shapeshifter, oder nicht? Bären, Löwen, Wölfe usw. und so fort."

„Du sagst also, dass er ein Shapeshifter ist? Ein *Drachen*-Shifter?"

Wir waren dann beide für eine Weile still und ich war mir immer noch nicht sicher, ob sie mir denn nun glaubte oder nicht. Dann blickte sie zu mir rüber und lachte so doll, dass sie auf den Boden fiel und sich dabei den Bauch festhielt. Als sie endlich fertig war, brauchte sie noch ein paar Augenblicke, um sich zu beruhigen. „Du hast deine Jungfräulichkeit an einen Drachen-Shifter verloren?"

Ich rollte meine Augen. „Du glaubst, dass das schlimm ist? Zuerst war ich davon überzeugt, dass er ein Alien ist, der mich entführen und zu seinem Planeten zurückbringen will, damit er mich dort als Sklave missbrauchen kann, um die Fortpflanzung seiner Art zu sichern."

Sie schnaubte. „Nein."

„Doch. Ich habe ihn beschuldigt, dass er mich geschwängert hat, weil ich kinderfreundliche Hüften habe."

„*Nein!*"

„Oh ja."

Wieder wurde es still zwischen uns beiden und wir saßen beide einfach nur da, jeder in seine eigenen Gedanken versunken. Ich hatte keine Ahnung, worüber Chyna nachdachte, aber ich erinnerte mich an ein trauriges kleines Mädchen, das sich aus puren Überlebensinstinkt dazu gezwungen hatte den Teil ihres Herzens zu unterdrücken, der die groß-äugige, unschuldige Verletzlichkeit und die verrückte Vorstellung enthielt, dass sie es wert war geliebt zu werden, ganz einfach weil sie existierte. Das Mädchen, das nie speziell genug war, um ausgewählt zu werden, aber was seltsam-einzigartig-genug war, um sie zu hänseln.

War dieses traurige kleine Mädchen in eine traurige, einsame Frau herangewachsen, deren Herz in einem hohen Turm gefangen war? Vielleicht, aber warum auch nicht? Zum Schutz. Nur, weil so viele Jahre vergangen waren, hieß das nicht, dass sich alles mit einem Mal verändert hatte.

Nein, es ging nicht nur darum, was eine dumme alte Frau zu uns gesagt hatte, als wir noch Kinder waren. Es war alles, wie es sich in meinem Leben entwickelt hatte. Es hatte immer nur Chyna und mich gegeben. Sie war meine Sicherheit und ich war ihre, und wir brauchten niemanden sonst.

Außerdem hatte ich die neue Seite, die ich hatte einschlagen wollen, eingeschlagen und mein Ziel erreicht, meine Jungfräulichkeit zu verlieren. Es wurde Zeit, dass ich das Buch zu diesem Kapitel schloss.

16

CEZAR

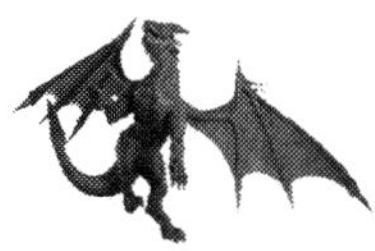

Ich verstand mein menschliches Weibchen nicht. Sie war so begeistert gewesen, als sie erfahren hatte, dass ich ein Drache war. Dessen war ich mir sicher. Sie hatte gelacht, als sie auf meinem Rücken geritten war. Es hatte sie sogar erregt. Ich dachte, dass ich sie endlich befriedigt hatte, und trotzdem hatte sie sich geweigert bei mir in meiner Burg zu bleiben und von mir verlangt, sie nach Hause zu bringen. Ich hatte sie angefleht, mit mir darüber zu sprechen, und mir zu erlauben, was auch immer ich getan hatte, um sie zu verärgern, wieder gut zu machen.

Ich hatte ihre Traurigkeit riechen können, und trotzdem hatte sie es nicht mit mir besprechen wollen. Sie hatte mir einfach nur gesagt, dass sie etwas mehr *Freiraum* brauchte und mich darum gebeten, dass ich ihren Wünschen gehorchte und sie in Ruhe ließ. Das war eine menschliche Angewohnheit, dieses Verlangen nach *Freiraum*. Ich hatte darüber gelesen und es hatte mir überhaupt nicht gefallen. Absolut nicht. Allerdings blieb mir keine andere Wahl.

Als ich dann erfuhr, dass sie krank war, versuchte ich zu ihr nach Hause zu gehen und nach ihr zu sehen, aber sie wollte mir das nicht erlauben. Ich wusste, dass sie krank war, weil sie an dem Tag nicht in der Bibliothek zur Arbeit erschienen war, und ich wusste auch, dass ich in Bezug auf *ihr Freiraum gewähren* das nur auf die Drachenart tun konnte. Was nichts anderes bedeutete, als dass ich zu jeder Minute irgendwo versteckt in der Nähe sein würde.

Ich hatte einen Gaming-Marathon mit Nick und Casey absagen müssen, aber die Jungen waren verständnisvoll gewesen, als ich ihnen erklärt hatte, dass ich meine Gefährtin gefunden hatte, es mir allerdings schwer fiel ihre Zuneigung für mich zu gewinnen, und dass es jede Minute meiner Zeit in Anspruch nahm.

Ich wurde beunruhigt und verzweifelt. Ich hatte alles getan, was die Bücher empfohlen hatten, und nun versteckte ich mich wie ein Feigling, verdammt nochmal! Was noch schlimmer war, die Bücher erklärten diese Phrase *„Ich brauche Freiraum"* als eine von den Menschen benutzte sanftere Art eine Beziehung zu beenden. Ich fand das weder sanft noch freundlich. Und noch weniger würde ich erlauben, dass wir beide enden würden. Das konnte ich nicht und das würde ich nicht.

~

Cherry

Die Grippe fesselte mich ans Bett für drei Tage. Das Schlimmste war, auch wenn ich es nicht zugeben wollte, dass ich nicht aufhören konnte an Cezar zu denken. Es wurde mir klar, dass es nicht einfach sein würde zwischen uns Distanz zu schaffen. Bisher schien es mir schwerer zu fallen, von ihm getrennt zu sein, als bei ihm zu sein. An meinem ersten Tag zurück bei der Arbeit verbrachte ich die meiste Zeit damit alles aufzuholen, aber ich war auch wenig traurig darüber, dass Cezar nicht mehr um mich gekämpft hatte – um uns. Was auch gleichzeitig die dümmste Logik aller Zeiten war, denn schließlich hatte ich ihm kontinuierlich metaphorisch in die Eier getreten, damit er sich endlich vor mir fernhielt. Ich dachte, dass es ein Test gewesen war, um zu sehen, wie stark ich ihn abweisen musste, bis er endlich ging.

Allem Anschein nach nicht allzu stark.

Während ich also in meinem selbst zugefügten Selbstmitleid verging, traten eine Frau und zwei junge Teenager an den Tresen. Die Frau fragte nach mir mit meinem Namen. Ich strengte mich an ihr ein freundliches Lächeln zu schenken, aber das sah wohl eher nach einer schmerzvollen halbgrinsenden Grimasse aus.

„Ja, ich bin Cherry Deschamps. Wie kann ich ihnen helfen?"

Sie atmete tief ein und dann langsame wieder aus. „Ähm, hallo. Mein Name ist Sky Broussard und das ist Nick." Sie deutete auf einen großgewachsenen Teenager und dann auf einen anderen Jungen, der wohl ein oder zwei Jahre jünger war. „Und das ist Casey."

„Nett, euch alle kennenzulernen." Wir alle blickten uns für ein paar Sekunden schweigend an, während ich darauf wartete, dass einer von ihnen etwas sagte. Ich wusste nicht, was ihr Anliegen war, aber hier unten im Süden lassen wir die Dinge gern langsam angehen. Abgesehen davon hatte ich alle Zeit der Welt, denn mein Kalender würde höchstwahrscheinlich von jetzt bis zum Ende meiner Tage eh nur noch komplett leer bleiben.

„Spuck es aus, Sky." Der Jüngere der beiden Jungen rollte mit den Augen und dann blickte er mich an. „Cezar hat uns von dir erzählt."

Ich spürte, wie mir die Wangen brannten. „Oh ..."

Sky schlug ihm auf den Arm und schob ihn von sich. „Geh dir ein paar Bücher ansehen."

Der größere Junge lehnte sich zu mir. „Cezar ist super und er mag dich sehr. Er ist ein großartiger Typ und wir finden, dass du ihm noch eine Chance geben solltest."

Sky stöhnte und schob auch ihn vom Tresen weg. „All das tut mir wirklich sehr leid. Können wir uns vielleicht irgendwo privat unterhalten?"

Ich stotterte und stolperte dann beinahe über meine eigenen Füße, als ich um den Tresen herumlief. „J-Ja. In meinem Büro."

Sie folgte mir und schloss die Tür hinter uns, sobald wir im Zimmer waren. „Es tut mir wirklich sehr leid, dass wir hier einfach so unangemeldet auftauchen und uns in ihre Angelegenheiten einmischen und all das." Sie hielt ihre Hände vor sich ausgestreckt, während sie sprach. „Es geht mich nicht das Geringste an, und wenn sie möchten, dass ich wieder verschwinde, dann brauchen sie das nur zu sagen. Ich verstehe es vollkommen. Ich dachte nur, dass ich vielleicht helfen kann – vielleicht eine freundliche Schulter anbieten kann – da ich mich ja in derselben Situation befunden habe, wie sie jetzt."

Ich ließ mich in meinen Bürostuhl fallen und hielt meinen Atem an. Was meinte sie damit *in derselben Situation wie ich*? Und dann wurde es mir klar. Sie musste Cezars Exfreundin sein. Oder eine seiner Exfreundinnen vielleicht. Oh Gott, sind die Jungen da draußen etwa seine Kinder? Die Eifersucht zeigte ihre hässliche Fratze und ich erwischte mich dabei, wie ich meine körperlichen Vorzüge mit ihren verglich. Seltsamerweise war unsere Figur ähnlich, obwohl sie noch etwas kurviger war, als ich. Misstrauisch zog ich meine Augen zu schmalen Schlitzen zusammen. „Sie waren in genau derselben Situation wie ich – wie?"

„Nun, ich war unschlüssig darüber, mich Hals über Kopf fallen zu lassen oder laut schreiend einfach nur wegzulaufen." Sie seufzte. „Ganz zu schweigen von der Tatsache, dass sich das Wissen in Bezug auf das Universum auf eine Art erweitern musste, um Dinge miteinzubeziehen, von denen ich immer nur geglaubt hatte, dass sie, wenn überhaupt, nur in der verrückten Fantasie von Fiktionsautoren existieren konnten." Sie hatte meine Vermutung weder bestätigt noch abgelehnt, also entschied ich mich ihr meine Frage darüber, was ich wirklich wissen wollte, direkt zu stellen. „Waren sie und Cezar ... Sind sie und Cezar ..." Die Worte laut auszusprechen fiel mir schwerer, als ich es vermutet hatte. *Tief durchatmen.* „Wie sind Sie und ihre Jungen mit Cezar verwandt? Sind Sie seine Ex?"

„Nein! Ach du meine Güte, nein! Wir sind nicht verwandt. Na ja, Nick und Casey und ich sind verwandt ... aber nicht mit Cezar. Die Jungen sind meine Neffen. Cezar ist der Bruder ... äh ... Freund... Bruder meines Gefährten. Die beiden sind sich sehr ähnlich, wenn sie verstehen was ich meine?"

„Ihr *Gefährte*?"

„Um Himmels Willen, hat Cezar ihnen rein gar nichts verraten?"

Ich fing an mich zu fühlen, als ob ich mich in einem alternativen Universum befand. „Ich schätze nicht."

„Nun, er hat uns gesagt, dass sie von seiner, ähm, anderen Form wissen? Ich nehme mal an, dass es so ist, sonst wird das hier noch sehr viel unangenehmer werden."

Als ob es das nicht sowieso schon war. „Ich weiß von dem Drachen."

„Okay, aber er hat nichts von Gefährten gesagt?"

Ich schüttelte meinen Kopf.

„Ich verstehe. Na gut." Sie räusperte sich und dachte dann scheinbar angestrengt über ihre Wortwahl nach, bevor sie fortfuhr. „Drachen haben Gefährtinnen. Und bis sie diese finden, verbringen sie den größten Teil ihres Lebens damit, nach ihr zu suchen. Es ist eine dieser seltsamen Phänomene in ihrem chemischen Make-up, wo sie ein Weibchen finden, eine Gefährtin, die mit ihrem chemischen Make-up extrem kompatibel ist, und sobald sie sie gefunden haben – das ist es dann."

„Was meinen sie damit: *das ist es dann*?"

„Der Drache in ihnen erkennt die Frau als ihr Weibchen und lässt nicht mehr los. Von dem Augenblick an, fühlen sie sich nur noch zu dieser einen Person hingezogen und keiner anderen mehr. Ich bin mir nicht genau sicher, wie man das alles wissenschaftlich erklären könnte, oder so, aber ich kann ihnen versichern, dass es funktioniert. Ich nehme an es ist dasselbe, was wir als Menschen als Seelenverwandte bezeichnen. Wenn ein Drache seinen Seelenverwandten findet, dann wissen sie das sofort, so wie Cezar es bei ihnen wusste, und dann rennen die Kerle allem Anschein nach in einem Anfall von Wahnsinn wie ein paar Irre und besitzergreifende Neandertaler herum, trommeln sich selbst mit ihren Fäusten auf ihre Brust und schlagen unsereins dann mit der Keule über den Schädel und werfen uns einfach über ihre Schulter."

Ich blinzelte sie an. „Wie bitte?"

Sie lachte und wedelte sich dann etwas Luft zu. „Sorry, ich bin ein wenig überfordert. Ich erinnere mich gerade an meine eigenen Erfahrungen. Ich kenne Drachen auch erst eine kurze Weile. Ich bin auch nur eine ganz normale Frau, so wie du. Eine Kellnerin. Ich war so schockiert und so fasziniert, aber ich dachte, dass Biest und ich … Biest ist mein Gefährte. Ich dachte, dass es für uns keinen Sinn machte. Ich sagte ihm sogar, dass ich nicht mit ihm zusammen sein könnte. Ich war mir dessen absolut sicher. Himmel, hab ich da falsch gelegen.

Ich bin hierhergekommen, weil ich hoffe, dass ich dir diesen Herzschmerz ersparen kann, den ich durchmachen musste. Aber jetzt weiß ich nicht, ob ich nicht vielleicht sogar verrückter und noch verrückter klinge, je mehr ich spreche."

Ich räusperte mich und wickelte mir nervös eine Strähne um meinen Finger. Es war mir sogar egal, dass wir uns nun duzten. „Hat Cezar dich also darum gebeten hierherzukommen?"

„Oh nein, nein. Er weiß nicht, dass ich hier bin. Das war meine Idee. Obwohl wir vollkommene Fremde sind, so fühlte ich doch eine seltsame Verbindung zu dir, da wir ja beide die Gefährtinnen von Drachen sind."

„Ich … ich glaube, dass du mich wohl irgendwie verwechselst. Ich bin nicht Cezars Seelenverwandte."

Skys Gesicht versteifte sich. „Aber natürlich bist du das."

Ich schüttelte meinen Kopf und wünschte mir, dass ich das Brennen in meinen Wangen unterdrücken konnte. „Nein. Ich habe den Typen schon ein paar Tage nicht mehr gesehen." Natürlich erzählte ich ihr nicht, dass ich es gewesen war, die ihm befohlen hatte, zu verschwinden und nicht mehr wiederzukommen. Das behielt ich für mich.

„Nein, das ist nicht richtig. Drachen sind besitzergreifend und fordernd. Biest folgte mir überall hin und ließ mich nie allein, er kam sogar mit zu meiner Arbeit und hielt sich dort auf, und er markierte mich, ohne mich zu fragen. Mittlerweile benimmt er sich sehr viel besser, aber wir hatten zu Beginn so einige Probleme mit seiner übertriebenen Art und seiner Besitzgier über mich."

„Jetzt bin ich mir sicher, dass du die falsche Person hast." Ich stand auf und eilte aus meinem Büro heraus, wobei ich sie mit mir durch die Tür schob, bevor ich noch in Tränen ausbrechen würde oder so etwas in der Art. „Cezar ist mir gegenüber überhaupt nicht so."

Sie sah mich ehrlich überrascht an. „Aber er spricht nur von dir. Du bist definitiv seine Gefährtin. Damit liege ich auf jeden Fall richtig."

„Wenn ich seine ... Seelenverwandte ... oder seine Gefährtin wäre, oder was auch immer, warum hat er sich dann tagelang nicht blicken lassen?" Ich blinzelte meine Tränen zurück. „Warum verhält er sich dann nicht so, wie du sagst, dass er sich verhalten müsste? Das ganze besitzergreifende Neandertalerding und mich über die Schulter werfen."

Sie stand vor mir und legte sich den Träger ihrer Handtasche über ihre Schulter. „Offensichtlich habe ich alles nur noch schlimmer gemacht und das tut mir so unendlich leid. Cezar und mein Gefährte sind etwas unterschiedlich, vielleicht ist es das. Ich meine, Cezar ist der Diplomat in der Gruppe und sehr viel zivilisierter als der Rest glaube ich. Ich weiß aber, dass du seine Gefährtin bist. Bitte weine nicht, Cherry. Ich wollte die Dinge nicht für dich verschlimmern, das war wirklich nicht meine Absicht. Es tut mir so leid. Ich werde jetzt gehen. Hier ist meine Telefonnummer. Ruf mich an, wenn du irgendetwas brauchst. Ich verspreche dir, ich werde dich beim nächsten Mal nicht wieder zum Weinen bringen."

Ich beobachtete, wie sie wegging, und dann blieb ich in meinem Büro und bemitleidete mich selbst. Ich selbst hatte die Entscheidung getroffen, Cezar und alle Männer aus meinem Leben fernzuhalten, also konnte ich ihn nicht wirklich dafür verantwortlich machen. Aber was sie gesagt hatte tat trotzdem verdammt weh. Wer immer Cezars Seelenverwandte sein würde, wird eine extrem glückliche Frau sein. Ganz besonders, wenn er sie tatsächlich über seine Schulter warf und ihr zur Arbeit folgte und sich dort aufhielt und ... was hatte sie sonst noch gesagt? Markierte sie ohne sie zu fragen? Was auch immer das bedeutete.

Ich erinnerte mich an den Tsunami von Geschenken, mit denen Cezar mich überhäuft hatte. Klar, das war schon etwas ganz Besonderes gewesen, aber er war genauso schnell wieder von der Bildfläche verschwunden. Sobald ich angedeutet hatte, dass ich etwas Freiraum brauchte, hatte er sich augenblicklich zurückgezogen. Warum auch nicht? Ich war für ihn nichts anderes als ein Spielzeug gewesen, mit dem er sich die Zeit hatte vertreiben können, bis er dann schlussendlich seine „Seelenverwandte" gefunden hatte. Außerdem konnte ich es mir immer noch kaum vorstellen, dass ein Mann, der so großartig war wie Cezar, jemals eine solche Verbindung, wie Sky sie beschrieben hatte, mit jemandem wie mir haben könnte, egal was meine Schwester sagte, besonders in Bezug auf Herzschmerz pflegen.

Meine Bürotür öffnete sich nach wenigen Minuten wieder und der ältere von Skys Neffen stand vor mir, und er sah verlegen aus. „Hi. Ähm, ich wollte nur kurz sagen, dass Cezar nicht gerade besonders gut in diesem Dating-Spiel ist, oder wie man das nennt. Er ist alt. Super alt. Er hat absolut nicht die geringste Ahnung. Aber ich weiß, dass sie seine Gefährtin sind. Er hat sie als seine Gefährtin bezeichnet. Er hat mir gesagt, dass sie das sind."

Ich wischte mir die Augen trocken und lächelte dem Jungen zu. „Danke für den Versuch."

Der Junge ließ auf seinen Füßen vor und zurückschaukeln, denn er wollte offensichtlich nicht gehen, ohne dass er seinen Standpunkt klargemacht hatte. „Einmal hat Biest einem Mann fast den Kopf abgerissen, nur weil er Sky zu lange angesehen hat. Wenn sie es also nicht glauben, dann sollten sie vielleicht einfach mal ausprobieren was passiert, wenn Ihnen ein anderer Mann Interesse zeigt, oder wenn sie jemand schlecht behandelt." Er grinste verlegen und drehte sich dann um. „Aber sie sollten dabei vorsichtig sein. Er stammt von einer Spezies von kampferprobten abgehärteten Kriegern, die einen Mann in Sekundenschnelle verbrennen können, um dann ihre Asche zu konsumieren. Wiedersehen." Er ließ mich mit diesen Worten zurück, als wären sie eine Art Credo, das er mir direkt von den Göttern von Olympus übermittelt hatte.

Es war verlockend. Nein, das war es nicht. Es war dumm. So dumm. Warum würde ich den Rat eines Kindes in Bezug auf mein Liebesleben annehmen? Oder meinem nichtexistierenden Liebesleben, um es genau zu nehmen. Ich wusste, was ich wusste. Er hätte angeblich eine weitaus größere Show abgezogen, wenn ich wirklich seine Gefährtin wäre. Vielleicht hätte er einem Mann den Kopf abgebissen, nur um es mir zu zeigen. Aber stattdessen war er einfach nur verschwunden. Nachdem ich von ihm verlangt hatte, dass er endlich ging, und nachdem ich ihn wieder und wieder weggeschickt hatte – um fair zu sein – aber *trotzdem*. Wenn dich jemand wirklich will, so wie Sky das beschrieben hatte, dann würden sie nicht einfach verschwinden, egal wie sehr man sie auch von sich wegwies.

Was spielte das jetzt noch für eine Rolle? Ich wollte eh nicht seine dumme Gefährtin sein. Ich wollte niemandes Gefährtin sein. Nennt mich einfach *Single Sally*. Das klang zufälligerweise dann doch viel besser als einsame Cherry.

17

CEZAR

Es fühlte sich an, als hätte ich Jahre damit verbracht, mich von meinem Weibchen fernzuhalten und sie aus einer gewissen Distanz zu beobachten. Dabei war gerade mal eine Woche vergangen. Ich hatte gesehen, wie Sky und die beiden Jungen die Bibliothek am Abend zuvor besucht hatten und ich ging nicht davon aus, dass aus reinem Zufall dort gelandet waren. Ich hoffte inständig, dass es Sky vielleicht gelungen war Cherrys Zweifel zu beheben. Ich konnte es kaum abwarten herauszufinden, ob sie unserer Paarung nun vielleicht wieder mehr zugeneigt war, aber ich hatte ihr ja auch versprochen, ihr *Freiraum* zu geben. Da ich nicht die geringste Ahnung hatte, wie lange man jemandem diesen *Freiraum* gab, hatte ich mir vorgenommen eine ganze Woche zu warten, bevor ich mich wieder blicken ließ.

Als die Woche endete, sehnte ich mich danach, mich wieder mit meinem Weibchen zu vereinen. Ich flog nach Hause, um zu duschen und mich umzuziehen, in der Hoffnung, dass ich mich ihr noch viel besser als normal präsentieren würde, aber meine gesamte Garderobe bestand aus Jeans und T-Shirts, also suchte ich mir die Teile aus, die keine Löcher hatten.

Es war kurz vor Feierabend für Cherry und anstatt zu fliegen, fuhr ich mit meinem Truck dorthin. Ich hoffte, dass Cherry mir vielleicht erlauben würde, sie zu einem Dinner einzuladen, oder ins Kino, sobald sie die Bibliothek abgeschlossen hatte. Ich verstand nicht im Geringsten, wie eine Trennung von einer Woche angeblich helfen sollte, aber ich nahm an, dass meine Unwissenheit darauf zurückzuführen war, dass ich nun mal kein Mensch war.

Als ich durch den Eingang der Bibliothek trat, war ich vollkommen unvorbereitet auf den Ansturm auf meine Sinne und die nachfolgende Reaktion meines Körpers. Der Augenblick, in dem ich die Tür öffnete und hereintrat, wurde ich von Cherrys Geruch überwältigt, denn er war überall im gesamten Raum verteilt. Das und dann noch die Tatsache, dass ich nicht dazu in der Lage gewesen war, mich mit meinem Weibchen zu paaren, sondern mich stattdessen aus weiter Ferne nach ihr verzehren musste, ließ augenblicklich all mein Blut zu meinem Schwanz schießen und der wurde hart wie Stahl. Ich war so steif, dass ich schmerzhaft zu einem Bücherregal hinüberschleichen und mich dahinter verstecken musste, um meiner Erektion etwas Zeit zu geben genug abzuschwächen. Ich wollte nichts mehr, als mich in meinem Weibchen zu versenken. Es dauerte ganze zehn Minuten, in denen ich mich dazu zwang, mir Ovides haarigen Hintern vorzustellen, wobei ich nur flach durch meinen Mund atmete, bevor mein Glied weich genug war, dass ich mich ohne Schmerzen bewegen konnte.

Als ich dann meine Libido wieder etwas besser unter Kontrolle hatte, trat ich hervor und machte mich auf die Suche nach Cherry. Meine Augen fanden sie sofort. Sie stand neben dem Tresen beim Eingang und trug ein hellgelbes Kleid, das ihre Haut regelrecht erleuchten ließ. Es schwang um ihre Beine, als sie sich umdrehte, um nach etwas hinter ihrem Rücken zu greifen. Als sie sich streckte, wurde ihr Körper steif und sie wirbelte zu mir herum, unsere Augen fest aufeinander fixiert. Ich hoffte auf ein Lächeln, einen Willkommensgruß, irgendetwas zur Begrüßung, aber sie drehte mir nur wortlos den Rücken zu.

Das war nicht die Wärme, die ich mir vorgestellt hatte. Hatte ich mich etwa zu früh gezeigt? Ich hatte gehofft, dass dieser *Freiraum* nicht länger als eine Woche dauerte. Ich war mir nicht sicher, ob ich ohne sie länger als das überleben würde. Ich hielt inne und überlegte, wie ich am besten auf diese eisige Begrüßung reagieren sollte. Das war der Moment, als mir der Mann neben ihr auffiel.

„Oh, du bist so witzig, Gary." Cherry hatte ihre Hand leicht auf seinen Unterarm gelegt und lächelte zu ihm auf. Mein Drache erwachte. Meine Augen waren auf ihrer Hand auf dem Arm dieses Mannes fixiert. Ich kämpfte darum, meine Kontrolle nicht zu verlieren und meinen Drachen in Schach zu halten, während ich gleichzeitig daran scheiterte, ein Knurren zu unterdrücken. Ich nahm nur vage entsetztes Keuchen wahr, von dem ich nur annehmen konnte, dass es von den anderen Anwesenden in diesem Raum kam.

Gary konnte von Glück sagen, dass er nicht reagierte. Er nickte nur und drehte das Buch in seiner Hand um. „Ich glaube, dass das hier helfen wird."

„Bist du sicher, dass du nicht noch etwas anderes brauchst?" Cherry zwirbelte sich eine Haarsträhne um ihren Finger und klimperte mit ihren Wimpern zu dem schon bald toten Mann.

Gary lächelte nur und schüttelte seinen Kopf. „Nein, das ist alles, Cherry. Vielen Dank für deine Hilfe."

Mir wurde bewusst, dass ich immer noch ein leichtes Knurren hören ließ. Ich dachte, dass es aufgehört hatte. Mein Drache war erzürnt und die Möglichkeit, dass er diesen Ort in Schutt und Asche legen wollte, bestand wirklich. Ihm war alles andere egal – er wollte nur die Gefahr beseitigen – Gary – und sich sein Weibchen zurückholen.

Biest ertönte in meinem Kopf.

Bruder, bist du okay? Du sendest eine Raserei durch meinen Kopf wie eine Dampfmaschine.

Nein, das bin ich nicht. Ein Mann ist meinem Weibchen zu nahe. Ich werde ihn umbringen. Zuerst werde ich ihm seinen grinsenden Kopf von seinem dürren Nacken reißen, dann werde ich seinen Körper zerfetzen und seine Innereien verschlingen.

Für eine Weile wurde es still und dann ertönte sein Lachen.

Du benimmst dich so, wie ich es damals mit Sky getan habe. Erinnerst du dich, wie gut meine Eifersucht funktionierte? Ich hätte sie beinahe verloren. So viel zum Thema wie man sein Weibchen umwirbt – auf die menschliche Art!

Ich hielt mich an der Seite eines Bücherregals fest, um mich zu beruhigen. Er hatte recht. Ich musste die Kontrolle über mich zurückerlangen. Ich wurde von meinem Instinkt angetrieben – den Drang meine Dominanz unter Beweis zu stellen, meinen höheren Wert als Gefährten zu zeigen, meine Kampffähigkeiten zur Schau zu stellen und den Willen, für mein Weibchen zu sterben. Wenn ich mich auf meinen Instinkt einließ, dann würde ich höchstwahrscheinlich jede Chance auf eine Wiedervereinigung verlieren und jeden Fortschritt, den wir bisher gemacht hatten, vollkommen zerstören.

Ich musste also auf die Art und Weise reagieren, wie es ein menschlicher Mann tun würde. Ich musste ein sanfter *Gentle-Mann* sein. Als ich dann endlich die Distanz zwischen mir und Cherry zurückgelegt hatte, fühlte ich mich allerdings immer noch wie ein wildes Tier, mehr Drache als Mann. „Wo ist Gary?"

Cherry runzelte ihre Stirn, als sie zu mir aufsah, mit roten Wangen. „Ich weiß nicht wovon du redest."

„Ich habe dich mit einem Mann gesehen, den du als Gary bezeichnet hast. Ich will wissen, ob ich einen Konkurrenten habe."

Sie ging zur anderen Seite des Tresens herum und setzte sich. „Ich habe dich schon eine ganze Weile nicht mehr gesehen. Ich hatte keine Ahnung, dass du noch an mir interessiert bist."

„Du hast mir gesagt, dass ich dir *Freiraum* geben soll."

„Nach dem zu urteilen, was Sky mir erzählt hat, sind Drachen sehr besitzergreifend. Ich habe jetzt eine ganze Woche lang nichts von dir gehört oder gesehen. Das sagt mir eine ganze Menge. Glaubst du nicht?"

Besitzergreifend? Ich wollte sie am liebsten über mein Knie legen und ihr den Hintern versohlen, bis er rot aufglühte.

„Was kümmert es dich, wenn ich mit Gary flirte? Du hast mich in der Minute abgeschrieben, als ich dir sagte, dass ich etwas Freiraum brauchte. Ich bin dir vollkommen egal. Warum bist du überhaupt hier? Sind alle anderen Frauen in der Stadt beschäftigt und deshalb kommst du nun angerannt, damit die gute alte Cherry dir Gesellschaft leisten soll?“

Meine Worte blieben mir im Hals stecken. Ich hatte so viel zu sagen, aber auch so viel Wut in mir, dass ich vollkommen perplex war, dass sie so etwas behauptete. Ich öffnete meinen Mund, um etwas zu erwidern, aber nichts kam heraus.

„Genau das habe ich mir gedacht. Du solltest jetzt gehen. Wir schließen bald.“ Sie drehte sich von mir weg, schnitt mich ab. Dann stand sie auf und stürmte in ihr Büro, wo sie die Tür hinter sich zuschlug.

So sehr ich auch sonst dazu in der Lage war, meinen Drachen unter Kontrolle zu halten, so hatten Cherrys Worte und Reaktion dies komplett in Luft aufgelöst. Unter meiner Haut kochte eine gleißende Raserei, die eine unkontrollierte Verwandlung heraufbeschwören könnte. Ich stand wie angewurzelt auf der Stelle und zwang meine Wut sich abzukühlen, atmete tief ein und aus und versuchte das durchgedrehte Biest in meinem Inneren zu besänftigen. Eine kleine Rauchwolke staubte aus meiner Nase, aber ich war viel zu sehr damit beschäftigt mich darauf zu konzentrieren, diesen Ort nicht in Schutt und Asche zu verbrennen, um zu bemerken, ob einige der anwesenden Menschen es gesehen hatten. Ich brauchte einige Minuten, bevor ich meinen Drachen soweit im Griff hatte, dass ich die Bibliothek sicher verlassen konnte.

Ich hatte ihr Freiraum gegeben, wie es sich gewünscht hatte. Es war die reinste Qual für mich gewesen, aber ich hatte es getan, weil sie gesagt hatte, dass es das war, was sie brauchte. Und nun, eine Woche später war sie wütend auf mich, weil ich ihr *Freiraum* gegeben hatte. Sie glaubte, dass sie mir egal war. Es war ziemlich eindeutig, dass ich nicht die geringste Ahnung davon hatte, wie diese menschliche Interaktion korrekt abzulaufen hatte. Allem Anschein nach hatte ich jeden nur erdenklichen Fehler gemacht, den ein feuermäuliger Idiot machen konnte. Ich war am tiefsten Punkt der Verzweiflung angelangt.

Meine eigenen Wünsche und Instinkte zu unterdrücken, nur damit ich mein Weibchen irgendwann mein Eigen nennen darf, würde vielleicht irgendwann funktionieren, aber mir wurde klar, dass es mich umbringen würde, bevor es das tat.

18

CHERRY

Ich ließ Marilyn die Bibliothek abschließen, während ich mich in meinem Büro versteckt hielt. Ich war zutiefst beschämt und erschrocken von meinem eigenen Verhalten. Was hatte ich mir nur dabei gedacht, mit Gary zu flirten? Das war so unglaublich kindisch gewesen und selbst, wenn Cezar mit Eifersucht reagiert hätte, was nicht der Fall gewesen war, so war es trotz allem immer noch ein Tiefschlag. Ich hatte auf ein Kind gehört und etwas Angeberisches ausprobiert. Meine Strafe dafür war nun die Scham, die ich fühlte. Das und dann den Schmerz der Abweisung. Genauer gesagt fochten in diesem Moment die Scham und der Schmerz um den ersten Platz.

Ich hatte nie zuvor irgendetwas mit einem Mann getan – kein Dating, keine Beziehungen und ganz bestimmt keine tiefen Gefühle. Ich verstand die Regeln nicht. Aber das war nur eine furchtbar billige Ausrede.

Meine andere Rechtfertigung war, dass ich nicht dazu in der Lage gewesen war die Methode der Informationsfindung einzusetzen, die ich normalerweise benutzen würde, nämlich die Bücher in der Selbsthilfeabteilung zu Rate zu ziehen. Denn Erstens gab es dort nichts über Drachen, und Zweitens gab es absolut gar nichts, was ich überhaupt hätte nachschlagen können. Mein dummer kindischer Test hatte bewiesen, dass ich nicht Cezars Seelenverwandte war. Seine Reaktion hatte das unmissverständlich klargemacht. Laut Sky und ihrem Neffen hätte er mich, wenn ich es war, niemals einem anderen Mann überlassen.

Außerdem hatte er sich eine ganze Woche lang nicht blicken lassen. Er hatte mir auch keine Geschenke geschickt oder versucht mich anzurufen. Nichts. Aber als ich näher darüber nachdachte, war ich mir nicht einmal so sicher, dass er überhaupt ein Telefon besaß. Ich wusste so gut wie gar nichts über ihn.

Bäh! Jetzt musste ich nur noch das vergessen, was ich von ihm wusste. Das sollte mir relativ leichtfallen. Ich meine, er war ja nur ein unglaublich scharfer Typ, der ganz plötzlich aufgetaucht war, mich mit Geschenken und wahnsinnigen Orgasmen überhäuft hatte, und dann genauso wieder verschwand.

Ich dachte, dass ich das Gute in alledem sehen sollte und diese Erfahrung als das anzusehen, was es war. Wer konnte schon behaupten, dass sie ihre Jungfräulichkeit an einen gutaussehenden Drachen verloren hatten, der zudem noch ein Sexgott war? Ich musste ihn einfach nur vergessen.

Ich verbrachte den gesamten Sonntag damit an ihn zu denken. Dabei hatte es mir bisher nie etwas ausgemacht, allein zu wohnen. Aber plötzlich fühlte es sich so an, als lief ich kopflos in meiner Wohnung herum, mit einem riesigen Loch in meiner Mitte. Als ob die Hälfte von mir fehlen würde und die andere Hälfte sich danach sehnte sich mit ihr zu vereinen. Ich hatte mich noch niemals zuvor so allein gefühlt. Ganz zu schweigen von meinem unaufhörlichen Zustand der Erregung. Mein Körper schmerzte. Meine Brustwarzen waren ständig hart, meine Haut war so überempfindlich, dass sich der Stoff meiner Kleidung kratzig anfühlte und dann war da noch dieses konstante Pulsieren in meiner Unterhose, als ob jemand unerbittlich auf eine Trommel schlug. Nichts von alledem ergab einen Sinn.

In meinem Hinterkopf spürte ich das, was Sky über Seelenverwandte gesagt hatte. War es das, was mit mir los war? Vielleicht hatte ich Cezar Reaktionen vollkommen falsch gedeutet, damit ich mir einreden konnte, dass ich nicht seine Gefährtin war? Ich wusste, was ich in diesem Augenblick fühlte – dass wir längst irgendwie miteinander verbunden waren, und dass wir füreinander bestimmt waren, noch bevor wir uns kennenlernten. *Hilfe*. Ich jagte mir selbst Angst ein. Ich fing an zu spinnen.

Ich versuchte mich wieder daran zu erinnern, was Sky gesagt hatte. Wie hatte sie es gewusst? Hatte sie dieselben Gefühle bei ihrem Gefährten gehabt? Ich erinnerte mich, dass sie erwähnt hatte, dass auch sie einmal davon überzeugt gewesen war, dass sie nicht zusammenpassten und dass sie ihm gesagt hatte, dass sie nicht zusammen sein konnten. Ich erinnerte mich auch besonders gut daran, was sie dann als nächstes gesagt hatte: „Himmel, hab ich da falsch gelegen."

ALS ICH AM Montagmorgen zur Arbeit kam, war ich eine kratzbürstige Zicke. Meine Hormone waren vollkommen durchgedreht und alles in mir verzehrte sich danach, bei Cezar zu sein, und trotzdem wollte ich es dickköpfigerweise immer noch nicht zugeben, nicht einmal mir selbst gegenüber.

Cameron arbeitete an diesem Morgen und als sie mich sah verzog sie ihr Gesicht und schüttelte ihren Kopf. „Meine Güte, du siehst aus wie eine Vogelscheuche. Anstrengendes Wochenende? Hast du dir endlich das heiße Date gegönnt?"

Ich atmete tief ein und versuchte meine miese Laune zu beruhigen, bevor ich ihr antwortete. Leider funktionierte es nicht. Dabei war ich normalerweise so gut darin, mich von nichts und niemandem aus der Ruhe zu bringen lassen. Normalerweise mochte ich es nicht, ein großes Drama zu veranstalten, außer jetzt, mit Cezar.

Mit ihm war alles Drama und rein gar nichts beruhigend. Und ganz besonders heute war kein guter Tag sich mit Cherry anzulegen. Cherry würde sich von niemandem herumschikanieren lassen. Ich hatte Cameron ihre gehässigen Bemerkungen jahrelang durchgehen lassen, aber heute war ich sprichwörtlich die Mutter aller PMS-Anfälle.

„Cameron, tue mir einen Gefallen."

Sie lächelte und nickte. „Klar. Was ist es?"

„Behalte deine Meinung in Bezug auf mein Liebesleben und mein Aussehen bitte für dich. Es geht dich einen Dreck an, was ich tue, also halte verdammt nochmal deine Klappe." Ich fügte noch ein zuckersüßes Grinsen hinzu.

Mein Verhalten kam auch später wieder zum Vorschein, als die alte Furie auftauchte und doch tatsächlich über das Material im Bücherclub eine formelle Beschwerde einreichen wollte. Es war mir nicht einmal bewusst gewesen, dass wir ein offizielles System für formelle Beschwerden in der Bibliothek hatten. Sie selbst musste mir zeigen, wo sich die entsprechenden Formulare dafür befanden. Während sie mich in Bezug auf die Qualität der Autoren und der Anstößigkeit unserer Vorlesungen niedermachte, hörte ich ihr mir vor meiner Brust verschränkten Armen abwartend zu. Sie würde irgendwann eine Pause einlegen müssen und ich würde diesen Moment nutzen und ihr ganz deutlich sagen, wo sie sich ihre formelle Beschwerde hinstecken konnte.

Als der Augenblick kam, lächelte ich sie an und hielt meine Hand hoch, um ihr anzudeuten, dass sie still sein sollte. „Ich weiß ihre Bedenken zu schätzen. Wirklich. Der Bücherclub ist bemerklich gewachsen, seit wir mit diesen Vorlesungen angefangen haben. Jeder liebt Marilyn, was auch ihre Freundinnen miteinbezieht. Mindestens drei Mitglieder aus ihrer ehemaligen Gruppe sagten mir, dass sie es toll finden, was wir hier tun. Also, es tut mir wirklich sehr leid, aber wenn es ihnen nicht gefällt, dann sollten sie am besten zu Hause bleiben und sich ein anderes Hobby suchen, das besser ihrem Geschmack entspricht. Wie wäre es mit einer netten Dokumentation über das Thema Folter?!"

Ihr Gesicht brannte rot und sie kritzelte noch ein paar zusätzliche Kommentare auf das Beschwerdeformular, bevor sie es brutal gegen meine Brust drückte. Dann wedelte sie mit ihrem knochigen Finger vor meinem Gesicht herum und mir fiel zum ersten Mal auf, dass sie Almira Gulch aus dem Zauberer von Oz unglaublich ähnlich sah. Ich wunderte mich, dass ich das nie zuvor bemerkt hatte. „Ich werde mir meinen Job zurückholen, Missy. Ich habe einen Fehler gemacht, als ich davon ausging, dass du dem hier gewachsen bist. Du gehörst hier nicht her. Mit dir als Leiterin fällt die Bibliothek regelrecht in die Hölle."

„Sie werden gar nichts zurückholen. Wenn sie wieder hier arbeiten möchten, dann schlage ich ihnen vor, dass sie ein Bewerbungsformular für eine Anstellung als Bibliothekshilfe ausfüllen, und ich werde diese dann auf den Stapel zu den anderen legen." Ich zeigte mit meinem Daumen hinter mich auf den Abfalleimer.

Sie stürmte davon und von der anderen Seite des Raumes sah ich Camerons Augen vor Überraschung weit aufgerissen. Ich lächelte nur. Ich wollte mir ja nicht wirklich überall Feinde machen, aber heute war ich ganz einfach nicht in der Stimmung, mich von irgendjemandem anscheißen zu lassen.

In den nachfolgenden schloss ich mich wieder in meinem Büro ein, damit ich nicht vielleicht noch einen Streit a-la Rambo mit einem unserer Bibliotheksbesucher vom Stapel brechen würde.

„Was ist nur los mit dir?"

Ich blickte nicht einmal auf, als Chyna hereinkam.

„Erde an meine Schwester. Cameron sagte, dass du heute Morgen drauf bist, wie eine wilde Furie. Ist etwas zwischen dir und deinem sexy Drachen passiert?"

Ich versteckte mein Gesicht in meinen Händen und stöhnte. Zusammen mit einer ziemlich großen Welle von Scham bestand da auch noch eine wilde, irrationale Wut darüber, dass meine Schwester eine Bedrohung war. Sie hatte das Wort ‚sexy' erwähnt. Fand sie Cezar etwa sexy?

„Bist du okay?"

Ich schüttelte meinen Kopf. „Ich glaube ich werde wahnsinnig."

„Rede mit mir. Ich habe eine Stunde bis ich im Diner sein muss." Sie grinste. „Ich treffe mich dort mit einem Date."

Ich zwang mich zu einem Lächeln und spürte, wie meine Wut nachließ. „Irgendjemanden, den ich kenne?"

„Leider kein sexy Drache. Nur ein Typ, der auch am College mit mir arbeitet." Sie winkte abweisend mit ihrer Hand. „Auch egal, sprich mit mir. Was ist los mit dir und deinem Mann?"

„Er ist nicht mein Mann." Oder doch? „Ich meine, ich glaube nicht, dass er das ist."

„Süße, ich sah die Art, wie er dich ansieht. Er ist dein Mann."

„Es ist kompliziert."

„Es ist *kompliziert*? Was bist du, ein Facebook-Status? Was ist da kompliziert? Er sagt dir, dass er mit dir zusammen sein will. Er schickt dir ganze Berge von Geschenken. Er schenkt dir wahnsinnig heiße Orgasmen. Und dann, obwohl er es ganz offensichtlich nicht will, zieht er sich sogar zurück, weil du mit einem Mal darauf bestehst, dass du mehr *Freiraum* brauchst. Was muss der arme Kerl denn noch durchmachen?" Sie setzte sich auf die Kante meines Schreibtisches und fing an meine Shifterbücher, die ich dort auf der Ecke aufgestapelt hatte, zu durchwühlen. „Wenn du ihn nicht heiratest, oder was auch immer Drachen mit ihren Frauen tun, dann hast du wirklich den Verstand verloren."

Mist, sie hatte in gewisser Weise recht. Er hatte all diese Dinge getan, und das obwohl ich ihm nicht in geringster Weise entgegengekommen war. Was wollte ich also von ihm? War es ein unwiderlegbarer Beweis dafür, dass er mir mein Herz nicht brach, sobald ich es ihm schenken würde? Sogar ich wusste, dass dies ein unsinniger Wunsch war. Ich vermutete, dass ich wollte, was Sky mir beschrieben hatte.

„Ich glaube, ich muss mal mit Sky reden."

„Was? Bin ich dir etwa nicht gut genug? Warum, weil ich eine Jungfrau bin und keine anderen Drachen außer deinem kenne?" Sie zwinkerte mir zu. „Ich mache nur Spaß. Rufe sie an."

Ich seufzte. „Ich hasse dich. Weißt du das?"

„Mm-hmm. Ich habe dich auch lieb. Ruf mich morgen an."

Ich sah ihr nach, als sie ging, und schnappte mir dann den Zettel mit Skys Telefonnummer. Chyna hatte recht. Ich brauchte Skys Rat. Ich ließ es nur einmal klingen, bevor die Zweifel wieder in mir aufkamen. Beim zweiten Klingeln wollte ich gerade aufhängen, als sie antwortete, atemlos. „Hallo?"

„Hey. Ich bin Cherry … Cezars… ähm, Freundin."

„Oh! Hallo Cherry! Ich bin so froh, dass du anrufst. Ist alles okay?"

„Ähm, ja. Soweit so gut. Es tut mir leid, wenn ich störe. Ich kann auch später noch einmal anrufen."

„Nein, nein. Ich bin nur gerade mit Biest herumgeflogen. Er hat mich gerade zurückgebracht und ist jetzt an einem Meeting mit den anderen. Dafür, dass diese Drachen behaupten, dass die sich nicht besonders nahestehen, treffen die sich aber verdammt oft." Sie seufzte. „Ich wünschte, du würdest mich bei irgendetwas stören. Ich weiß nicht, ob du schon einmal mit Cezar geflogen bist, es ist eines der geilsten Dinge der Welt."

Ich lachte und fühlte mich etwas leichter. „Dem kann ich zustimmen."

Sie jubelte. „Hey, bist du beschäftigt? Du und ich, wir könnten etwas zusammen unternehmen, quasi unser eigenes Meeting halten. Du könntest zu unserem Haus rüberkommen und wir könnten zusammen zu Abend essen."

„Oh, nein, ich möchte nicht, dass …"

„Super! Dann sehen wir uns also später."

„Ja, aber …"

„Ich kann es kaum erwarten! Unsere Burg ist allerdings nur per Boot erreichbar, wenn du mich also an der Bulcon Bay Peninsula treffen könntest, wäre das super. Ich werde dich dort abholen. Kennst du den Ort?"

„Nun, ja, ich kenne …"

„Spitze. Dann also bis gleich!" Sie beendete das Gespräch und klang viel zu happy.

Ich verzog eine Miene. Das war nicht gerade so verlaufen, wie ich es gehofft hatte. Aber andererseits war das vielleicht genau das, was ich brauchte – Zeit mit Sky zu verbringen – um meine Gedanken zu ordnen. Vielleicht konnte ich endlich ein paar Antworten auf all diese Fragen in meinem Kopf finden.

19

CEZAR

Ich brauchte mein Weibchen so sehr an meiner Seite, dass es mittlerweile ein körperlicher Schmerz war, mich in ihrer Nähe aufzuhalten, aber sie nicht anfassen oder mit ihr sprechen zu können oder ihre weiche Haut zu liebkosen. Ich hatte meine Position auf dem Dach der Bibliothek verlassen und war zum Schiff geflogen, um mich mit den anderen Drachen zu treffen. Ich hatte das Meeting in der Hoffnung einberufen, dass sie mir vielleicht helfen konnten. Ich wusste nur, dass ich Hilfe brauchte.

Biest landete kurz vor mir und wir verwandelten uns zur selben Zeit. Er betrachtete mich von Kopf bis Fuß und runzelte die Stirn. „Was ist denn mit dir passiert? Du siehst richtig scheiße aus."

Armand landete und verwandelte sich. „Da hat er recht. Du siehst aus, als ob du jeden Augenblick in Tränen ausbrechen wirst, wie ein weinerlicher Jüngling."

„Ich weine nicht." Allerdings hatte ich das Gefühl, als ob ich auch ohne weitere Provokation die ganze verdammte Stadt in Flammen setzen könnte.

„Was ist dein Problem?" Biest lehnte sich an den Rand des Schiffes und verschränkte seine Arme vor der Brust. „Ich hoffe, dass es wichtig ist. Ich musste mein Weibchen für dich zurücklassen."

„Ich habe mein Weibchen gefunden." Aber bevor sie mir alle gratulieren konnten, zwang ich noch die restlichen Worte hervor. „Sie hat mich abgewiesen."

Biest stöhnte. „Nicht schon wieder."

Ovide landete. „Was nicht schon wieder?"

„Diese menschlichen Weibchen sollten uns anflehen sich mit ihnen zu paaren." Armand schüttelte seinen Kopf. „Wissen die denn nicht, dass wir die überlegenste Rasse aller Kreaturen sind, die auf diesem zerbrechlichen Planeten existieren?" Er verschränkte seine Arme vor seiner breiten Brust. „In der alten würde sich ein Weibchen auf ihre Knie werfen und uns anbetteln, dass wir uns mit ihr paaren."

„Vielleicht erklärt deine Einstellung, warum du deine Gefährtin bisher noch nicht gefunden hast, Ovide." Biest warf mir einen verständnisvollen Blick zu. „Was ist das Problem?"

Als Remy und Blaise gelandet waren, schubsten sie sich raufend an. Remy blies Feuer zu seinem Zwillingsbruder und sprang dann aus dem Weg, als Blaise es ihm gleichtat.

Ich ignorierte sie und sprach weiter. „Ich weiß es nicht. Sie zwang mich dazu, sie zu ihrem Zuhause zurückzubringen und erlaubte es mir dann nicht, dort bei ihr zu bleiben. Und dann sagte sie mir, dass sie *Freiraum* bräuchte."

„Hast du sie besessen? Hast du sie als dein Eigen markiert?"

„Nein. Aber ich habe ihr meinen Drachen gezeigt. Sie ist sogar auf meinem Rücken geritten ..."

„Hast du sie dein Geschirr tragen lassen?" Armand fragte mit einem Grinsen.

„Nein. Ohne Sattel." Ich grinste, als ich es sagte, aber dann wurden meine Gedanken wieder ernst. „Ich habe extreme Bemühungen unternommen, mich auf eine Weise zu verhalten, die einem Menschen gegenüber komfortable sind, aber ich scheine es irgendwie falsch zu machen."

Biest runzelte die Stirn. „Sky sagte mir damals, dass ich zu aufdringlich sei und am Anfang zu viel von ihr verlangte."

„Ja, wir können uns alle noch sehr gut daran erinnern, wie schlecht gelaunt du warst. Das ist es ja, was ich vermeiden wollte. Ich habe mich nur schon eine ganze Woche lang zurückgehalten und ihr diesen *Freiraum* gegeben, von dem sie gesprochen hat."

Remy knurrte. „Ist es das, was wir für unsere Gefährtinnen tun müssen? Uns selbst erniedrigen und auf unseren Bäuchen angekrochen kommen, wie Feiglinge?"

Ich warf meine Hände in die Luft. „Ich weiß es nicht. Ich will es ja auch nicht."

„Ich werde das nicht mit meinem Weibchen tun. Sie wird sich mit mir als Drachen abfinden müssen. Die Dinge sind nun mal wie sie sind."

„Die Worte eines wahren Drachen mit keiner Gefährtin und keinen Aussichten auf ein Weibchen." Biest zuckte mit den Schultern und klopfte mir auf die Schulter. „Das wird sich schon einrenken. Eure Vereinigung ist vom Schicksal vorbestimmt."

Ich wollte das glauben, aber ich hatte das Gefühl, dass Cherry zu der Sorte Frauen gehörte, die sich gegen das Schicksal wehren würde. Nichts desto trotz, ich nickte und zwang mich zu einem Lächeln. „Ich bin an einem ziemlich tiefen Punkt angekommen, meine Freunde. Hoffentlich geht es von hier aus nur noch aufwärts."

„Wenn wir schon von aufwärts reden … wenn es nichts weiter zu besprechen gibt – ich habe ein Date." Armand kicherte, als wir alle unsere Köpfe so schnell in seine Richtung drehten, dass wohl die wenigsten von uns ein Schleudertrauma vermeiden würden. „Mit einem neuen Brau-Rezept! Diesmal hat es den Geschmack von Birne." Das erfreute uns alle sehr. Wir waren uns alle darüber einig, dass die sogenannte Birne die köstlichste Frucht in dieser Welt war.

Langsam verschwanden sie einer nach dem anderen, bis nur noch Biest und ich zurückblieben. Ich blickte zu ihm rüber und seufzte. „Ich mache mir Sorgen. Ich befürchte, dass ich trotz meiner größten Anstrengungen an dieser Sache scheitern werde."

„Mein Freund, du versuchst zu sehr dich zu verhalten, wie du glaubst, dass sich ein modernes menschliches Männchen vor einem menschlichen Weibchen verhalten würde. Vielleicht solltest du einfach nur du selbst sein."

„Falls es dir noch nicht aufgefallen ist, ich selbst bin ein feuerspuckendes Tier mit einem überwältigenden Impuls zu nehmen und erobern, sich einfach zu holen was ihm gefällt, und ich wünsche mir nichts sehnlicher, als sie einfach über meine Schulter zu werfen und in meine Burg zu bringen, wo ich sie als mein Eigen nehmen werde – sie wieder und wieder besteige, bis sie voll und ganz meinen Geruch trägt und vollkommen mit meinem Samen befruchtet wurde. Nicht wie ein feueratmender Feigling herumzurennen, ihr *Freiraum* zu geben und kleinlaut daneben zu stehen, während sie mit anderen flirtet."

„Es gibt doch bestimmt einen Mittelgrund. Sieh mich und Sky an."

Ich nickte. „Vielleicht."

„Es ist es wert, das herauszufinden. Wenn du das einmal geschafft hast, wirst du der glücklichste Drachen im ganzen Land sein, mit all dem klebrigen Süßholzgeraspel, das dazugehört." Er verzog sein Gesicht, als ekelte es ihm, aber ich wusste, dass es ihm ernst war. Selbst wir feuerspuckende Biester konnten Romantiker sein.

„Sind die Dinge zwischen dir und Sky immer noch gut?"

Biests Grinsen breitete sich so breit auf seinem Gesicht aus, dass ich fast schon befürchtete, es würde seinen Kiefer brechen. „Sie bringt mir das Kochen bei."

Ich nickte. „Wie viele Öfen hast du mittlerweile schon zerstört?"

„Fünf. Ich musste einen neuen Geräteladen in einer der nächsten Städte suchen, denn Sky wurde es peinlich, dass wir so viele Öfen kauften."

„Nur in dieser neuen Welt machen einen die Menschen verlegen darüber, dass man etwas einkauft. In der alten Welt hat es niemanden gekümmert."

„Pass auf, Bruder. Du klingst beinahe sehnsüchtig nach der alten Welt. Du – ein moderner Mann dieser neuen Welt."

Ich blies einen kleinen Feuerball in seine Richtung und verwandelte mich, bevor ich mich davonmachte. Ich vermisste die alte Welt nicht wirklich. Die Zeiten, die wir dort erlebt hatten, waren brutal und intensiv gewesen, sogar für unsereins. Die Jäger hatten so viele von uns ermordet, bevor wir dann endlich weggingen. Mir gefiel diese neue Welt, und dass ich hier ohne Angst vor dem Schwert der Drachentötern leben konnte.

Vielleicht hatte Biest recht. Vielleicht war es an der Zeit, dass ich meinem Weibchen zeigte, wer Cezar wirklich war.

20

CHERRY

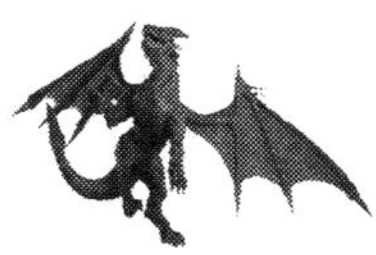

Ich beeilte mich, nach Hause zu kommen, um mich für das Dinner umzuziehen und kombinierte meine besten Jeans mit Stiefeletten und einem Sweatshirt. Ich überlegte mir, dass dies die passende Kleidung war, wenn man in einem Boot durch den Sumpf fuhr. Ich fügte noch eine kurze, trendy Jacke hinzu. Und während der ganzen Zeit versuchte ich mir einzureden, dass ich mich nicht herausputzte, falls ich aus Versehen auf Cezar treffen sollte. Ich wollte mich nur für ein Dinner mit meiner neuen Freundin nett zurechtmachen. *Ja klar.*

Ich fuhr zum vereinbarten Treffpunkt, wo Sky mich abholen wollte, einer abgelegenen Bayou Peninsula ein paar Meilen südlich, und ich stieg gerade aus meinem sieben Jahre alten Honda Accord aus, als ich sah, wie eine Baggerschute an dem gebrechlichen alten Steg anlegte. Sky winkte mich zu sich wie eine Verrückte.

Ihr Gesichtsausdruck ließ mich vermuten, dass sie etwas auf dem Gewissen hatte. Sobald ich in das Boot gestiegen und mich hingesetzt hatte fand ich heraus, dass meine Vorahnung richtig gewesen war.

„Ich habe gute oder schlechte Neuigkeiten.“ Sky sprach, ohne mich dabei anzuschauen, und sie tat so, als müsse sie sich angestrengt auf das Ruder konzentrieren, während sie losfuhr.

Ich stöhnte als Antwort, sagte aber nichts, also sprach sie weiter.

„Es kann sein, dass Cezar zum Dinner auftaucht."

Mein Herz begann augenblicklich in einer Kombination aus Angst und Freude zu flattern. „War das die gute oder die schlechte Nachricht?"

„Beides. Das hängt davon ab, wie du es auffasst." Sie hielt ihre Hände verteidigend vor sich. „Aber ich will, dass du weißt, dass ich nicht diejenige war, die ihn eingeladen hat, und ich war es auch nicht, die ihm verraten hat, dass du kommst."

Ich verzog meine Augen zu Schlitzen. „Wie hätte er es sonst herausfinden sollen?"

„Allem Anschein nach beobachtet er dich und er weiß ganz genau, dass du jetzt gerade weder in der Bibliothek bist noch zu Hause, was ihn zutiefst beunruhigt hat, und ... nun, ich habe Biest erzählt, dass wir heute einen Mädelsabend haben ... und Biest fand es nötig, Cezar das zu berichten. Für die Sicherheit unserer Stadt."

„Die Sicherheit unserer Stadt?"

Sie nickte energisch mit ihrem Kopf, während sie uns um gefallene Baumstämme und durch dichte Vegetation manövrierte. „Wenn ein Drache ausflippt, könnten ganze Städte zu Schutt und Asche reduziert werden."

„Was meinst du mit ‚er hat mich beobachtet'? Wie genau soll er das angestellt haben?"

„Soweit ich weiß hast du ihm gesagt, dass du mehr Freiraum brauchst?" Sie zog ihre Augenbrauen fragend hoch. Als ich nickte fuhr sie fort. „Nun, Cherry, Drachen kennen keinen Freiraum, ganz besonders dann nicht, wenn er noch keinen Anspruch auf seine Gefährtin erhoben hat. So wie es aussieht, war er trotzdem immer irgendwie in deiner Nähe, also auf dem Dach der Bibliothek, dem Dach deines Hauses, er ist dir heimlich überall hin gefolgt. Er hat dich nur für das Drachen-Meeting alleingelassen, woraufhin er dann gesehen hat, dass er dich nirgendwo finden konnte ..."

Vor lauter Schock fiel mir mein Kiefer offen. Ich hatte ihn immer wieder beschuldigt, dass er mich nicht genug gewollt hatte und sich nicht hatte blicken lassen, und dabei war er die ganze Zeit in meiner

Nähe gewesen – hatte mich beobachtet. In meinem ständigen Kampf zwischen Schmerz und Scham trat nun plötzlich die Scham als klarer Gewinner hervor. Mein Verhalten diesem Mann gegenüber war furchtbar. Ich hatte ihm gesagt, dass er mich in Ruhe lassen sollte und dann hatte ich ihn dafür niedergemacht, dass er mich *in Ruhe gelassen hatte*. Dabei hatte er das die ganze Zeit gar nicht gewollt. Ich schlug mir vor die Stirn. Ich war die allergrößte Zicke des Jahrhunderts.

Ich wusste es zu schätzen, dass Sky bis zum Ende der Fahrt schwieg, was mir erlaubte, diese besonders wichtige Information entsprechend zu verarbeiten.

Wir fuhren still durch trübe Wasser und ich starrte hinauf in das Moos, das wie Taue über uns von dem dichten Blätterdach der Zypressen hing, bis sich dann irgendwann die enge Wasserstraße in einen großen See öffnete. Vor uns konnte ich einen Steg vor einem riesigen Herrenhaus entdecken. Sky hatte es als eine Burg bezeichnet. *Meine Güte, Drachen.*

In dem Moment, als wir an den Steg heranfuhren, schoss plötzlich ein riesiger grüner Drache aus dem Himmel zu uns herab. Sky und ich kletterten aus dem Boot auf den Steg und als ich vollkommen perplex dastand, vollkommen unsicher darüber, wie ich reagieren oder was ich sagen sollte, rannte Sky dann auch gleich in Richtung Burg davon, wobei sie etwas davon murmelte, dass sie sich um das Dinner kümmern müsse.

Als Cezar sich von dem faszinierenden Drachen in einen atemberaubend schönen nackten Mann verwandelte, versuchte ich mein Bestes, nicht allzu offensichtlich auf sein Geschlechtsteil zu starren. Er kam auf mich zu, wie ein Raubtier seine Beute verfolgte, und er hielt erst an, als er direkt vor mir stand. Mein Herz schlug in einem fiebrigen Rhythmus in meinem Brustkorb und sein warmer, würzig-männlicher Geruch verwirrte meine Gedanken, aber ich hielt meinen Kopf hoch und seinem Blick stand.

Ich wartete darauf, dass er etwas sagte, doch als ich es nicht mehr länger aushielt, schoss es auch schon aus mir heraus: „Ich habe einen Fehler gemacht." Und solange ich noch den Mut besaß, das zu sagen, was ich auf der Seele hatte, beschloss ich es alles rauszulassen. „Ich hätte dir niemals sagen dürfen, dass ich Freiraum brauchte. Und ich hätte niemals so tun sollen, als ob ich mit Gary flirtete."

Als ich Garys Namen erwähnte, fingen Cezars Augen an zu glühen, goldene Venen erschienen unter seiner Haut und er ließ ein niedriges bösartiges Knurren hören.

„Na gut, okay! Ich werde den Namen nie wieder erwähnen. Wie auch immer, es war falsch von mir, dass ich wütend darauf reagierte, weil du dich von mir ferngehalten hast, denn ich war ja diejenige gewesen, die dir befohlen hatte, mich in Ruhe zu lassen. Ich dachte nur, dass ... ich dir egal bin, denn du hast nicht um mich gekämpft und du bist nicht geblieben und du hast auf mich gehört. Ich dachte, dass du dich einfach von mir abgewandt hast und es dir nichts ausmachte."

Seine Hände fanden meine Taille und er zog mich dichter an sich heran, ließ mich seine lange Härte an meinem Bauch spüren. „Ich werde dich niemals verlassen. Du wirst mir niemals egal sein. Du hast mich darum gebeten, dir Freiraum zu geben. Ich habe menschliches Verhalten studiert. Ich habe gelesen, dass menschliche Weibchen es gernhaben, wenn die Männchen auf sie hören. Ich habe auf dich gehört. Ich habe versucht, mich wie ein menschliches Männchen zu verhalten – für dich. Ich hatte gehofft, dass unsere Distanz dein Herz in Flammen setzen würde, oder wie immer ihr Menschen das ausdrückt."

Ich unterdrückte ein Lächeln. „Durch Ferne wächst die Liebe."

„Und ist es, Cherry?" Er streichelte meine Wange. „Ist deine Liebe für mich nun gewachsen?"

Die Sache mit plötzlichen Ausbrüchen von Kraft war, dass sie nicht allzu lange anhalten würde. Nachdem ich so frei und ehrlich mein Herz offengelegt hatte, zerfiel ich nun wieder in das, was ich wirklich war, eine durchgeknallte Frau voller Probleme und Unsicherheiten, und dem knochentiefen Glauben an das, was man mir immer über mich selbst gesagt hatte – dass ich niemals gut genug sein würde, um geliebt zu werden. Während nun also mein Herz voller Wärme Cezar entgegenschlug, wurde der Rest von mir von eiskalter Angst und Selbstzweifeln zerfressen. Wenn der Gedanke allein, dass er ohne Gefühle für mich einfach weggegangen war, schon so schmerzhaft gewesen war, wie musste es sich dann anfühlen, wenn ich mir erlaubte, mich in ihn zu verlieben? Denn mit Cezar, wenn ich nicht hier und jetzt sofort die Bremsen anzog, wäre ich für immer und ewig verloren.

„Nein." Ich versteckte mich erneut auf das Schändlichste hinter meiner Feigheit. Aber als ich mich daraufhin umdrehen wollte, um von ihm wegzugehen, packte mich Cezar an meinem Arm und wirbelte mich herum gegen seine Brust. Ich keuchte, als ich den wilden Blick in seinen Augen sah. Ich erinnerte mich daran, was Nick über erbitterte und kampferprobte Krieger erwähnt hatte. Das war zweifelsohne das Gefühl, das er mir in diesem Augenblick vermittelte.

Plötzlich senkte er seinen Mund auf meinen und küsste mich hart, presste seine Lippen mit einer unbarmherzigen Intensität auf meine und zog das so lange hin, bis ich dann atemlos gegen seine Brust aufkeuchte, als er mich endlich losließ. „Dann bin ich ab sofort mit euren menschlichen Sitten fertig. Ich bin *kein* Mensch. Ich bin ein Drache und du bist mein Weibchen. Mein. Du wirst nie wieder vor mir weglaufen. Ich werde das nicht erlauben. Du bist meine Gefährtin. Du wirst das akzeptieren oder du wirst am eigenen Leib erfahren, dass Drachen im Plündern sehr viel besser sind, als auf Zehenspitzen herumzuschleichen. Es wird keinen *Freiraum* mehr geben."

Das war's. Dies war der entscheidende Moment in meinem Leben. Der Augenblick, als sich alles schlagartig veränderte. Ich hatte ihn abgewiesen, hatte ihm gesagt, dass er verschwinden sollte, und ich hatte ihn schlechter behandelt als irgendjemanden in meinem Leben, und trotzdem wollte er – nein, verlangte er – dass er bei mir blieb.

Und ich brach in Tränen aus.

Alle Emotionen, die sich ein Leben lang in mir aufgestaut hatten, flossen nun über meine Wangen und tropften in salzigen kleinen Tropfen auf den Steg.

Da rollte eine Träne der Angst – bäh – und tschüss.

Eine Träne des Selbstzweifels – bäh – auf Wiedersehen.

Eine Träne der Unwürdigkeit – bäh – auf Nimmerwiedersehen.

Neunundzwanzig Jahre an Unsicherheiten spülten aus mir heraus, in den Armen des Mannes, der sich weigerte, mich gehen zu lassen. Mir wurde klar, dass es nicht einmal darum ging, ob man gut genug war oder nicht. Es ging darum, dass ich *meine* Person fand. Meinen *Drachen*. Und mit ihm waren es nicht nur Worte. Sein Handeln untermauerte jedes süße Wort, das er je zu mir gesagt hatte.

„Meine Cherry. Ich wollte dir nicht wehtun. Du bist mein Alles." Er sprach so sanft auf mich ein und zog mich noch enger an seinen immer noch nackten Körper.

Ich schluchzte. „Du hast mir nicht wehgetan. Du hast mir das gegeben, was ich mir schon immer gewünscht habe." Ich lachte, als ich mir die Tränen von meinen Wangen wegwischte. „Und dabei wusste ich nicht einmal, dass ich es wollte."

Er hielt meinen Kopf in seinen warmen Händen und pflanzte Küsschen auf meine Stirn, auf meine Schläfen, Wangen und dann meinen Hals entlang.

„Wir sollten das Dinner verschieben. Ich will jetzt lieber mit dir allein sein, Cherry."

Ich schwankte. Ich war kurz davor ja zu sagen und mit ihm wegzulaufen – oder wegzufliegen – als Skys Stimme vom Haus herüberschallte.

„Kommt schon, ihr zwei! Dinner ist fertig!"

Cezar küsste mich immer noch am Hals. „Wir könnten so tun, als hätten wir sie nicht gehört."

Ich zitterte, als ich seine Lippen unten an meinem Hals entlangstreifen fühlte. Es war einfach zu verlockend. „Es war so nett von ihr, mich einzuladen. Außerdem glaube ich, dass es eine gute Idee ist, mich mit jemandem anzufreunden, mit dem ich diese ganze Drachen-Paarungssache diskutieren kann."

Ein hübsches Lächeln blitzte über sein Gesicht. Dann blickte an seinem Körper hinab. „Geh schon mal vor. Ich muss warten, bis Biest mir etwas zum Anziehen bringt."

Ich blickte ihn ebenfalls an und leckte mir über die Lippen.

„Kommt schon“, Sky rief erneut. Mit einem letzten Blick auf seinen nackten Körper drehte ich mich um und beeilte mich, vom Steg zum Haus zu laufen, wo Sky auf mich wartete. Ich war eine neue Frau mit einer neuen Seite – einer Seite voller Abenteuer, unendlicher Romantik und ich konnte es kaum erwarten zu sehen, was das Buch sonst noch für mich in petto hatte.

Ich konnte mir nicht helfen und warf einen Blick zurück über meine Schulter mit ganz besonderen Gedanken.

21

CEZAR

Dein Glied ist wunderschön, so entblößt.

Ich zuckte erstaunt zusammen, als ich Cherrys Stimme ganz klar in meinem Kopf hören konnte. Eigentlich sollten wir noch nicht so miteinander kommunizieren können, noch nicht. Ich hatte ja noch nicht einmal meinen Anspruch auf sie erhoben. Es ergab keinen Sinn. Und doch kam ihre süße Stimme erneut zu mir.

Ich will auf dem Steg niederknien und dich in meinen Mund nehmen.

Ich wandte mich vom Haus ab, denn ich wollte nicht allen meine massiven Bolzen zeigen, der jetzt hart von mir abstand. Ich schloss meine Augen und stellte sie mir vor. *Ich stehe immer noch hier. Willst du wieder zurückkommen?*

Du hast mich gehört?

Ich habe dich gehört.

Biests Schritte trommelten dann über den Steg auf mich zu und ich atmete ein paar Mal tief ein, um mich zu beruhigen. Aber als ich tief einatmete, roch ich Cherrys Erregung. *Fuck.* Ich sprang kurzerhand in den kalten See und hoffte, dass mir das helfen würde, mich abzukühlen.

Vielleicht solltest du wissen, Cezar, dass dein kleines Weibchen nicht nur mit deinem Kopf kommuniziert. Diesmal war es Biests Stimme.

Ich hielt augenblicklich inne. *Was?*

Sie kommuniziert mit jedem Drachenkopf. Diesmal war es Armand.

Dann Remy. *Das stimmt. Mit uns allen.*

Ich sprang sofort aus dem See und rannte so schnell ich konnte zum Haus. Biest warf mir eine Hose zu, als ich an ihm vorbeirannte und ich stolperte und landete beinahe auf meinem Gesicht, als ich mich im Laufen anzog, ohne anzuhalten.

Ich fand Cherry in der Küche mit Sky und trat dicht hinter sie, wobei ich meine Arme um ihre Taille legte. „Mein kleines Weibchen, wir müssen erst noch daran arbeiten, mit welchen Köpfen du deine sexy Gedanken kommunizierst." Sie wirbelte herum und starrte mich mit weitaufgerissenen Augen an. „Was meinst du damit?"

„Allem Anschein nach hast du soeben deine Gedanken nicht nur an mich geschickt."

„Wie bitte?!"

Ich zog sie näher zu mir. „Nur auch an alle anderen Drachen. Das ist ok."

„Wie *viele* andere Drachen?!" Ihre Frage glich eher einem Aufschrei, als einem Satz. „Oh Himmel, was spielt das schon für eine Rolle? Einer mehr als du ist schon zu viel!"

Dem stimmte ich zu. „Wir werden daran arbeiten. Dein Kopf ist sehr stark. Ich wusste nicht einmal, dass ein Mensch zu so etwas fähig sein kann."

Ihr Gesicht wurde puterrot. Ich gab ihr einen Kuss, der sie beruhigen wollte, damit sie sich besser fühlte, aber dieser Kuss wurde zu etwas ganz anderem, als wir einander auskundschafteten und schmeckten. Unsere Zungen tanzten miteinander und ich zog sie enger an mich heran. Wir vergaßen beide, wo wir waren, bis sich jemand laut räusperte. Sky stand nicht unweit von uns entfernt, mit den Armen vor ihrer Brust verschränkt und grinsend.

„Na los, geht schon. Wir können das Dinner auch gern verschieben. Macht, dass ihr wegkommt und genießt eure Zeit allein."

Cherry blickte sie entschuldigend an. „Bist du sicher? Ich will nicht, dass du ..."

„Oh, glaube mir. Ich bin sicher. Wir verstehen das nur zu gut."

Der erhitzte Blick, den sie und Biest miteinander austauschten, bestätigte es. So, wie es aussah, wollten die beiden wohl ebenfalls allein sein.

Ich verschwendete keine weitere Sekunde. Jetzt wollte ich Cherry nur noch nach Hause bringen und ihr zeigen, was ich damit gemeint hatte, als ich vom Plündern gesprochen hatte, und davon mir das zu nehmen, was mir gehörte.

~

ALS WIR IN meiner Burg ankamen, war es bereits dunkel. Sobald ich mich von meinem Drachen in die menschliche Gestalt zurückverwandelt hatte, bestand ich darauf, Cherry über die Schwelle zu tragen. Ich hatte gelesen, dass dies ein menschlicher Brauch war, und auch, wenn ich mich nicht länger wie ein Mensch verhalten wollte, so war es mir doch wichtig, dass sie wusste, dass ich sie immer noch in Ehren hielt.

Ihr gefiel es und sie lachte, als ich sie dann die große runde Treppe hinauf in mein Schlafzimmer trug. Cherrys Augen wurden groß, als sie sich umsah, und ich hoffte, dass es ihr gefiel. Ich wollte, dass sie hierherziehen und mit mir hier in meinem Schloss zusammenleben würde, aber wenn es ihr nicht gefallen sollte, dann würde ich es niederreißen und ihr ein neues bauen.

Ich setzte sie auf den Rand des Bettes ab und stand zwischen ihren Oberschenkeln. Ich öffnete den Knopf an ihren Jeans und als sie sich mir entgegenhob, zog ich die Jeans an ihren langen glatten Beinen herunter. Ich kniete vor ihr nieder und starrte auf den Kontrast zwischen ihrem weißen Slip gegen ihre seidigbraune Haut, als meine Finger ihre Hüfte fester umschlossen. Ich musste darum kämpfen, die Kontrolle über meinen Drachen nicht zu verlieren.

„Cezar … Du glühst ja." Ihre Stimme war atemlos und ihre Hände weich, als sie über mein Gesicht streichelten.

Ich konnte meinen Drachen an der Oberfläche spüren, wie er mich anflehte, sie zu nehmen. Ich wusste, dass mein Körper anders aussah, wenn ich mich so kurz vor einer Verwandlung befand, aber ich konnte mich dem nicht entziehen. „Ich will dich so sehr, Cherry. Jede Nacht habe ich mich selbst befriedigen müssen, um die Anspannung loszuwerden. Ich denke daran, wie du vor mir kniest und mich in deinen heißen Mund nimmst."

Sie keuchte und ihre Beine öffneten sich noch etwas mehr. „Das tust du?"

Ich küsste die Innenseite ihrer Schenkel und blickte zu ihr auf. „Das tue ich. Ich denke daran, in dich einzudringen, die unglaubliche Art, wie dein Körper mich umschlingt und mich tiefer in sich hineinsaugt, an die Art, wie du aussiehst, wenn du kommst. Ich kann einfach nicht aufhören daran zu denken."

„Ich denke auch an dich." Ihr Zugeständnis färbte ihre Wangen noch röter und ich liebte es, wie sie ihre Augen halb schloss, als sie meinen Blick erwiderte.

Ich hakte meine Daumen unter das Bündchen an ihrem Slip und zog ihn langsam herunter und von ihren Füßen. Ich spreizte ihre Beine noch weiter auseinander und betrachtete sie, wie sie da so vor mir lag. Sie war wunderschön. Ich fühlte mich wie ein Gott, als sie mir ihr Geschlecht so offen präsentierte. Ich konnte sehen, wie ihre Erregung ihre Lippen innen feucht werden ließ und ich wusste, dass ich das getan hatte. Sie war von mir genauso angetörnt, wie ich es von ihr war.

Ich ließ mein Gesicht sinken und strich dann mit meiner Zunge über ihre Mitte, kostete sie. Sie erzitterte und stützte sich auf ihren Händen hinter ihrem Rücken.

Ich legte meine Arme um ihre Schenkel und zog in mein Gesicht, wobei ich sie gleichzeitig abstützte und ihre Bewegungen kontrollierte. Als ich meinen Mund in ihr vergrub, ließ sie einen notgeilen kleinen Aufschrei hören, und ich wusste sofort, dass sie bereits kurz vor ihrem Höhepunkt war. Ich wusste längst, dass dies nur der erste von vielen in dieser Nacht sein würde, und dass ich nicht aufhören würde, bis sie unzählige Male gekommen war. Ich wollte, dass sie … wie bezeichneten die Menschen das doch gleich? – gründlich durchgefickt war.

Cherry war alles andere als still. Sie schrie ihre Orgasmen heraus, ermutigte mich mit ihrem Jammern so sehr, dass ich nicht aufhörte, bis sie wieder und wieder gekommen war und mich dann schlussendlich anflehte aufzuhören, weil sie eine Pause brauchte. Ich hätte mein Weibchen tagelang kosten können und wäre nie dabei ermüdet. Sie war süß und köstlich und ich würde niemals genug von ihr bekommen.

Als sie langsam wieder zu Atem kam, stand ich auf und zog sie in meine Arme, wo ich sie festhielt. Ich presste meine Lippen an ihr Ohr und sagte ihr, was ich fühlte. „Dieser Drache hätte schlau genug und dir von Anfang an sagen sollen, dass du sein Weibchen bist. Es tut mir leid, dass ich dir wehgetan habe, aber das werde ich wiedergutmachen. Egal wie lange es dauern wird."

Wir machten Liebe bis tief in die Nacht, als Cherry dann erschöpft in einen tiefen Schlaf fiel. Es gab noch genug Zeit, den Anspruch auf sie geltend zu machen, aber obwohl ich mich nicht mehr länger wie ein menschlicher Mann benahm, so wollte ich ihr trotzdem zuerst genau erklären, was das bedeutete. Schlussendlich war das dann ihre Entscheidung. Während sie tief vor sich herschlummerte, kuschelte ich mich auf meinem Bett eng an sie und verbrachte den Rest der Nacht damit, sie beim Schlafen zu beobachten.

22

CHERRY

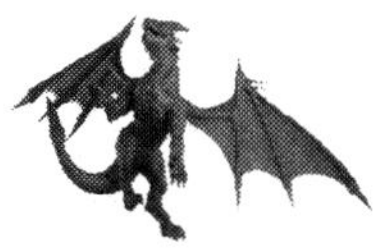

An diesem Samstagmorgen war es ungewöhnlich ruhig. Die Kinder, die sich für die Weihnachtsvorstellung beworben hatten, waren mittlerweile alle gegangen und nun war die Bibliothek leer. Cameron hatte sich krankgemeldet und ich glaubte nicht, dass sich hier auch nur eine andere Seele befand. Ich lief überall entlang und da war niemand.

Es war schon fast Mittag – wenn die Bibliothek an Samstagen geschlossen wurde. Heute entschloss ich mich dazu, etwas früher Schluss zu machen und nach Hause zu gehen. Cezar hatte den ganzen Morgen hier verbracht und ich ging davon aus, dass er sich irgendwo da draußen aufhielt. Aber als ich die Eingangstüren abschloss und mich dann nach ihm umsah, konnte ich ihn nirgendwo entdecken. Ich trat sogar zurück und schaute auf das Dach. Nichts.

Ich hätte nicht in Panik verfallen sollen. Ich wusste, dass er nicht allzu weit entfernt sein konnte, aber ich wusste auch, dass es schwer war alte Gewohnheiten zu brechen, denn ab und zu machten sich meine alten Unsicherheiten dann doch immer wieder bemerkbar.

Ich weiß, dass ich mit allen Drachen spreche, aber hört einfach mal nicht hin oder sowas in der Art. Ich versuche nur mit Cezar zu kommunizieren. Wo bist du, mein Drache?

Minuten vergingen und ich hörte und sah immer noch nichts von Cezar. Mittlerweile wurde ich wütend und beunruhigt. Wenn Cezar nicht bald auftauchte, würde ich mich in meinem Haus verstecken und einen Liter Cookie-Dough Eiscreme verschlingen.

Ich machte mich auf dem Weg nach Hause, aber da war kein Pepp in meinen Schritten. Hatte ich etwas getan, um Cezar zu verärgern?

Je näher ich zu meinem Haus kam, desto weniger wollte ich dort sein. Ich wollte ihn noch einmal zu mir rufen, aber ich wollte nicht, dass all die anderen Drachen wussten, wie verzweifelt ich war.

Geschlagen hievte ich mich in mein Haus und ließ meine Tasche gleich hinter der Tür auf den Boden fallen. Ich schlurfte lustlos zur Küche, denn heute hatte ich wohl ein Date mit einem Eimer Eiscreme. Ich war noch nicht einmal in der Küche angekommen, als mich jemand von hinten packte. Ich schrie, aber dann legte sich auch schon eine grobe Hand auf meinen Mund und ich wurde gegen einen harten Körper gepresst. Ich wusste sofort, dass es Cezar war.

„Ist es das was du willst, mein kleines Weibchen? Willst du den Drachen?“ Seine Stimme war rau in meinen Ohren und seine Zähne waren nicht viel sanfter, als sie über meine Haut schleiften. „Weißt du, wie Drachen ihre Weibchen für sich beanspruchen?“

Ich zitterte. „Nein.“

„In der alten Welt habe sie sich einfach genommen, was sie wollten. Sie gingen einfach zu ihrem Weibchen und bohrten ihre Zähne in ihren Nacken, um sie als ihr Eigentum zu markieren, manchmal sogar ohne Hallo zu sagen. Dann, mit ihren Zähnen immer noch in ihrem Nacken, schoben sie einfach ihren Rock hoch und schoben ungefragt ihr hartes Glied in sie hinein. Ist es das, was du willst?“

Ich stöhnte, hilflos der Erotik von Cezars Worten und seiner heiseren Stimme ausgeliefert. Sein steifer Schwanz war eng zwischen uns gegen meinen Hintern gepresst und er schob sich wieder und wieder gegen mich, während er sprach.

„Willst du sehen, wie sehr ich dich brauche? Willst du, dass ich dich hart rannehme und durchficke, während ich dich markiere, meine Cherry? Ich werde meine Zähne in deinen Nacken versenken und dein Blut in mich fließen lassen. Während ich dich ficke. Dieses Kennzeichen? Das wird uns für immer aneinanderbinden. Du wirst nicht mehr altern und du wirst so lange mit mir zusammen sein, bis zu dem Tag, an dem wir beide sterben, viele tausende Jahre in der Zukunft. Verstehst du das?"

Ich warf meinen Kopf grob hin und her. Sky hatte es mir bereits erklärt und ich war nicht nur vollkommen damit einverstanden, ich fand diese ganze Sache wahnsinnig erotisch und verdammt geil.

„Willst du das?"

Ich spürte sein Zögern bis in meine tiefste Seele. Er war sich nicht sicher, dass ich ja sagen würde. Er glaubte tatsächlich, dass ich ihn erneut abweisen würde. Ich fand es seltsam, dass wir beide so unsicher waren. Er, ein zweihundert Tonnen Krieger, und ich, eine lesewütige Bibliothekarin mit schwierigem Haar.

Ich kämpfte gegen seinen Griff an, aber das war dasselbe, als wenn man versuchen würde, eine Betonplatte mit dem kleinen Finger zu bewegen. „Verdammt nochmal, Cezar, ja!"

Er hielt hinter mir inne. „Ja?"

„Ja! Himmel nochmal ja! Das ist, was ich will. Wow, und du dachtest wirklich, dass ich es bevorzugte, wenn du dich um mich wie ein menschlicher Mann kümmern würdest?"

„Ich ..."

„Ich bin fest davon überzeugt, dass ich besser dafür als Gefährtin eines Drachens geeignet bin. Deshalb haben wir beide wohl auch zusammengefunden. Weil ich ein besitzergreifendes Biest wie dich brauche."

Wir keuchten beide gegeneinander und die Stimmung zwischen uns hatte etwas Gefährliches. Cezar knurrte leise. „Es schien dir nicht zu gefallen, als ich dir meine Zuneigung zeigen wollte."

Ich räusperte mich. „Das war nur, weil ich dir nicht geglaubt habe. Wie kann jemand, der so aussieht wie du, an jemandem interessiert sein, der so aussieht, wie ich?"

„Wie ... Du bist die schönste Frau, die ich je gesehen habe. Und du hättest mich auch einfach fragen können."

„Und was hättest du mir dann gesagt?" Ich gab ihm seine Worte zurück.

„Ich hätte gesagt, dass ich dich will, Mensch. Dich. Niemand anderen. Das Schicksal hat dich für mich geschaffen. Die Welten wussten, was ich brauche und will und sie gaben mir dich." Er schob mich leicht von sich. „Sie wussten, dass mein perfektes Weibchen jemand sein musste, um den ich zu kämpfen hatte, für dessen Ehre ich zu arbeiten hatte. Ich glaube nicht, dass ich dich bereits verdiene, Cherry."

Ich leckte mir über die Lippen. „Was meinst du damit?"

„Du willst einen Drachen." Er grinste mich verrückt an. „Du bekommst einen Drachen." Mein Puls beschleunigte sich sofort. „Was heißt das, Cezar?"

„Das heißt, dass du rennen solltest. Denn wenn ich dich zu fassen bekomme, dann wird mich nichts mehr zurückhalten, mein kleines Weibchen."

Der Drang zu laufen nahm Überhand und ich rannte von ihm davon. Die Treppen hoch, zwei Stufen gleichzeitig, floh ich in mein Schlafzimmer und schlug die Tür zu. Dann lief ich ins Badezimmer. Mein Herz raste. Ich konnte spüren, wie erregt ich bereits war. Es machte überhaupt keinen Sinn, aber nichts ergab irgendeinen Sinn, wenn ich mit Cezar zusammen war. Er war ein Drache, verdammt nochmal.

„Wo bist du, mein kleines Weibchen?" Er kam langsam die Treppe hinauf und war sich seiner Sache sehr sicher.

Dann überkam mich eine Welle von unbezähmbarer Wildheit und ich entschied mich dazu, ihn für mich etwas härter arbeiten zu lassen. Ich schob das Badezimmerfenster auf und kletterte hindurch. Das Dach war nur leicht schräg geneigt, was ausreichte, dass ich sicher hinuntergleiten und mich dann an der Regenrinne an der Seite meines Hauses hinunterrutschen lassen konnte. Nichts von dem was ich tat machte auch nur irgendeinen Sinn, aber mein Körper schien das Spiel, das ich mit Cezars Drachen spielte, zu erkennen. Ich wusste instinktiv, dass die Jagd das Einfangen nur noch umso mehr versüßen würde.

So verrückt es sich auch anhörte, es fühlte sich richtig an. Also rannte ich los. Die Straße hinunter, an der Bibliothek vorbei und dann die Feuertreppe an der Hintertreppe hinauf. Als ich dann endlich das Dach erreichte, was ich vollkommen außer Atem und sprang von einem Fuß auf den anderen. Ich wusste, dass er schon bald hier sein würde.

Was auch immer als nächstes passieren würde, komm und hol mich, Drache!

23

CEZAR

Ich hatte meinen Drachen noch nie zuvor so intensiv gespürt, ohne mich dabei zu verwandeln. Ich hob meine Nase in den Nachthimmel und atmete tief ein. Cherrys Duft zu folgen war leicht. Ich wusste bereits, wo sie war, als ich auf die Straße trat. Aber ich nahm mir trotzdem meine Zeit, bis ich bei ihr sein würde. Ich konnte ihre Aufregung und ihre Erregung in der Luft riechen und es berauschte mich. Ich ging ruhig die Straße entlang und dann hinter die Bibliothek. Als meine Hand die Metallleiter berührte, bevor ich aufs Dach kletterte, konnte ich deutlich hören, wie sie scharf den Atem einzog.

Habe keine Angst, kleines Weibchen.

„Ich habe keine Angst! Mir ist langweilig. Es wäre schön, wenn du mich vielleicht heute noch finden könntest."

Ich lachte und war in Sekundenschnelle die Treppe hinaufgestiegen. Oben hatte sich Cherry über den Rand gelehnt, um nach mir zu sehen. Jetzt sprang sie zurück und leckte ihre Lippen. Ich kroch zu ihr und spürte den Paarungsdrang in meinem ganzen Körper.

„Wie machst du das?"

Ich grinste sie an. „Magie. Möchtest du noch mehr Magie sehen?"

Sie lachte und wich zurück. „Ist das nun der Moment, wo du deine Hose runterziehst und mir deinen Zauberstab zeigst?“

„Das ist der Moment, wo ich dich soweit zurückweichen lasse, bis du auf dem äußersten Rand dieses Daches sitzt und dann werde ich dich so durchficken, wie du so unbedingt durchgefickt werden willst.“

Ich trat näher zu ihr und sah, dass sie ganz natürlich einen großen Schritt zurückwich. „Angst?“

„In deinen Träumen.“

„Warum weichst du dann vor mir zurück?“

„Das tue ich doch gar nicht.“

Ich zog eine Augenbraue hoch und schloss die Distanz zwischen uns.

Ihre Knie pressten von hinten gegen die kleine Mauer am Dachrand und sie landete dort auf ihrem Hintern.

Ziehe dein Kleid aus, Cherry. Ich muss dich sehen.

Sie stand auf und hielt meinem Blick stand. Sie zog sich geschwind ihre Jacke aus und dann genauso schnell ihr Kleid, sodass sie nur in ihrer Unterwäsche und ihren Stiefeln vor mir stand, und sie war die atemberaubendste Schönheit, die je gelebt hatte. „Jetzt du.“

Ich riss mir meine Kleidung vom Leib und streckte dann eine Klaue nach ihr aus, mit der ich mit Leichtigkeit ihren BH und ihren Slip aufschnitt. Ich wollte sie nackt sehen. *Besser.*

„Erzähl mir mehr davon, was du anders getan hättest.“

„Ich werde dir sagen, was ich hätte tun sollen.“ Ich presste ihren Körper gegen meinen und stöhnte heiser, als ich ihre harten Nippel über meine Brust reiben spürte. „Als ich dich an jenem ersten Tag sah, hätte ich dir in den Gang zwischen all den Bücherregalen folgen sollen, hinter denen du dich versteckt hast. Ich hätte dich am Nacken packen und dich an mich ziehen sollen. Ich hätte in deine Hose greifen sollen, während ich dich küsse, und dann hätte ich dich mit meinen Fingern ficken sollen, bis ich wüsste, dass du für mich bereit bist.“ Ich ließ meine Hand an ihrem Körper entlangwandern und schob dann meine Finger zwischen ihre feuchte Spalte. Zwei meiner

Finger glitten leicht in sie hinein. „Dann hätte ich deinen Kopf zur Seite neigen sollen, um das zarte Fleisch an deinem Hals freizulegen, und dann hätte ich meine Zähne in deine schöne mokkafarbene Haut versenken sollen."

Als ich so tat, als würde ich genau das tun, keuchte sie auf und ihr Innerstes pulsierte um meine Finger. Sobald sie merkte, dass ich sie nicht wirklich markiert hatte, schlug sie mir auf den Arm. „Ärgere mich nicht."

„Bist du nervös?"

„Sky hat mir gesagt, dass es nicht wehtut."

„Ich meine, dass ich dich damit für immer an mich binde."

Sie warf ihre Arme um meinen Hals und stöhnte auf, als ich meine Finger etwas einrollte und den speziellen Punkt in ihr berührte. „Nein."

Ich hob sie in meine Arme und zog meine Finger aus ihr heraus, damit ich sofort meinen pochenden Schwanz in ihr vergraben konnte. Ich knurrte ob des Gefühls ihrer Enge, die mich umfasste, während sie ihren Kopf zurückwarf und aufstöhnte. Ihr Hals lag nun vollkommen frei und mein Drache forderte mich auf, sie endlich zu nehmen und mit meinem Kennzeichen Anspruch auf sie zu erheben. Aber so sehr ich es auch wollte, ich wollte, dass sie so sehr dazu bereit war, dass sie mich anflehte es zu tun.

Ich drehte uns herum und setzte mich auf den Mauerrand. Cherry reagierte sofort und fing an mich zu reiten. Ich griff ihren Hintern und bewegte ihren Körper noch schneller. Ich wollte, dass sie die Kontrolle verlor. Ich füllte sie ganz und schnell aus und rieb meinen Körper gegen ihre Klitoris während wir uns vor und zurückbewegten.

Ihre Fingernägel zerkratzten mir den Rücken, so wie sie es immer tat, und ihr Mund senkte sich auf meinen. Sie biss mir in die Unterlippe und saugte sie dann in ihren Mund, um es zu lindern. Sie küsste mich an meinem Hals entlang und biss mich auch dort, wo sie dann ihr eigenes Kennzeichen hinterließ. Sie gab es mir genauso grob, wie sie es von mir bekam.

Ich konnte spüren, wie mein Drache an die Oberfläche drang und kämpfte hart darum, mich gehen zu lassen. Unsere Bewegungen wurden wilder und ich merkte, dass sie kurz vor ihrem Orgasmus war. Ihr Körper verkrampfte sich um mich herum, ihre Fingernägel bohrten sich tiefer. Ihr Beißen verwandelte sich in ein süßes Knabbern, als sie von ihrer Leidenschaft abgelenkt wurde.

Komm für mich, kleines Weibchen. Ich will spüren, wie du erschütterst.

Cherry warf ihren Kopf zurück und ließ einen wilden Schrei hören, der dann sogar noch lauter wurde, als ich noch einmal tief in sie eindrang, bevor ich dann meine Zähne in ihren Hals bohrte. Ich selbst kam härter, als ich je zuvor in meinem Leben gekommen war, und jede Bewegung überwältigte meinen Körper, als käme es aus dem tiefsten Teil meiner Seele. Cherrys Körper drückte mich heftig, als ihre Stimme brach und ihren Schrei abschnitt. Sie brach in meinen Armen zusammen, mit meinen Zähnen noch immer in ihrem Hals.

Ich hielt sie eng an meine Brust gedrückt und leckte langsam die Tropfen ihres Blutes auf. Es war wie ein süßes Elixier, das mich ihr nur noch näherbrachte. Ich drückte sie noch fester an mich und flüsterte ihr ins Ohr, was sie mir bedeutete. Alles.

Weibchen, mein süßes Weibchen.

„Cezar …"

Ich streichelte ihren Rücken und wartete, bevor ich sprach, bis wir beide von unserem Höhepunkt heruntergekommen waren. Unsere Körper zitterten immer noch gegeneinander und das Ausmaß dessen, was wir soeben getan hatten, war uns beiden nur allzu bewusst.

„Das war … Wahnsinn." Sie ruhte ihre Stirn an meiner Schulter und atmete tief aus. „Was zur Hölle ist hier gerade passiert?"

Magie.

„Du bist wie ein Irrer in mein Haus eingebrochen und dann sind wir irgendwie auf diesem Dach gelandet … Ist es immer so?"

„Manchmal benutzen wir ein Bett."

Sie grinste. „Ich … wir sind jetzt zusammen?"

„Ja."

„Dann bist du jetzt mein Freund?"

Ich rutschte etwas zur Seite. „Ich bin etwas mehr als das."

„Mein Verlobter?"

„Ähm, ... hast du nicht verstanden, was ..."

Sie lachte und küsste mich auf die Nasenspitze, was meinen Körper sofort wieder aufweckte. „Ich ärgere dich nur. Ich weiß. Wir werden nun für immer zusammen sein."

Das ist nicht nett.

„Wirst du mir beibringen, wie ich mit dir allein und nicht mit der ganzen Drachen-Partie-Linie kommunizieren?"

„Ich könnte das. Aber mir gefällt es, wenn sie alle wissen, wie gutaussehend du meinen Penis findest."

Oh, Cezar, mach dir keine Sorgen darüber, wenn du nicht steif werden kannst. Das ist wirklich keine große Sache.

„Hey!"

Sie lachte und wackelte auf meinem Schoß herum. „Ich könnte mich daran gewöhnen."

„Das wirst du müssen." Ich umfasste ihr Gesicht mit meiner Hand und küsste sie sanft. „Jetzt hängst du mit mir fest. Für immer."

„Ich muss dich um einen Gefallen bitten."

„Was immer du willst."

„Ich will, dass du mir hilfst, für meine Schwester einen Drachengefährten zu finden."

Ich blinzelte. „Wie bitte?"

„Du hast mich gehört. Wenn ich tausende von Jahre leben soll, dann wird sie das auch."

EPILOG

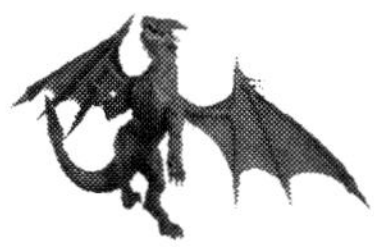

Ich war so sehr mit Cezar beschäftigt, dass ich beinahe meine Schwester und die Suche nach einem Gefährten für sie vergessen hatte. Die Lust am Sex, die man mit einem Drachengefährten erlebte, war unbeschreiblich. Vorher hatte ich kein allzu großes Interesse an Sex gehabt und ich dachte, dass ich dann, wann immer ich meine Jungfräulichkeit verlieren würde, eher Blümchensex bevorzugen würde. Allem Anschein nach war es nicht nur meine Seele gewesen, die sich nach einer Verbindung gesehnt hatte. Mein Körper hatte ganz offensichtlich darauf gewartet, dass ein starker Drachen daherkam, bevor sich meine Libido bemerkbar machte.

Ich konnte meine Hände kaum lang genug von Cezar fernhalten, um etwas geschafft zu kriegen. Und wenn ich es dann mal schaffte, ihm zu widerstehen, dann konnte er es nicht.

Auf der Arbeit sehnte ich mich nach ihm. Zuhause genoss ich ihn. In der Nacht wachte ich verschlungen mit ihm auf und manchmal waren wir dann beide schon halbe auf dem Weg zum Orgasmus. So, wie das Lied von Aretha Franklin (*You Make Me Feel Like A Natural Woman*), so sorgte er dafür, dass ich nicht mehr die langweilige, plumpe, fast-aber-nicht-wirklich-hübsche Bibliothekarin war, sondern dass ich mich stattdessen wie eine schamlose Verführerin fühlte. An manchen Tagen war ich zu Tode erschöpft und lief nur noch auf meinen Reserven, aber ich wollte trotzdem immer noch Sex mit meinem Drachen haben.

Als es dann anfing, dass mir morgens schwindelig wurde, brauchte ich nicht lang, um herauszufinden was los war. Angespannte Brüste. Übelkeit. Tonnenweise ungeschützten Sex. Ein kurzer Trip zur Apotheke und $8 Dollar später wurde dann meine Befürchtung bestätigt. Ich war schwanger.

Cezar und ich hatten uns noch nicht über das Thema Kinder unterhalten. Ich hatte nicht einmal daran gedacht, dass unsere unterschiedlichen Spezies sogar dazu in der Lage sein könnten, Nachwuchs zu produzieren. Das war dann wohl eine Frage, die beantwortet worden war, bevor ich sie hatte stellen können.

Ach du Schreck. War ich jetzt etwa schwanger mit einem *Drachen*?

Das war so ziemlich der Moment, als ich in Panik geriet. Cezar war zwar nicht gerade ein Alien – jedenfalls nicht die entführende Sorte, die mich zu seinem Planeten bringen und dort als Fortpflanzungssklave festhalten würde – aber er war trotzdem eine andere Art Kreatur.

Und er hatte mich geschwängert. Wie sollte ich ein Drachenbaby zur Welt bringen? Ich hatte so viele Fragen und die einzigen Drachen, die ich kannte, waren alle männlich. Was wussten die schon? Ich musste mich also auf eine natürliche Geburt zu Hause einstellen. Ich konnte ja kaum im Krankenhaus einen Drachen gebären. Was war, wenn mein Baby in Drachenform zur Welt kam? Hätte es dann auch gleich Flügel? Ach du heilige Scheiße, würde ich vielleicht sogar ein Ei legen?

Cezar kam herein, als ich gerade hyperventilierte und gleichzeitig auf Google alles Mögliche zusammensuchte, was ich in Bezug auf Drachengeburten finden konnte. Selbstverständlich gab es da nichts Wirkliches, was es zu finden gab, also musste ich improvisieren, aber ich konnte zum Verrecken nicht herausfinden, ob Drachen nun Reptilien oder Amphibien waren. War Cezar eher wie ein Krokodil oder wie ein Alligator? Tatsächlich war er keinem von beiden ähnlich und er erinnerte mich eher an diese gigantischen prähistorischen Vögel, dieser Pterodaktylus.

„Was tust du da? Beruhige dich, Cherry. Was ist los?“ Er streichelte mir über mein Haar und meinen Rücken und er war sich offensichtlich nicht bewusst darüber, dass ich einen verdammt guten Grund für meine Panik hatte.

„Ich wollte nie eine natürliche Geburt zu Hause. Ich wollte ein Krankenhaus mit unzähligen Medikamenten und Krankenschwestern und Ärzten. Ich kann Schmerzen nicht besonders gut ertragen, Cezar!“

Er runzelte die Stirn. „Kleines Weibchen, wovon redest du?“

„Du hast mich geschwängert! Baby im Ofen! Ich bin schwanger und muss einen gigantischen prähistorischen *Vogel* gebären!“

„Was?!“, rief Cezar und trat einen Schritt zurück. „Was? Du bist schwanger?!“

Ich deutete auf meinen Bauch, als ob er es bereits dort sehen müsste.

„Sieh mich an! Da drin ist ein Ei!“

„Ok, höre auf es als Vogel zu bezeichnen. Drachen sind keine Vögel, Cherry.“ Er kniete sich vor mir nieder und drückte seinen Kopf an meinen Bauch. „Wir haben ein Junges geschaffen?“

„Werde ich daran sterben? Wie soll ich ein gigantisches Drachenei gebären?“

„Unsere Jungen werden nicht in Drachenform geboren, wenn du ihn zur Welt bringst ... oder sie. Und er oder sie werden auch mit Sicherheit nicht als Ei geboren.“ Er schaute zu mir auf mit Sternen in seinen Augen. „Wir haben ein Junges!“

„Du hast meine Frage nicht beantwortet. Werde ich bei der Geburt sterben?“

„Nein! Du wirst nicht sterben. Ich habe mir diesen *Alien*-Film angesehen, von dem du gesprochen hast, und der ist ekelhaft. Glaubst du wirklich, dass ich eine solch widerwärtige Kreatur bin?“

Wenn man es so betrachtete... Ich atmete ein paar Mal tief ein und aus, um mich zu beruhigen, und zuckte dann mit den Schultern. „Manchmal bist du ein Monster.“

Er lachte und zog mich mit sich auf den Boden. „Ach ja, das glaubst du? Du findest, dass ich ein Monster bin?“

Ich schlug seine Hände zur Seite, als er mich kitzeln wollte, aber er hielt dann beide meiner Arme mit einer Hand fest und kitzelte mich dann mit der anderen. „Das ist nicht zum Lachen! Das ist ernst!“

„Monster *sind* sehr ernst zu nehmen! Wage es nicht zu lachen!“ Er zog mein Hemd hoch und blies mir mit einem blubbernden Geräusch auf den Bauch. „Die erste Erinnerung unseres Nachwuchses.“

Ich konnte mir nicht helfen, aber ich merkte, dass ich mit ihm zusammen lachen musste und plötzlich dachte ich daran, wie er wohl als Vater sein würde. Zweifelsohne würde er großartig sein. Genauso, wie er bewiesen hatte, dass er ein unglaublicher Gefährte war. Großzügig und freundlich, er gab mir alles, was ich brauchte, wann immer ich es brauchte. Er hatte sogar gelernt, wie er mich beruhigen konnte, wann immer ich damit anfing – laut Chyna – „Dinge zu überdramatisieren“.

„Du wirst die allerbeste Mutter sein, Cherry.“

„Das hoffe ich. Es gab nicht allzu viele gute Beispiele dafür, als ich aufwuchs.“

Er warf seine Arme um mich und zog mich auf ihn drauf. „Ich selbst hatte auch kein gutes Beispiel für einen guten Vater. Aber das macht nichts. Wir werden unseren Jungen all das geben, was wir nie hatten.

„Wir werden ein Baby haben.“

„Sollen wir es den anderen sagen – da du ja eh noch immer deine Gedanken mit allen anderen gleichzeitig teilst?“ Er grunzte, als ich ihm meinen Ellenbogen in den Magen stieß.

Cezar, du musst wirklich damit aufhören, dich wegen deines kleinen ... Problems immer so herunterzuziehen.

„Und mich nennst du ein Monster. Hör dir selbst mal zu.“ Cezar rollte uns herum, sodass er nun über mir war. „Ich sollte dir den Hintern versohlen. Das wäre dir eine Lehre.“

Ich lächelte ein Lächeln, das aus der tiefsten Tiefe meines

Herzens kam, denn es gab keinen anderen Ort in dieser Welt, an dem ich lieber wäre, und auch keine andere Person, mit der ich lieber zusammen wäre. Ich hatte mein *Zuhause* gefunden und ich wusste, dass ich mir um nichts mehr Sorgen machen musste – schon gar nicht darum Herzschmerz zu pflegen. Ich brauchte mich um gar nichts zu sorgen, sondern nur um meinen großen wunderschönen Drachenshifter.

Ich kommunizierte wieder. *Hey! Wir haben ein Baby!*

Cezar grinste. *Oder ein großes Vogelei. Meine Cherry hat sich noch nicht entschieden.*

Ich lachte. „Das bedeutet Krieg, Mister."

Dann schrie ich auf, als er seine langen Zähne aufblitzen ließ, auf seine Füße sprang und dann über mir kauerte. „Cezar, nicht!"

Er kniete sich in eine Angriffsposition. „Dann renn mal besser los, kleiner Mensch. Das große Drachenmonster wird dich holen kommen."

Ich sprang auf meine Füße und floh aus dem Zimmer, Cezar dicht auf den Fersen. Ich schaffte es meist nicht, mich allzu weit von ihm zu entfernen, aber darum ging es auch nicht. Das Jagen war ein Spiel, das wir beide gern spielten, und es endete jedes Mal wieder in einer Reihe von stürmischen und explosiven Orgasmen für uns beide.

Wie seltsam das Leben doch war. Alles, was ich gewollt habe war eine neue Seite in meinem Leben umzuschlagen. Das war es auch, was ich an Büchern so liebte, denn man wusste nie, was einen auf der nächsten Seite erwartete. Wer hätte geahnt, dass meine neue Seite sowohl ein Abenteuer als auch eine Romanze enthalten würde, die es leicht mit dem ausgefallensten Abenteuerroman in meiner geliebten Bibliothek aufnehmen konnte?

„Langsamer, Cezar! Du jagst mich zu schnell!"

„Bist du schon müde geworden? Wie willst du mir denn jemals entkommen, damit ich meine Zähne nicht in dein zartes Fleisch bohren kann, kleines Weibchen?"

Also ob ich das gewollt hätte.

ENDE

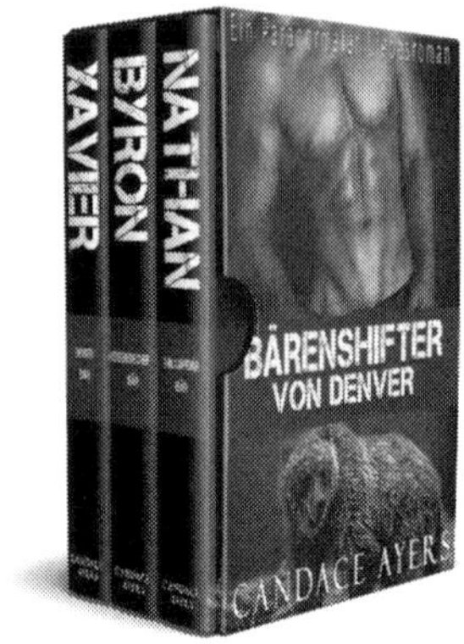

HOLEN SIE SICH IHR KOSTENLOSES BUCH!

Tragen Sie sich in meine E-Mail Liste ein, um als erstes von Neuerscheinungen, kostenlosen Büchern, Sonderpreisen und anderen Zugaben zu erfahren.

https://BookHip.com/XCRACH

Nächstes Buch in der Reihe:

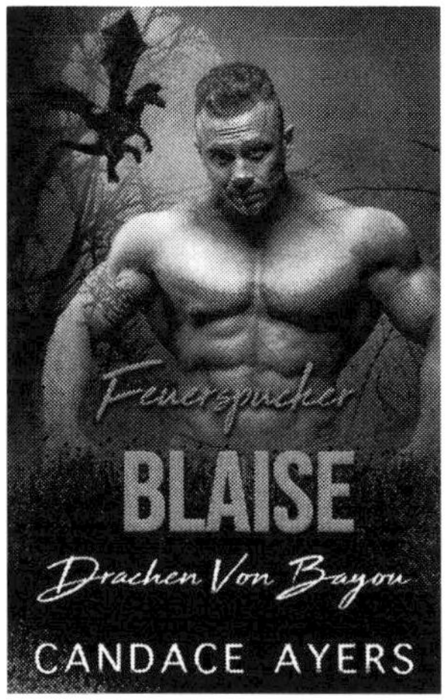

Chyna Deschamps hat es sich auferlegt, ihre Jungfräulichkeit loszuwerden.

Jeder hat sich weiterentwickelt: Kinder, Minivans, weiße Zäunchen ums Haus ... und sie steckt fest.

Als sie aber dann eine heiße Nacht mit einem verzehrenden Drachen verbringt, hinterlässt er ein Kennzeichen auf ihr und nun gehören sie zusammen – oder so glaubt er es.

Aber eine kleine Markierung wird ihr Schicksal nicht bestimmen. Chyna ist nicht dazu bereit, sich irgendeinem Mann zu beugen.
Niemals.
Nicht einmal dem sexy-wie-die-Sünde Drachenshifter, der alles dafür tun wird ihr Herz zu erobern.

Bücher von Candace Ayers

Cybermates

- Cherished Mate
- Charmed Mate
- Chased Mate
- Changed Mate
- Chosen Mate

P.O.L.A.R.

- Rettungsbär
- Bärenheld
- Undercover-Bär
- Taktischer Bär
- Königlicher Bär

Drachen Von Bayou

- Feuerspucker Biest
- Feuerspucker Cezar
- Feuerspucker Blaise
- Feuerspucker Remy
- Feuerspucker Armand
- Feuerspucker Ovide

Die Bären von Burden

THORN

WYATT

HATCH

STERLING

Die Versandhandel-Braut des Cowboy-Bären

Kodiak Island Gestaltenwandler

Die Braut des Bären-Milliardärs

Die Flamingo-Braut

Die Braut des Bären-Soldaten